唐山玉清观道学文化丛书

董沛文　主编

千峰老人全集

（繁简对照本）

席春生◎执行主编

下

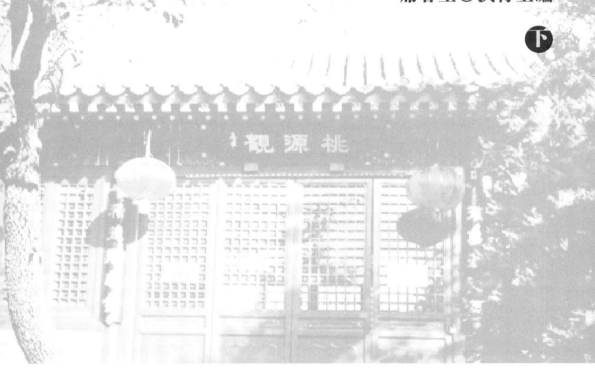

宗教文化出版社

補越足　自有眞炁由肛門洩出　卽是愛出虛恭　此虛恭

若是飲食內虛氣　也許着寒凉　肛門內不好受　可以隨

便出虛恭　不必禁止　若是眞炁足出虛恭　禁止不可令

他出來　法訣曰　照前點住龍虎二穴　舌接督脉　肛門

一縮　用神氣一吸一呼　如此上下七回　虛恭內眞炁

散於週身　助我身體强壯　自然虛恭無有　若有大小二

便閉不住　又離厠所遠　速用手點住龍虎二穴　舌接督

脉絃　用意將肛門一縮　用神氣吸提呼降　將大小二便

活動筋縮住　如何有大小二便　以上所說　全是怕走眞

炁　無有眞炁　不能成舍利子　舍利子不足　如何止火

补越足，自有真炁由肛门泄出，即是爱出虚恭。此虚恭若是饮食内虚气，也许着寒凉，肛门内不好受，可以随便出虚恭，不必禁止；若是真炁足出虚恭，禁止不可令他出来。法诀曰：照前点住龙虎二穴，舌接督脉，肛门一缩，用神气一吸一呼，如此上下七回，虚恭内真炁，散于周身，助我身体强壮，自然虚恭无有。若有大小二便闭不住，又离厕所远，速用手点住龙虎二穴，舌接督脉弦，用意将肛门一缩，用神气吸提呼降，将大小二便活动筋缩住，如何有大小二便。以上所说，全是怕走真炁，无有真炁，不能成舍利子；舍利子不足，如何止火

之景到　止不了火　過不了大關　過不了大關　成不了
漏盡通　馬陰不能藏相　如何養的了牟泥珠　牟泥珠不
成　道胎由何所生　成不了道胎不能出頂爲天仙　**請問**
修道者　你修的是甚麼　成道者　成的是甚麼　果是真
師　必有所說　古時人修工至此　往往有走丹者　皆因
訣法不明不全　而心不專　古年師受法訣　看弟子品行
也　也有受一二訣者　後來看弟子品行不端　不能傳受
由此弟子添枝添葉　由道書看幾句虛文　教人燒香叩
頭　老佛爺傳道　借佛傳假道　毀壞佛祖名譽　罪過不
小　其實借佛所傳的道　全是由道書上看來的　古年道

之景到？止不了火，过不了大关；过不了大关，成不了漏尽通；马阴不能藏相，如何养的了牟尼珠？牟尼珠不成，道胎由何所生？成不了道胎，不能出顶为天仙。请问修道者你修的是甚么？成道者成的是甚么？果是真师，必有所说。古时人修功至此，往往有走丹者，皆因诀法不明不全而心不专。古年师授法诀，看弟子品行也，也有授一二诀者，后来看弟子品行不端，不能传授。由此弟子添枝添叶，由道书看几句虚文，教人烧香叩头，老佛爷传道，借佛传假道，毁坏佛祖名誉，罪过不小，其实借佛所传的道，全是由道书上看来的。古年道

書，有理不言訣　若是遇過明師　看道書全懂　因自己
懂的訣法　一看道書全明白　爾會一二訣法　指佛傳道
是你朦人　是佛朦人　要爾按心自問　昔日我師
了然了空傳我時曰　昔年我問你師爺　佛說有五等十等
仙　師爺云　此非是金仙大道也　真道者是神炁而已
煉炁屬陰　煉神屬陽　陰陽二炁一合　故能生陽神　陽
神者能現身　眾人有所見也　陰神者不能現身　眾人無
所見也　爾所煉這十步　是神炁聚合養舍利子也　若是
將先天炁夜內遺失　如何養舍利子　淫根不動炁不失
一俟淫根自發漲動　夜內準走失精炁　爾睡眠前　用兩

书，有理不言诀，若是遇过明师，看道书全懂，因自己懂的诀法，一看道书全明白。尔会一二诀法，指佛传道，是你蒙人，是佛蒙人？要尔按心自问。

　　昔日我师了然、了空传我时曰：昔年我问你师爷，佛说有五等十等仙。师爷云：此非是金仙大道也，真道者是神炁而已，炼炁属阴，炼神属阳，阴阳二炁一合，故能生阳神，阳神者能现身，众人有所见也，阴神者不能现身，众人无所见也。

　　尔所炼这十步，是神炁聚合养舍利子也，若是将先天炁夜内遗失，如何养舍利子？淫根不动炁不失，一俟淫根自发涨动，夜内准走失精炁。尔睡眠前，用两

手中指　點住龍虎二穴　就是兩手心　左手中指一回灣

點住龍穴、　再用右手中指接點龍穴　左手中指一伸

點住右手心、　即是虎穴　舌尖倒頂嘴唇內齒外正中督脈

絃　用真意將淫根向回一縮　閉口由鼻內向回一吸氣

心意由督脈望上一升　兩眼由左望右一轉　此是心神炁

一吸之工　又一呼　兩眼由上望下右邊一轉　真意由任

脈望下一降　降到生死竅　此是心神炁一呼之工　如此

轉動九回一停　要轉四個九回　此為閉精炁之法訣　夜

內不能遺失真精炁　此你師爺所傳　名曰歸根　若不歸

根　失於造化之機　夜內故有夢寐走失之患矣　將精炁

手中指,点住龙虎二穴,就是两手心。左手中指一回弯,点住龙穴,再用右手中指接点龙穴,左手中指一伸,点住右手心,即是虎穴。舌尖倒顶嘴唇内、齿外正中督脉弦,用真意将淫根向回一缩,闭口由鼻内向回一吸气,心意由督脉往上一升,两眼由左往右一转,此是心神炁一吸之功;又一呼,两眼由上往下右边一转,真意由任脉往下一降,降到生死窍,此是心神炁一呼之功。如此转动九回一停,要转四个九回,此为闭精炁之法诀,夜内不能遗失真精炁。此你师爷所传,名曰归根,若不归根,失于造化之机,夜内故有梦寐走失之患矣。将精炁

炼足　自有止火之景到　止火将丹炼熟　再过大关　此

小周天工法　無所用矣　昔日白玉蟾邱祖曹還陽　是精

足丹熟　已到止火之候　未及採鍪　夜內走失眞陽　此

是丹足炁滿　無止火之過　今淫根漲動　是丹不足炁不

滿　虧欠邪火漲動　若不收炁閉精管　準失元陽　學者

細心悟之　精足丹熟淫根不漲動　如馬陰藏相　不止火

有漏失元陽　此二要分清楚　以上所說　收精炁　養

舍利子之法　這精炁足　前邊固住不漏　後谷道有泄眞

炁之管　非是出虛恭　如有泄眞炁時　速照前點住龍虎

二穴　舌接督脉　神炁吸呼　一升一降　如此後升前降

炼足，自有止火之景到，止火将丹炼熟，再过大关，此小周天功法，无所用矣。昔日白玉蟾、丘祖、曹还阳，是精足丹熟，已到止火之候，未及采鍪，夜内走失真阳，此是丹足炁满，无止火之过。今淫根涨动，是丹不足、炁不满、亏欠，邪火涨动，若不收炁闭精管，准失元阳，学者细心悟之。精足丹熟淫根不涨动，如马阴藏相，不止火有漏失元阳。此二要分清楚。以上所说，收精炁养舍利子之法。这精炁足，前边固住不漏，后谷道有泄真炁之管，非是出虚恭。如有泄真炁时，速照前点住龙虎二穴，舌接督脉，神炁吸呼，一升一降，如此后升前降

七次　谷道真炁散於周身　養我後天之身　如有大小二
便離廁所遠可用轉法　將括約筋縮住　等半天後　再出
大小二便　可以閉的住　此法是收先天真炁　歸於竅內
不可傷害　若有傷害舍利子無所成也　此為真炁歸根
養丹熟也

胞兄趙魁一曰
淫根漲動炁要行　　用法收回養我身
古今多少修性法　　除此神炁却無真

敲蹻道師劉名瑞曰
拍拍滿懷都是春　　謹防危險養我身
閉住龍虎關竅穴　　炁足舍利過大闊

七次，谷道真炁散于周身，养我后天之身。如有大小二便离厕所远可用转法，将括约筋缩住，等半天后，再出大小二便，可以闭的住。此法是收先天真炁归于窍内，不可伤害，若有伤害，舍利子无所成也。此为真炁归根养丹熟也。

胞兄赵魁一曰：淫根涨动炁要行，用法收回养我身；古今多少修性法，除此神炁却无真。

敲蹻道师刘名瑞曰：拍拍满怀都是春，谨防危险养我身；闭住龙虎关窍穴，炁足舍利过大关。

小平島彭茂昌師曰

炁動速回上崑崙　璇璣運轉神氣凝
畫夜無憂養舍利　種在乾家放光明

天津堤頭劉雲普師曰

心無真訣怕人問　有意投師又恥羞
炁足變動而外施　事多工少訣不真
若無明師真口訣　夜內遺失怨何人

玄道子汪維鎮問曰

師傳這十步　弟子淫根漲動時　當
日晚睡覺前　弟子用收閉精炁法
神氣轉運　四個九回
至夜內還是走失元陽　是何理　乞師示知

千峯老人答曰

爾前採的外槃　是有念的幻丹　故有走
失之患　這有念的幻丹　爲淫精　內裡有邪火　精中炁

小平岛彭茂昌师曰：炁动速回上昆仑，璇玑运转神气凝；昼夜无忧养舍利，种在乾家放光明。

天津堤头刘云普师曰：心无真诀怕人问，有意投师又耻羞；炁足变动而外驰，事多功少诀不真；若无明师真口诀，夜内遗失怨何人。

玄道子汪维镇问曰：师传这十步，弟子淫根涨动时，当日晚睡觉前，弟子用收闭精炁法，神气转运四个九回，至夜内还是走失元阳，是何理？乞师示知。

千峰老人答曰：尔前采的外槃，是有念的幻丹，故有走失之患。这有念的幻丹，为淫精，内里有邪火。精中炁

一足　邪火發生　淫根漲動　是內裡精炁活動　精中眞

炁邪火　一燒精囊口　括約筋一煖而開　故有夜內走失

元陽之患　爾煉收閉精炁法　神氣轉運四個九回　夜內

還有走失之患　是爾採的有念淫精　邪火力大　終久不

能成舍利子　這有念淫精　內裡有邪火　不能作大丹

祇可保守後天身體强壯　百病不生　爾學的是採先天

中先天炁　是無念之中先天精炁　能成舍利子　能過大

關　誰教你採有念之淫精乎　你正理不明　根源不透之

過也

玄石子吳守誠問曰　師傳用兩中指點住龍虎二穴　舌接

一足,邪火发生,淫根涨动,是内里精炁活动,精中真炁邪火,一烧精囊口,括约筋一暖而开,故有夜内走失元阳之患。尔炼收闭精炁法,神气转运四个九回,夜内还有走失之患,是尔采的有念淫精,邪火力大,终久不能成舍利子。这有念淫精,内里有邪火,不能作大丹,只可保守后天身体强壮,百病不生。尔学的是采先天中先天炁,是无念之中先天精炁,能成舍利子,能过大关,谁教你采有念之淫精乎?你正理不明,根源不透之过也。

玄石子吴守诚问曰:师传用两中指点住龙虎二穴,舌接

督脉　用意望回一缩淫根　口鼻一吸一呼　神氣一轉運

可將精囊管口閉住　弟子想　兩手心　與吸呼氣　不

逼精囊口　因何將精囊口閉住　不遺失眞精　乞師明白

剖解傳出

千峯老人答曰　人的兩手心炁血管　由心藏發出　左手

心炁穴管　是動脉　爲龍脉　眞炁由心中間一管發出

逼人手腕脉窩　催動血液流逼至左手心　爲龍穴　右手

心炁血管　亦是由心右耳房　發生出來的　卽是靜脉

下逼春氣絃管　連接內精囊管口　括約筋　故右手心爲

虎穴　兩個中指點住龍虎二穴　是閉住心腎二脉　卽是

督脉，用意往回一缩淫根，口鼻一吸一呼，神气一转运，可将精囊管口闭住。弟子想，两手心与吸呼气，不通精囊口，因何将精囊口闭住，不遗失真精？乞师明白剖解传出。

千峰老人答曰：人的两手心炁血管，由心脏发出。左手心炁穴管，是动脉，为龙脉，真炁由心中间一管发出，通人手腕脉窝，催动血液流通至左手心，为龙穴；右手心炁血管，亦是由心右耳房发生出来的，即是静脉，下通春气弦管，连接内精囊管口括约筋，故右手心为虎穴。两个中指点住龙虎二穴，是闭住心肾二脉，即是

手腕寸關尺脉　將心腎二脉閉住　心者性也發於二目
命者腎也發於淫根　故用工時　將淫根內括約筋　望回
一縮　鼻內望回一吸氣　心意望上一提氣　二目由左望
上一轉　又鼻一呼氣　心意望下一降氣　二目由右望下
一轉　如此用工　轉四個九回　爾要細思細悟　心逼二
目　望上轉動　是心中真炁　將虎穴內真炁括約筋一縮
望上一提　是括約筋閉緊精炁管　如何有夜內走失元
陽之患　還有舌接督脉之理　人未破身時　氣管不斷
克嗓管發現出不來　若身一破　克嗓管出現　是克嗓管
神經系　下通腎經系　若將外腎割除　嗓音無底氣　與

手腕寸关尺脉，将心肾二脉闭住。心者性也发于二目，命者肾也发于淫根，故用功时，将淫根内括约筋往回一缩，鼻内往回一吸气，心意往上一提气，二目由左往上一转；又鼻一呼气，心意往下一降气，二目由右往下一转，如此用功，转四个九回。尔要细思细悟，心通二目，往上转动，是心中真炁，将虎穴内真炁括约筋一缩，往上一提，是括约筋闭紧精炁管，如何有夜内走失元阳之患？还有舌接督脉之理，人未破身时，气管不断，克嗓管发现出不来，若身一破，克嗓管出现，是克嗓管神经系，下通肾经系，若将外肾割除，嗓音无底气，与

太監嗓音一樣　與女子嗓音一樣　故用舌尖倒頂上嘴唇
內　牙齒外　正中督脉絃　所謂氣嗓上　克嗓管縮囘
與童子嗓管一樣　鼻內一吸氣　克嗓管神經望上一提
腎囊內精細管一縮　將精囊管口禁住　如何有夜內遺失
眞精之患　此法是仙佛所留　丹經道書不敢泄漏　余今
全泄　罪作我一人　獻我中國　三教大聖人　當初實有
保命全訣全法　我師傳我之後　我到各處醫院　解剖
室調查　始知氣嗓與腎管連合　有若大的關係　敢請解
剖學者講生理學的　衛生學的　與修道學的　研究
眞生理學　傳流後世　使人人身體強壯　我中國豈不能

太监嗓音一样，与女子嗓音一样。故用舌尖倒顶上嘴唇内、牙齿外、正中督脉弦，所谓气嗓上，克嗓管缩回，与童子嗓管一样。鼻内一吸气，克嗓管神经往上一提，肾囊内精细管一缩，将精囊管口禁住，如何有夜内遗失真精之患？此法是仙佛所留，丹经道书不敢泄漏。余今全泄，罪作我一人，献我中国，三教大圣人，当初实有保命全诀全法。我师传我之后，我到各处医院解剖室调查，始知气嗓与肾管连合，有若大的关系。敢请解剖学者、讲生理学的、卫生学的与修道学的，研究真生理学，传流后世，使人人身体强壮，我中国岂不能

強國　若說氣膌管　不與下身連合　前清太監曾有二十
多歲　有兒女後　將下身割除　名曰淨身　未淨身時說
話　與眾人一樣　淨身後　與婦女說話一樣　若按解剖
學說男子聲帶長而喉大　故其音低而鈍　女子聲帶短而
喉小　故其音高而銳　請問太監未淨身時聲帶長大　淨
身後聲帶會變短小　請再細研究　我師傳我時曰　是丹
田眞炁大小　是有底炁　無底炁之分別耳　男子將下身
除去　故無陽物　下身漏炁　與女子說話一樣　女子無
鬚　是無眞陽之炁衝發　故不生鬍鬚　若是太監　未淨
身時　有陽物　長鬍鬚　淨身後　無陽物　不長鬍鬚

强国？若说气嗓管不与下身连合，前清太监曾有二十多岁，有儿女后，将下身割除，名日净身。未净身时说话，与众人一样，净身后，与妇女说话一样。若按解剖学说，男子声带长而喉大，故其音低而钝；女子声带短而喉小，故其音高而锐。请问，太监未净身时声带长大，净身后声带会变短小？请再细研究。我师传我时曰：是丹田真炁大小，是有底炁、无底炁之分别耳。男子将下身除去，故无阳物，下身漏炁，与女子说话一样。女子无须，是无真阳之炁冲发，故不生胡须。若是太监，未净身时，有阳物，长胡须；净身后，无阳物，不长胡须。

我師曰　不在有陽物無陽物　就在眞炁有漏無漏　有

陽物童身　精管不破　說話聲音宏亮　破身後　陽關亦

開　即是精管漏炁　說話與唱戲　嗓音不宏亮　若是將

陽物割去　陽關管開眞炁散　說話唱戲與婦女一樣　鬍

鬚不能生　此氣嗓　與下身故有若大的關係

玄德子楊德祿問曰　這淫根漲動　有時心一動　下身忽

然而起　陽性發現　此是淫根動否

千峯老人答曰　這淫根漲動　非是陽物而舉　是無念不

知不覺之時　陽物根發漲動　是根一漲一漲　此是淫根

漲動　是內裡精囊生精炁也　眞炁催動精囊內陽精活動

生命法訣　卷上　二

我师曰：不在有阳物无阳物，就在真炁有漏无漏。有阳物童身，精管不破，说话声音宏亮；破身后，阳关亦开，即是精管漏炁，说话与唱戏，嗓音不宏亮；若是将阳物割去，阳关管开真炁散，说话唱戏与妇女一样，胡须不能生，此气嗓与下身故有若大的关系。

　　玄德子杨德禄问曰：这淫根涨动，有时心一动，下身忽然而起，阳性发现，此是淫根动否？

　　千峰老人答曰：这淫根涨动，非是阳物而举，是无念不知不觉之时，阳物根发涨动，是根一涨一涨，此是淫根涨动，是内里精囊生精炁也。真炁催动精囊内阳精活动，

故此代動淫根漲動　將精囊内口微開　精囊内精是足的　口是鬆的　睡覺時吸呼氣　振動精囊内精炁發動無作夢精自流出　是爾精動口鬆之過也　若不煉第十步工　將精囊口縮住　其精不知不覺流出　前功罔費　是爾不細心之過耳　若是無念下身自舉　陽性發現　此爲活子時到　煉至二候　當下手採緊　這淫根漲動　與陽物自舉　是兩樣工法　不可看作一樣　要爾細心悟之

玄童子汪昭文問曰　師言淫根漲動　非是活子時　不能採緊　弟子想　此機漲動　乃是丹田炁動　若不有法收回　夜内準失元陽真炁　乞師將此炁動準失之理示知

故此带动淫根涨动，将精囊内口微开。精囊内精是足的，口是松的，睡觉时吸呼气，振动精囊内精炁发动，无作梦精自流出，是尔精动口松之过也。若不炼第十步功，将精囊口缩住，其精不知不觉流出，前功枉费，是尔不细心之过耳。若是无念下身自举，阳性发现，此为活子时到，炼至二候，当下手采緊。这淫根涨动，与阳物自举，是两样功法，不可看作一样，要尔细心悟之。

玄童子汪昭文问曰：师言淫根涨动，非是活子时，不能采緊。弟子想，此机涨动，乃是丹田炁动，若不有法收回，夜内准失元阳真炁，乞师将此炁动准失之理示知。

千峯老人答曰　叅禪能到眞靜之時　内裡有一機頓發至
漲動　非是因有邪念搖動淫心　淫根漲動　乃是無念丹
田炁動也　五祖曰　情來　六祖曰　淫心卽是道心　修
者若不知此炁動　無所修也　此炁漲動　用十步法訣收
囘　助養舍利子超凡入聖由此炁動而成　比如男女交合
炁動則生人道　萬物亦因此炁動而生萬物　修道者
炁動　修不了道　眞道者　亦卽是好色　假道實不知炁
亦因此炁動　而修養舍利子也　我師曰　修道若無好色
動之法訣也　佛祖專候此炁才動　不等轉動念頭　當時
先用二步　吸呼雙吹收囘　助養我舍利子成　此夜防其

生命去訣　卷十

二

千峰老人答曰：参禅能到真静之时，内里有一机顿发至涨动，非是因有邪念摇动淫心，淫根涨动，乃是无念丹田炁动也。五祖曰：情来。六祖曰：淫心即是道心。修者若不知此炁动，无所修也。此炁涨动，用十步法诀收回，助养舍利子，超凡入圣由此炁动而成。比如男女交合，炁动则生人道，万物亦因此炁动而生万物，修道者亦因此炁动而修养舍利子也。我师曰：修道若无好色炁动，修不了道。真道者，亦即是好色。假道实不知炁动之法诀也。佛祖专候此炁才动，不等转动念头，当时先用二步，吸呼双吹收回，助养我舍利子成，此夜防其

遗失　此是修道生長之機也　有何好色之心乎　若以好
色心煉道　大錯大錯　是你錯悟也　非是我門弟子也
若是�ⷠ動　不知自愛　淫慾心一起　而速催之死也
玄致子萬致和問曰　弟子看年老之人　與幼年有病之人
不知自愛自身　由此喪去性命　可有何法訣　免去此
患　乞師示知
千峰老人答曰　世界年老之人　不知自愛自身　淫根一
漲動　就此淫慾心一起　心想樂一天少一天　又遇天時
與飲食不好　由此一病　內裡虛空無本　神㷱一恍惚
無主收留眞㷱　由下身陽關一洩　嗚呼哀哉　也有心想

遗失。此是修道生长之机也,有何好色之心乎? 若以好色心炼道,大错大错,是你错悟也,非是我门弟子也。若是㷱动,不知自爱,淫欲心一起,而速催之死也。

玄致子万致和问曰:弟子看年老之人,与幼年有病之人,不知自爱自身,由此丧去性命,可有何法诀,免去此患? 乞师示知。

千峰老人答曰:世界年老之人,不知自爱自身,淫根一涨动,就此淫欲心一起,心想乐一天少一天,又遇天时与饮食不好,由此一病,内里虚空无本,神㷱一恍惚,无主收留真㷱,由下身阳关一泄,呜呼哀哉。也有心想

我尚年幼　身體強壯　離死還遠呢　好比泉水　幼年

十個泉眼出水　傷耗點不要緊　年歲老了　十個泉眼出

水　教泥土將泉眼迷住八個　不能出水　祇有兩個泉眼

出水　若是再淘他　泉水準乾　老人也是如此　生精春

絃管　神精耗　細管閉了多一半　真精炁由此少生　再

不知自愛　竟自作樂失去　人無精準死　我見的老人多

了　每言我雖年老　身體還可以　再等幾年　我再修

道　不過幾日　就有人說他死了　我一回想　他有一位

要命鬼跟着呢　纔五六十歲就死了　幼年有病者　也是

此理　身內有病　飲食減少　無飲食精不能生　邪火一

我尚年幼,身体强壮,离死还远呢。好比泉水,幼年十个泉眼出水,伤耗点不要紧,年岁老了,十个泉眼出水,教泥土将泉眼迷住八个,不能出水,只有两个泉眼出水,若是再淘他,泉水准干。老人也是如此,生精春弦管,神精耗,细管闭了多一半,真精炁由此少生,再不知自爱,竟自作乐失去,人无精准死。我见的老人多了,每言我虽年老,身体还可以,再等几年,我再修道,不过几日,就有人说他死了。我一回想,他有一位要命鬼跟着呢,才五六十岁就死了。幼年有病者,也是此理,身内有病,饮食减少,无饮食精不能生,邪火一

發 不會自收 後天陰陽一交合 竟自將保命却病真寶

失去 如何不死 年老者有病者 單等情動炁纔動之時

不等轉動邪念時 用真意由生死竅 望上一吸提氣

提到臍下一寸三分定住 再由絳宮望下一呼 降到真炁

穴 炁散於週身 如此數回 真陽之炁散於週身 色慾

心消滅 陽物縮回爲止 如何有後天交合之心 老年者

千萬將家務放下 急早回頭修道 有病者 萬念皆空養

病 將病養好 多積善德之事 苦藥水 即是銀子水

藥水難吃 銀子水是熱的 若是將苦藥水錢 作善德之

事 免除多少災病 豈不樂哉

发,不会自收,后天阴阳一交合,竟自将保命却病真宝失去,如何不死?年老者、有病者,单等情动炁才动之时,不等转动邪念时,用真意由生死窍,往上一吸提气,提到脐下一寸三分定住;再由绛宫往下一呼,降到真炁穴,炁散于周身。如此数回,真阳之炁散于周身,色欲心消灭,阳物缩回为止,如何有后天交合之心?老年者千万将家务放下,急早回头修道;有病者,万念皆空养病,将病养好,多积善德之事。苦药水,即是银子水,药水难吃,银子水是热的。若是将苦药水钱,作善德之事,免除多少灾病,岂不乐哉?

性命法诀明指

千峰老人赵避尘著

门生玄湘子果仲莲刻板

坤生玄素姑余素霞印刷

门生玄举子戴文宣参订

门生玄宁子张执中校正

门生玄信子季拂尘校正

第十一步口诀灵丹入鼎

一

胎因火球炼得圆　虚室生白照万千

圆圆陀陀金光现　百脉通合大窍成

二

流珠烁烁照昆仑　九转丹成只自然

一粒自从吞入腹　始知世有活神仙

前叚將精炁神煉足　聚於頂內　總得以真炁真神煉之　催逼既久　靈丹脫落　吞入口中　化為津液　腹响如雷　滋養舍利子　後由炁穴生出舍利之光　能虛室生白　圓圓陀陀　此即是舍利成也　百脉吸呼氣長停　這叚工夫　全以至靜為主　如龍養珠　如幼女初懷孕　要自知靜心養之　舍利子方足也

一子趙避塵曰　欲修大道者　理無別訣　無非神炁而已　神即是性　炁即是命　神從炁化　炁從精生　欲望成

　　前段将精炁神炼足，聚于顶内，总得以真炁真神炼之。催逼既久，灵丹脱落，吞入口中，化为津液，腹响如雷，滋养舍利子。后由炁穴生出舍利之光，能虚室生白，圆圆陀陀，此即是舍利成也。百脉吸呼气长停，这段功夫，全以至静为主，如龙养珠，如幼女初怀孕，要自知静心养之，舍利子方足也。

　　一子赵避尘曰：欲修大道者，理无别诀，无非神炁而已。神即是性，炁即是命，神从炁化，炁从精生。欲望成其道者，先当保守炼其精，精满然后炁生，以炁养精，精足成为舍利子。丹经道书，千名万喻，不能出性命。除此性命之外，都是诓哄愚迷之进门耳。任尔千变万化说法，不知炼精化炁，炁化养神，神足还虚，通是旁门外道。要学者细悟耳。回想仙佛，莫不由此性命而为修炼，由此神炁而成仙佛。这神是前六步炼的性命双修真性光，即是神也；这炁光是后六步炼的性命双修真命光，即是精中真炁也。神炁合一，滋养舍利子，虚室生白，金机飞电，耳现龙吟虎啸之声。丹光不圆而不明，无师传不能圆明。以取火、提火提出神火，才得蟾光

發現　丹光自圓明也　然取火提火不可久用　久用頭暈
若舍利足　而蟾光現　舍利不足　還得加工細煉　每日
參禪打坐時　兩眼歸並合一　神炁下照丹田　是助養舍
利子發生足滿　其頂有顛彎之狀　耳發龍吟虎嘯之聲
其身如在雲端　遍身酥麻發癢　如憑虛御風　快樂無邊
滿面如蛛網罩面　又如蟻行　癢癢欲搔　散之印堂
次到鼻柱眼眶　兩顴兩腮牙關口中　津液升滿　咽納不
盡　此時口閉懶開　身沉懶動　入於混沌　化為無有
並不知身在何處　自然息住脉停　真炁充滿　滋養舍利
子也　故曰炁滿不思食　至此穀不絕　而陰氣難消　陰

发现，丹光自圆明也。然取火、提火不可久用，久用头晕。若舍利足，而蟾光现；舍利不足，还得加功细炼。每日参禅打坐时，两眼归并合一，神炁下照丹田，是助养舍利子发生足满，其顶有颠弯之状，耳发龙吟虎啸之声，其身如在云端，通身酥麻发痒，如凭虚御风，快乐无边。满面如蛛网罩面，又如蚁行，痒痒欲搔，散之印堂，次到鼻柱、眼眶、两颧、两腮、牙关，口中津液升满，咽纳不尽。此时口闭懒开，身沉懒动，入于混沌，化为无有，并不知身在何处，自然息住脉停，真炁充满，滋养舍利子也，故曰炁满不思食。至此谷不绝而阴气难消，阴

氣不消　則陽氣不純　而猶思食　猶是舍利子　還是不
足　真炁還是欠少　不得謂之炁滿　直至寂照功勤　自
然神滿不思睡　炁足不思食　功夫至此常寂常照　息無
出入　不來不往　只覺一團蟾光　在不有不無之中　此
乃是　要入定未入定之時　如在母腹相似　雖有鳴鑼響
鼓　並不知耳　用功到此而印堂自有月光長明　只用死
心　守中抱一　此光自然常明　兩眉中間　似電光閃灼
此時舍利自長矣　從此謹防走失元炁　元炁不走洩
方能培養舍利子足也　培養舍利時　要謹戒十損　久行
損筋　久立損骨　久坐損血　久睡損脉　久聽損精　久

气不消则阳气不纯，而犹思食，犹是舍利子还是不足，真炁还是欠少，不得谓之炁满。直至寂照功勤，自然神满不思睡，炁足不思食。功夫至此常寂常照，息无出入，不来不往，只觉一团蟾光，在不有不无之中。此乃是要入定未入定之时，如在母腹相似，虽有鸣锣响鼓，并不知耳。用功到此而印堂自有月光长明，只用死心，守中抱一，此光自然常明。两眉中间，似电光闪灼，此时舍利自长矣。从此谨防走失元炁，元炁不走泄，方能培养舍利子足也。培养舍利时，要谨戒十损：久行损筋，久立损骨，久坐损血，久睡损脉，久听损精，久

看損神　久言損氣　久思損脾·久淫損命　食足損心

此十損總而言之　凡事不可過勞　勞多受傷　還有用工

時　一不可起念　念起則火炎　二不可意散　意散則火

冷　三目不可外視　外視則神馳　而傷魂　四耳不可外

聽　外聽則精散　而傷魄　五吸呼不可驟　驟則散漫無

歸　六吸呼不可停　停則斷續無力　忽斷忽續　或燥或

寒　種種檠端皆爲害於舍利　若不小心　謹防危險　萬

無一成　然起念時　當就起陽火轉輪　稍有妄想轉之

不可意散再轉　稍微不經心　意散舍利受傷　二目不可

外視　要閉目而內睜　看正中有白光　是正工　若是有

看损神，久言损气，久思损脾，久淫损命，食足损心。此十损，总而言之，凡事不可过劳，劳多受伤。还有用功时，一不可起念，念起则火炎；二不可意散，意散则火冷；三目不可外视，外视则神驰而伤魂；四耳不可外听，外听则精散而伤魄；五吸呼不可骤，骤则散漫无归；六吸呼不可停，停则断续无力，忽断忽续，或燥或寒，种种弊端皆为害于舍利。若不小心谨防危险，万无一成。然起念时，当就起阳火转轮，稍有妄想转之，不可意散再转，稍微不经心，意散舍利受伤。二目不可外视，要闭目而内睁，看正中有白光，是正功。若是有

驚動　眼開外視　意散神散　舍利又受其害　耳不可外

聽　得有道侶護持　如有人來　與响動　全得道侶經心

命來人遠離　不可驚動　耳猛一聽响動　心內一驚身

一抖　舍利不但受害　返將舍利散去　滋養舍利　心不

可急　心想舍利速成　心一動舍利不生長　要自然而然

用功　勿忘勿助　安神於炁穴內　知而不守　使自然之

吹嘘　綿綿不絕　念茲在茲　先存後忘　而入於混沌杳

冥者也　至此真陽縮囘　淫根內裡之根漲動　心想這是

舍利子足也　若是舍利子足　當止火採大蘂　若是不足

就此炁動　可轉法輪　養我舍利子也　這舍利足不足

惊动，眼开外视，意散神散，舍利又受其害。耳不可外听，得有道侣护持，如有人来与响动，全得道侣经心，命来人远离，不可惊动。耳猛一听响动，心内一惊身一抖，舍利不但受害，返将舍利散去。滋养舍利，心不可急，心想舍利速成，心一动舍利不生长。要自然而然用功，勿忘勿助，安神于炁穴内，知而不守，使自然之吹嘘，绵绵不绝，念兹在兹，先存后忘，而入于混沌杳冥者也。至此真阳缩回，淫根内里之根涨动，心想这是舍利子足也。若是舍利子足，当止火采大蘂；若是不足，就此炁动，可转法轮，养我舍利子也。这舍利足不足

如何知道 有法可知 法曰 置一油燈至面前 二目

直看燈火苗 兩眼由左向右轉 如此轉九回 一閉目

看正中有個大月光 圓滿如電光一般 不增不滅 此是

舍利光足之兆 若是眼對燈轉九回 有個虛光圈 圈邊

光亮 圈內黑暗 此是舍利子不足 還得加工細煉 此

以上卽是取火 提火 提出神火 纔得蟾光發現 千萬不

可常用此法 若是常用 頭暈眼花 是耗你內裡真光之

炁 修者修的是此炁 煉者煉的是此光 光者卽神也

神者卽在二目也 千修萬煉 不出神炁而矣

了然了空禪師 傳我時曰 將十步閉精炁 煉的精囊內

如何知道？有法可知。法曰：置一油灯至面前，二目直看灯火苗，两眼由左向右转，如此转九回，一闭目，看正中有个大月光，圆满如电光一般，不增不灭，此是舍利光足之兆；若是眼对灯转九回，有个虚光圈，圈边光亮，圈内黑暗，此是舍利子不足，还得加功细炼。此以上即是取火、提火、提出神火，才得蟾光发现。千万不可常用此法，若是常用，头晕眼花，是耗你内里真光之炁。修者修的是此炁，炼者炼的是此光，光者即神也，神者即在二目也，千修万炼，不出神炁而矣。

了然、了空禅师传我时曰：将十步闭精炁，炼的精囊内

精足　再煉精囊內元精　團成舍利子　每日參禪打坐時

兩眼合並歸一　下照坤臍　煉的面上蟲食作癢　又如

蛛網罩面　又如螞蟻行走　此是通身真炁通　耳內猛聽

龍吟虎嘯之聲　口生津液　吞納不進　忽然入於混沌

不識不知　此身如在雲端　自然真炁養舍利子也　有陰

氣舍利不足　無陰氣舍利實足　舍利足不思睡　炁足不

思食　口鼻吸呼氣不出不入　眼前有一月光常照　不知

身在何處　此是初入定矣　謹防夜內夢寐之患　遺失元

精　白天身不可受勞　若是勞動身體　夜內準失元陽

以靜坐滋養舍利為本　凡事不可過問　耳內少聽諸事

精足，再炼精囊内元精，团成舍利子。每日参禅打坐时，两眼合并归一，下照坤脐，炼的面上虫食作痒，又如蛛网罩面，又如蚂蚁行走，此是通身真炁通。耳内猛听龙吟虎啸之声，口生津液，吞纳不尽，忽然入于混沌，不识不知，此身如在云端，自然真炁养舍利子也。有阴气舍利不足，无阴气舍利实足，舍利足不思睡，炁足不思食，口鼻吸呼气不出不入，眼前有一月光常照，不知身在何处，此是初入定矣。谨防夜内梦寐之患，遗失元精。白天身不可受劳，若是劳动身体，夜内准失元阳。以静坐滋养舍利为本，凡事不可过问，耳内少听诸事，

心中不存一事　忽有思念生出　速用意念轉法輪　閉目
而內睜看舍利之光　其念自無　無念之中目視丹田　內
裡氣微微吹噓炁穴　炁穴發熱　現出丹光　由臍至目一
路皆虛白　淫根內裡之根發動　心想許是舍利子足了
不是　就此動機　可採小藥補足舍利　這舍利足不足
可按上法置一油燈試之　兩眼看燈頭苗　眼要由左向右
轉九回　一閉眼內看有一大月光　華如電光　即舍利子
足也　若無有電光　有一個黑圈　外有電光　內是黑的
此是舍利不足　還得採小藥　補煉光足　再煉十二步
工夫　此名曰　取火提火提出神火　纔知舍利足不足

心中不存一事。忽有思念生出，速用意念转法轮，闭目而内睁看舍利之光，
其念自无。无念之中目视丹田，内里气微微吹嘘炁穴，炁穴发热，现出丹
光，由脐至目一路皆虚白，淫根内里之根发动，心想许是舍利子足了？不
是，就此动机，可采小药补足舍利。这舍利足不足，可按上法置一油灯试
之，两眼看灯头苗，眼要由左向右转九回，一闭眼内看有一大月光，华如电
光，即舍利子足也。若无有电光，有一个黑圈，外有电光，内是黑的，此是舍
利不足，还得采小药，补炼光足，再炼十二步功夫。此名曰取火、提火，提出
神火，才知舍利足不足，

千峰老人全集【繁简对照本】

此法不可常煉　若是常轉煉　頭暈眼花發暈　是耗內裡

精炁神　精炁神耗虛　如何養得舍利子　要爾精心悟煉

不可大意

前光緒二十一年　受過了然了空禪師傳受　後遇彭茂昌

老師用藏頭兩面語傳人　教你想　這箇也對　那個也對

實在無傳口訣　我師曰　非是不傳　近來傳人之師

並未受過明師點傳　不會訣法　故用書上　摘下兩句文

話傳人　教你似明白不明白　實在無有訣法　連傳你的

師父　不會訣法　以何傳你　只可傳你兩句書上文話

又顯文明　又顯好聽　真訣真道不懂　學問實有　教你

此法不可常炼，若是常转炼，头晕眼花发晕，是耗内里精炁神，精炁神耗虚，如何养得舍利子？要尔精心悟炼，不可大意。

　　前光绪二十一年，受过了然、了空禅师传授，后遇彭茂昌老师。用藏头两面语传人，教你想这个也对，那个也对，实在无传口诀。我师曰：非是不传，近来传人之师，并未受过明师点传，不会诀法，故用书上摘下两句文话传人，教你似明白不明白，实在无有法诀，连传你的师父，不会诀法，以何传你？只可传你两句书上文话，又显文明，又显好听，真诀真道不懂，学问实有，教你

當時聽着好聽 過去不懂 任爾學十年八年 會說道中
詩語 真訣法不懂 後來無的可說 告送你 好心眼就
可成道 請問你不上學堂 如何認的字 好心眼就認的
字 是矇人不是矇人 請學者自想 我師彭茂昌曰 傳
道者 若不用實語白話傳人 用書上摘下來的 兩面話
傳人 非是正道 是他未受過師傳 他傳人時 先說三
真道 發願發誓 有許多願心 自言曰 我的道 是
皈五戒 世界不能明傳道 我有真訣語 要爾自己悟 大
道淵微兮 現在目前 自古上達兮 莫非師傳 渺漠多
喻兮 究竟都是偏 片言萬卷兮 下手在先天 有名無

当时听着好听,过去不懂。任尔学十年八年,会说道中诗语,真诀法不懂,后来无的可说,告诉你好心眼就可成道。请问你不上学堂,如何认的字?好心眼就认的字?是蒙人不是蒙人,请学者自想。

我师彭茂昌曰:传道者,若不用实语白话传人,用书上摘下来的两面话传人,非是正道,是他未受过师传。他传人时,先说三皈五戒,发愿发誓,有许多愿心,自言曰:我的道,是真道,世界不能明传道。我有真诀语,要尔自己悟。大道渊微兮,现在目前;自古上达兮,莫非师传;渺漠多喻兮,究竟都是偏;片言万卷兮,下手在先天;有名无

相兮　元炁本虚然　陽來微微兮　陽舉外形旋　恍惚夢

覺兮　神移入丹田　鼓動巽風兮　調藥未採先　無中生

有兮　天機現目前　虎吸龍魂兮　時至本自然　身心恍

惚兮　四肢穌如綿　藥產神知兮　正是候清源　火逼金

行兮　橐籥憑巽轉　河車轉運兮　進火提真鉛　周天息

數兮　四撲逢時遷　沐浴卯酉兮　子午歸中潛　歸根復

命兮　閏餘周天　數足三百兮　景兆眉前　止火機來兮

光候三牽　雙眸秘密兮　專視中田　大槃難採兮　七

日綿綿　蹊路防危兮　機關最元　深求哀哀兮　早覓真

傳　擇人而授兮　海誓相言　過關服食兮　全仗德先

生命去央　卷十一　〔七〕

相兮，元炁本虚然；阳来微微兮，阳举外形旋；恍惚梦觉兮，神移入丹田；鼓动巽风兮，调药未采先；无中生有兮，天机现目前；虎吸龙魂兮，时至本自然；身心恍惚兮，四肢酥如绵；药产神知兮，正是候清源；火逼金行兮，橐籥凭巽旋；河车转运兮，进火提真铅；周天息数兮，四撲逢时迁；沐浴卯酉兮，子午归中潜；归根复命兮，闰余周天；数足三百兮，景兆眉前；止火机来兮，光候三牽；双眸秘密兮，专视中田；大槃难采兮，七日绵绵；蹊路防危兮，机关最元；深求哀哀兮，早觅真传；择人而授兮，海誓相言；过关服食兮，全仗德先；

千峰老人全集【繁简对照本】

寂照十月兮　不昧覺禪　二炁休休兮　性定胎圓　陽純
陰盡兮　雪花飄遷　超出三界兮　乳補在上田　無去無
來兮　坦蕩逍遙仙　夙緣偶逢兮　早修莫換年　休待老
來臨頭兮　枯骨無資空熬煎　余師將道功說完　問余曰
你懂不懂　余曰　這是我師爺柳華陽《妙訣歌》　內裡又明
白又不明白　實在是有道歌　無訣法　以書上歌文法
傳人　實在朦人之語　學多少年　還是不會　下手等訣
法　學他有何用　余胞兄趙魁一日　這十一步工夫無別
訣　每日參禪打坐時　兩眼和合歸並　下照丹田　舌尖
頂住上腭天池穴　不教性泡內真炁漏出　閉住天池穴

寂照十月兮，不昧觉禅；二炁休休兮，性定胎圆；阳纯阴尽兮，雪花飘迁；超出三界兮，乳哺在上田；无去无来兮，坦荡逍遥仙；夙缘偶逢兮，早修莫换年；休待老来临头兮，枯骨无资空熬煎。余师将道功说完，问余曰：你懂不懂？余曰：这是我师爷柳华阳《妙诀歌》，内里又明白又不明白。实在是有道歌，无诀法。以书上歌文法传人，实在蒙人之语，学多少年，还是不会下手等诀法，学他有何用？

余胞兄赵魁一日：这十一步功夫无别诀，每日参禅打坐时，两眼和合归并，下照丹田，舌尖顶住上腭天池穴，不教性泡内真炁漏出。闭住天池穴，

開通玄膺穴　真炁由玄膺穴下降　過十二重樓　即是氣

嗓管　下降丹田　養我舍利子　久久用工　眼生電光

虛室生白　通身發癢　四肢穌麻　快樂難當　自覺舍利

子足了　可置一油燈面前　二目看燈苗　由左相右轉九

回　如舍利子足　閉目看見榮華月光　玄於空中不動

如舍利子不足　有一黑圈　周圍有電光不明　還得採補

加工細煉　此是神炁合煉之工　即是性命雙修之法

盼蟾子劉名瑞道師曰　恢心聖火養真元　恢心之功　乃

心寒如死恢　毫無掛碍　若有掛碍　則舍利光不足　若

念動舍利子寒火性上炎　若念不動是養舍利子也　大抵

开通玄膺穴,真炁由玄膺穴下降,过十二重楼,即是气嗓管,下降丹田,养我舍利子。久久用功,眼生电光,虚室生白,通身发痒,四肢酥麻,快乐难当。自觉舍利子足了,可置一油灯面前,二目看灯苗,由左向右转九回。如舍利子足,闭目看见荣华月光,悬于空中不动;如舍利子不足,有一黑圈,周围有电光不明,还得采补加功细炼。此是神炁合炼之功,即是性命双修之法。

盼蟾子刘名瑞道师曰:灰心圣火养真元。灰心之功,乃心寒如死灰,毫无挂碍。若有挂碍,则舍利光不足。若念动,舍利子寒,火性上炎;若念不动是养舍利子也,大抵

致靜爲要　將舍利養足有千變萬化之景到　防危慮險

保守元陽　將舍利養足　用眞火無候之天機　其舍利之

光自出　師云　有火無候勿抽添　忘機忘時有妙玄　若

忘原是無忘妙　不忘之中是忘禪　忘到純陽盈月現　不

可以忘睡昏禪　此我師慈悲　言用功時不可睡覺　若有

昏睡　走失元陽　前功罔費　學者戒之

小平島彭茂昌師曰　煉舍利子無他訣　心目合並下照坤

臍　若有動機　速速運煉　一不留神　丹必出爐走失

而前功廢矣　以至陽物初縮囘　非是馬陰藏相　丹放毫

光　此是舍利不足也　後勤煉龜頭縮入腹裡　不可認爲

致静为要。将舍利养足，有千变万化之景到，防危虑险，保守元阳。将舍利养足，用真火无候之天机，其舍利之光自出。师云：有火无候勿抽添，忘机忘时有妙玄；若忘原是无忘妙，不忘之中是忘禅；忘到纯阳盈月现，不可以忘睡昏禅。此我师慈悲，言用功时不可睡觉，若有昏睡，走失元阳，前功枉费，学者戒之。

小平岛彭茂昌师曰：炼舍利子无他诀，心目合并下照坤脐，若有动机，速速运炼。一不留神，丹必出炉走失，而前功废矣。以至阳物初缩回，非是马阴藏相。丹放毫光，此是舍利不足也。后勤炼龟头缩入腹里，不可认为

丹足　縱有外光發現　雲中掣電　虛室生白之狀　初發現於眉前　久則自下丹田　上達於目　此是舍利之光足也　功煉久若無此光　可點一香火　二目合並看香火　由左向右轉九回　其舍利之光足也　再加功細煉　煉得丹田之內　丹光上湧　外達於目而生輝　兩眼光耀閃灼　一連二三次而後已　丹光湧出　明如金錢　亦如火珠　從兩眼發出　是舍利子足耳

天津堤頭劉雲普老師曰　要知養足舍利子之法　神不入定　則舍利不生　而丹不結　息不藏丹田炁穴　則舍利光不現　心息俱要蟄藏丹田之內　縱息有時出　而心則

丹足，纵有外光发现，云中掣电，虚室生白之状，初发现于眉前。久则自下丹田上达于目，此是舍利之光足也。功炼久若无此光，可点一香火，二目合并看香火，由左向右转九回，其舍利之光足也。再加功细炼，炼得丹田之内，丹光上涌，外达于目而生辉，两眼光耀闪灼，一连二三次而后已。丹光涌出，明如金钱，亦如火珠，从两眼发出，是舍利子足耳。

天津堤头刘云普老师曰：要知养足舍利子之法，神不入定，则舍利不生而丹不结，息不藏丹田炁穴，则舍利光不现。心息俱要蛰藏丹田之内，纵息有时出，而心则

無時離　心力眸光　守定丹田　直守至後天吸呼之氣

歸於丹田之內　隱伏不動　則先天真一之炁　滋養舍利

自然凝結成丹光　狀如火球　大如彈子　發生於丹田

之中　丹田發熱　淫根之根發動真炁　用意由後督脉上

升泥丸宮　下降於淫根　用真意將炁散於週身　真炁通

於四肢　炁血流通　養我身體　滋生舍利子也

金山派　譚至明真人曰　大道由煉精化炁　炁足滋養舍

利子　舍利子之光　是真陽之精　此是性命雙修　真陽

之炁足也　若不留神　夜內走失真寶　其光無有　失去

真陽之精　學者至要細細悟煉　內裡養足舍利　保守外

　无时离。心力眸光，守定丹田，直守至后天吸呼之气，归于丹田之内，隐伏不动，则先天真一之炁，滋养舍利，自然凝结成丹光，状如火球，大如弹子，发生于丹田之中。丹田发热，淫根之根发动真炁，用意由后督脉上升泥丸宫，下降于淫根，用真意将炁散于周身。真炁通于四肢，炁血流通，养我身体，滋生舍利子也。

　　金山派谭至明真人曰：大道由炼精化炁，炁足滋养舍利子。舍利子之光，是真阳之精，此是性命双修，真阳之炁足也。若不留神，夜内走失真宝，其光无有，失去真阳之精，学者至要细细悟炼。内里养足舍利，保守外

邊眞陽之精　性命之光也　南華經云　至道之精　窈窈
冥冥　道德經云　窈兮冥兮其中有精　其精甚眞　惟此
眞精　乃吾身中之眞種子是也　以其入於混沌　故名曰
太極　以其爲一身造化之始　故名曰先天　以其陰陽未
分　故名曰一炁　又名黃芽　又名玄珠　又名陽精　此
精若凝結於天地之間　卽是舍利之光也　邱祖長春云
陽精雖是房中得之　而非御女之術　內非父母所生之軀
外非山林所產之寶　但着在形體上摸索　皆不是　亦
不可離形體　而向外尋求　此各位祖師隱語　如同水中
撈月　鏡裏攀花　眞正智過顏閔　實難強猜　其實是舍

边真阳之精、性命之光也。《南华经》云：至道之精，窈窈冥冥。《道德经》云：窈兮冥兮，其中有精，其精甚真。惟此真精，乃吾身中之真种子是也。以其入于混沌，故名曰太极；以其为一身造化之始，故名曰先天；以其阴阳未分，故名曰一炁。又名黄芽，又名玄珠，又名阳精。此精若凝结于天地之间，即是舍利之光也。丘祖长春云：阳精虽是房中得之，而非御女之术，内非父母所生之躯，外非山林所产之宝，但着在形体上摸索皆不是，亦不可离形体而向外寻求。此各位祖师隐语，如同水中捞月，镜里攀花，真正智过颜闵，实难强猜。其实是舍

性命法訣 卷十

利子足　其光發於目前　其光窈窈冥冥　內裡有先天眞

一之精　無此眞精　發不出來眞光　外有眞光　內裹舍

利子足也　此二　即是上性下命合一之慧光也

玄瑞子鄭瑞生問曰　丹光不圓而不明　無師傳不能圓明

乞師示知這丹光　因何發的光　是甚麼生的光　既生

出光來　因何光又不圓　如何能使之圓而且明

千峯老人答曰　這光又名曰慧光　養足曰蟾光　精不足

不能生慧光　舍利子不足不能生蟾光　慧光如月光

蟾光如金光　這舍利子　是陽精蟲生的　眞精足　用二

目下照丹田　二目之陽光氣屬火　下照丹田屬水　火下

利子足，其光发于目前。其光窈窈冥冥，内里有先天真一之精。无此真精，发不出来真光。外有真光，内里舍利子足也。此二，即是上性下命合一之慧光也。

玄瑞子郑瑞生问曰：丹光不圆而不明，无师传不能圆明。乞师示知，这丹光，因何发的光？是甚么生的光？既生出光来，因何光又不圆？如何能使之圆而且明？

千峰老人答曰：这光又名曰慧光，养足曰蟾光。精不足不能生慧光，舍利子不足不能生蟾光。慧光如月光，蟾光如金光。这舍利子，是阳精虫生的。真精足，用二目下照丹田，二目之阳光气属火，下照丹田属水，火下

水上蒸發出陽炁　發現放目前　精蟲足是慧光　舍利足
是蟾光　其光乃是精中陰炁　又用二目之光　合並下照
屬陽　二光陰陽一合　發出寶光　如同現在電燈　電氣
理一樣　陰陽二線一合　電燈發亮　電力不足　電燈不
亮　如同精足　未煉到童身　還是破身　發的光不亮
為慧光　其色如月光　若是電力足　電燈光亮　如同精
蟲養成舍利子　補還到童身　下身馬陰藏相　陰陽二炁
一合　發的光明亮　為蟾光　其光色　金黃之色　慧光
者　身不足　內有陰氣　發現一切魔障景相　蟾光者
是佛祖借蟾名三足之意　是精炁神三品合一之理　三足

性命法訣　卷十一

水上蒸发出阳炁，发现放目前。精虫足是慧光，舍利足是蟾光。其光乃是精中阴炁，又用二目之光合并下照属阳，二光阴阳一合，发出宝光。如同现在电灯、电气理一样，阴阳二线一合，电灯发亮。电力不足，电灯不亮，如同精足，未炼到童身，还是破身，发的光不亮，为慧光，其色如月光；若是电力足，电灯光亮，如同精虫养成舍利子，补还到童身，下身马阴藏相，阴阳二炁一合，发的光明亮，为蟾光，其光色金黄之色。慧光者，身不足，内有阴气，发现一切魔障景象；蟾光者，是佛祖借蟾名三足之意，是精炁神三品合一之理。三足

金蟾是活動物　世界少有之物　精炁神三品合一　爲舍
利子　亦是活物　發現蟾光　世界人　亦是少有之人
總有大丈夫之志　纔能發現蟾光　世界平常人鮮知之矣
這慧光蟾光不圓不明　是夜內走失眞寶之故　如同電
線走電一樣　電氣一走　燈光不亮　混暗不圓不明　若
是燈泡一破　空氣進內燈光無有　如同用功時念起　空
氣進內　其寶光當時無有　其理是一樣　在學者自悟之
耳
玄芝子藍芝田問曰　師傅取火提火提出神火　纔得蟾光
發現　又不可久用此法　若是久用　頭暈眼花　耗散自

金蟾是活动物,世界少有之物;精炁神三品合一为舍利子,亦是活物,发现蟾光,世界人亦是少有之人。总有大丈夫之志,才能发现蟾光,世界平常人鲜知之矣。这慧光、蟾光不圆不明,是夜内走失真宝之故,如同电线走电一样,电气一走,灯光不亮,混暗不圆不明。若是灯泡一破,空气进内灯光无有,如同用功时念起,空气进内,其宝光当时无有,其理是一样,在学者自悟之耳。

　　玄芝子蓝芝田问曰:师传取火、提火,提出神火,才得蟾光发现,又不可用此法,若是久用,头晕眼花,耗散自

己眞炁　因何用此法　會耗自己眞炁　乞師示知

千峯老人答曰　這性之根　與命之竅相連　上下是一條
管　修者因精虧欠　以精補精　將虧欠補足　即是精蟲
足　上通性海　即腦子正中有個泡　是性海外通二目
如命竅精足　上通性竅　發不出來寶光　是初煉性功時
關竅無開　下手煉補精之法訣　煉至此　性竅不開
如何見的着寶光　如教性竅開關　非用油燈一盞　兩眼
合並看燈苗　由左向右轉九回　兩眼內絃　歸並合一
轉動性海眞炁　下通命竅炁足　二炁陰陽一合　將祖竅
衝開　卽是開關　由祖竅發出寶光　其光似月光之亮

性命法决 卷上 二三

己真炁。因何用此法,会耗自己真炁? 乞师示知。

千峰老人答曰:这性之根,与命之窍相连,上下是一条管。修者因精亏欠,以精补精,将亏欠补足,即是精虫足,上通性海,即脑子正中有个泡,是性海,外通二目。如命窍精足,上通性窍,发不出来宝光,是初炼性功时,关窍无开,下手炼补精之法诀。炼至此,性窍不开,如何见的着宝光?如教性窍开关,非用油灯一盏,两眼合并看灯苗,由左向右转九回,两眼内弦归并合一,转动性海真炁,下通命窍炁足,二炁阴阳一合,将祖窍冲开,即是开关。由祖窍发出宝光,其光似月光之亮,

是精足也　為慧光　其光金黃色圓而亮　是舍利子足也

為蟾光　若教光獻

已午不接連　眼轉炁

動能接連

亥子不接

連沐浴

降氣能接

連

用提火者　千萬不可多用　若是多用　頭暈眼花　是傷

耗真炁　眼一轉動　提升命竅真炁上升　散於口眼耳鼻

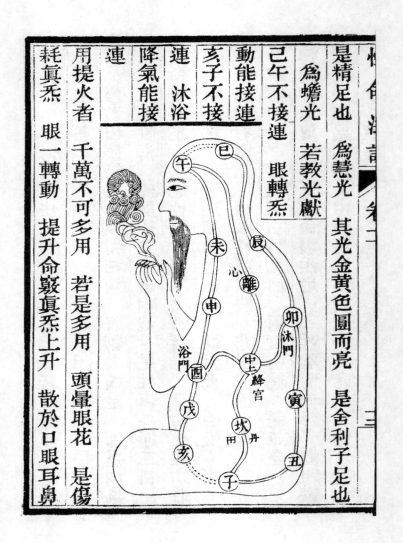

是精足也,为慧光;其光金黄色圆而亮,是舍利子足也,为蟾光。若教光献,巳、午不接连,眼转炁动能接连;亥、子不接连,沐浴降气能接连。用提火者,千万不可多用,若是多用,头晕眼花,是伤耗真炁。眼一转动,提升命窍真炁上升,散于口眼耳鼻,

此上七孔　全是耗真炁之所　惟有天池穴　耗的真炁

多　說話出氣歌唱　比七孔耗的炁多　所以修道者　行

立坐臥　不離這箇　即是舌倒頂上腭　是天池穴　不教

真炁洩出　舌尖一頂　即是閉住天池穴　開巧舌後玄膺

穴　下通氣嗓管　即十二重樓　過心竅　至絳宮　到丹

田　降至生死竅　養我舍利　學者要明白　上竅不閉天

池穴　玄膺穴不開　下竅不閉任脉　督脉不開　中竅六

脉不閉　天靈竅不開　胎炁出不來　余註此不覺淚下

我受千辛萬苦　遇真偽師　三十餘位　受師之苦　不敢

明說　今明証於書　學者若細心看過　不過幾日　金丹

此上七孔，全是耗真炁之所。惟有天池穴，耗的真炁多，说话出气歌唱，比七孔耗的炁多，所以修道者，行立坐卧，不离这个，即是舌倒顶上腭，是天池穴，不教真炁泄出。舌尖一顶，即是闭住天池穴，开巧舌后玄膺穴，下通气嗓管，即十二重楼，过心窍，至绛宫，到丹田，降至生死窍，养我舍利。学者要明白，上窍不闭天池穴，玄膺穴不开；下窍不闭任脉，督脉不开；中窍六脉不闭，天灵窍不开，胎炁出不来。余注此不觉泪下，我受千辛万苦，遇真伪师三十余位，受师之苦，不敢明说。今明注于书，学者若细心看过，不过几日，金丹

大道之訣法得矣

玄榮子孫榮甲問曰　師傳我用工時　面上如蟲行走　又好似蛛網罩面　左耳內有風聲　右耳內有嗷嗷之聲　口內津液生的多　嚥納不進　此理難明　乞師示知

千峯老人答曰　人用功時　用到面如蟻行　是煉的真炁穿通週身面部　這面上毛系管　教真炁開通　這真炁刺發閉管開通　故而如蟲食作癢　又如蟻行　這真炁由延髓中發出　到神經系管出毛系管是汗　吸收養氣是寒毛　這真炁在神經系管　穿通面上　如小蟲行走　又面上　好似蛛網罩面　是真炁足　通毛系管此管是吸收養

大道之诀法得矣。

　　玄荣子孙荣甲问曰：师传我用功时，面上如虫行走，又好似蛛网罩面，左耳内有风声，右耳内有嗷嗷之声，口内津液生的多，咽纳不尽，此理难明，乞师示知。

　　千峰老人答曰：人用功时，用到面上如蚁行，是炼的真炁穿通周身、面部，这面上毛系管，教真炁开通，这真炁刺发闭管开通，故而如虫食作痒，又如蚁行。这真炁由延髓中发出，到神经系管出毛系管是汗，吸收氧气是寒毛，这真炁在神经系管，穿通面上，如小虫行走。又面上好似蛛网罩面，是真炁足，通毛系管，此管是吸收氧

氣的　不能出眞炁　故二炁氣一合　囘歸神經系管　故

如蛛網罩面　此是用工的好景相　又耳內聞聲　更是好

景相　是眞炁行走神經管　在左耳內聽見　如同風聲

此是虎嘯之聲　右耳聽見　嗷嗷之聲　此是龍吟之聲

龍吟者精足也　虎嘯者炁足也　口內津液上升　此是脾

經眞炁足　望上發生津液　出肩井石泉管　要吞嚥下降

丹田　滋養精炁　此是用工眞景相　還有一個好景相

爾也許忘問　也許未見着　因道功師傳不肯先說景相

若是先說景相　恐爾心生景相念起　此念起生景屬陰

余今說出　爾後傳人不可說景相　爾前有多少景相　眼

气的，不能出真炁，故二炁气一合，回归神经系管，故如蛛网罩面，此是用功的好景象。又耳内闻声，更是好景象，是真炁行走神经管，在左耳内听见，如同风声，此是虎啸之声；右耳听见嗷嗷之声，此是龙吟之声。龙吟者精足也，虎啸者炁足也。口内津液上升，此是脾经真炁足，往上发生津液，出金井、石泉管，要吞咽下降丹田，滋养精炁，此是用功真景象。还有一个好景象，尔也许忘问，也许未见着，因道功师传不肯先说景象，若是先说景象，恐尔心生景象念起，此念起生景属阴。余今说出，尔后传人不可说景象。尔前有多少景象，眼

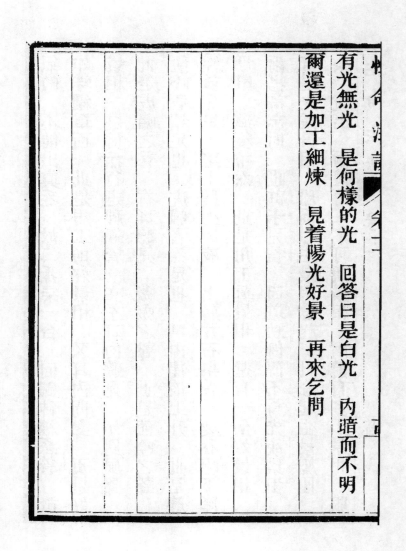

有光无光,是何样的光?回答曰是白光,内暗而不明。尔还是加功细炼,见着阳光好景,再来乞问。

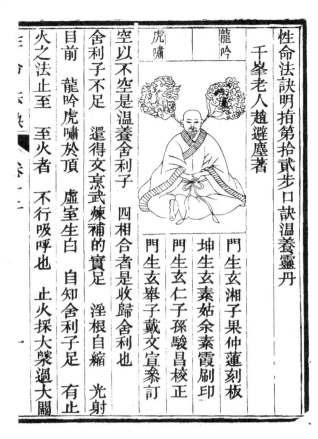

性命法诀明指

千峰老人赵避尘著

门生玄湘子果仲莲刻板

坤生玄素姑余素霞印刷

门生玄仁子孙骏昌校正

门生玄举子戴文宣参订

第十二步口诀温养灵丹

空以不空四相合　文烹武炼铅汞功

龙吟虎啸昆仑顶　片时黄芽白云升

空以不空是温养舍利子，四相合者是收归舍利也。舍利子不足，还得文烹武炼补的实足，淫根自缩，光射目前，龙吟虎啸于顶，虚室生白，自知舍利子足，有止火之法止之。止火者，不行吸呼也，止火采大檠过大关。

前第十一卷煉到六景現前　金機飛電　淫根縮如童子　忽然正子時至而不能採取　因精與炁合爲舍利　當再以溫養之功使舍利孕育長大　用二目合並眞意雙眸　而下照丹田　將氣質之性　化爲天命之性　則無時而非太和之炁　將通身混元之氣炁　合而爲一　胸中一片太和之炁　現放目前　色似月光　內外一體　天地同春　眞息綿綿若存　元神得見　則炁源源而生矣　切忌意動炁不生　而神亦不續　極須遵守勿忘勿助之戒　若稍存念慮即失去虛靈之體　這便是忘　一心不二　須臾不離　就是不忘　又稍有固執　即滯其活潑之圓機　這便是助

前第十一卷炼到六景现前，金机飞电，淫根缩如童子，忽然正子时至而不能采取，因精与炁合为舍利，当再以温养之功使舍利孕育长大。用二目合并真意双眸，而下照丹田，将气质之性化为天命之性，则无时而非太和之炁。将通身混元之气炁，合而为一，胸中一片太和之炁，现放目前，色似月光，内外一体，天地同春，真息绵绵若存，元神得见，则炁源源而生矣。切忌意动炁不生，而神亦不续。亟须遵守勿忘勿助之戒。若稍存念虑即失去虚灵之体，这便是忘；一心不二，须臾不离，就是不忘；又稍有固执，即滞其活泼之圆机，这便是助；

活活潑潑毫不執意　就是勿助　忘必神昏　助必散亂

皆爲學道人之大忌　凡氣之散漫於形骸之間　皆尸氣也

操則存　舍則亡　道與不道　一轉間耳　功到此時　築

基已成　關節俱以洞開　周身毫无阻滯　倘心志不堅

見色而情生　遇境而神馳　一經失足　縱使儲積多時

難逃片刻之間　傾囊倒篋而出　精本無形無質之物　在

內是炁　出外是精　內被七情牽心之傷　外受十損九氣

之害　此身爲一本　散於萬珠之周身脉絡　逆而行之

聚萬珠而歸一本　仙道可期矣　將七情受傷處列後

喜多傷心　怒多傷肝　哀多傷肺　懼多傷胆　愛多傷神

活活泼泼毫不执意，就是勿助。忘必神昏，助必散乱，皆为学道人之大忌。凡气之散漫于形骸之间，皆尸气也，操则存，舍则亡，道与不道，一转间耳。功到此时，筑基已成，关节俱以洞开，周身毫无阻滞。倘心志不坚，见色而情生，遇境而神驰，一经失足，纵使储积多时，难逃片刻之间，倾囊倒篋而出。精本无形无质之物，在内是炁，出外是精，内被七情牵心之伤，外受十损九气之害，此身为一本，散于万珠之周身脉络。逆而行之，聚万珠而归一本，仙道可期矣。将七情受伤处列后：喜多伤心，怒多伤肝，哀多伤肺，惧多伤胆，爱多伤神，

惡多傷情　欲多傷脾　又有十損修道者謹戒

久行損筋　久立損骨　久坐損血　久睡損脉　久樂損精

久看損神　久言損氣　久思損脾　食飽損心　久淫損命

九氣列後　怒則氣上　恐則氣下　喜則氣緩　悲則氣消

驚則氣亂　思則氣結　勞則氣耗　寒則氣收　熱則氣泄

修功至此　若用採大藥過關　謹戒七情　拾損　九氣

之害　若不採大藥不過關　在十二步以下煉　准能延年

益壽　也有會下手採藥者　多不知修煉　不知火候　採

藥白採　敬被七情六慾耗去　誰去成不了道　也是大衛

生學　會用火候者准能長生不死　這火候　比如冬天養

恶多伤情,欲多伤脾。又有十损,修道者谨戒:久行损筋,久立损骨,久坐损血,久睡损脉,久乐损精,久看损神,久言损气,久思损脾,食饱损心,久淫损命。九气列后:怒则气上,恐则气下,喜则气缓,悲则气消,惊则气乱,思则气结,劳则气耗,寒则气收,热则气泄。修功至此,若用采大药过关,谨戒七情、十损、九气之害。若不采大药不过关,在十二步以下炼,准能延年益寿。也有会下手采药者,多不知修炼,不知火候,采药白采,尽被七情六欲耗去,谁去成不了道,也是大卫生学。会用火候者,准能长生不死。这火候,比如冬天养

花養佛手香圓一理　火大了　花枝葉烤干了　火小了

不開花結果　總得看發生花　用火大火小的時候　花樹

得當　纔能開的了花　結的了果　修道的火候亦是此理

修者火候用的對　無有七情　拾損　九氣之害　準得舍

利子也

玄睿子郝思聖問曰何爲舍利子　如何養法　舍利足不足

如何知道　乞師示知

千峯老人答曰　精升與性交　卽得慧光　色似月光　光

圓足滿爲八兩　炁降與命交　卽得金光　色似紅黃　光

圓足滿爲半斤　二光合一　煉成一斤　而爲舍利子　眞

花养佛手香圆一理，火大了，花枝叶烤干了；火小了，不开花结果。总得看发生花，用火大火小的时候，花树得当，才能开的了花，结的了果。修道的火候亦是此理，修者火候用的对，无有七情、十损、九气之害，准得舍利子也。

　　玄睿子郝思圣问曰：何为舍利子？如何养法？舍利子不足如何知道？乞师示知。

　　千峰老人答曰：精升与性交，即得慧光，色似月光，光圆足满为八两；炁降与命交，即得金光，色似红黄，光圆足满为半斤。二光合一，炼成一斤，而为舍利子。真

種靈寶歸根後　回光返照久之　必由眉間白光內　發現
金光　此是舍利子苗　即我精炁神合而為一　充滿於內
發現於外之光　此慧光金光比為電燈陰陽二綫　用戶接
電局總綫　精炁神比同發電所之電氣　電局不發電　縱
有綫接連　任用戶開閉　燈內決不放光明　此是陰陽二
綫不合之故　若是二光不合發不出光來　若合者還得有
身內五炁氣合一　比為電氣有無　無電氣燈不明　無五
炁氣朝不了圓　五炁氣者是養舍利子原料也　爾養舍利
得二目合並下照坤臍　此是聚五炁歸一養舍利子也　即
是電燈局聚電之法　無電無光　無五炁無金光

种灵宝归根后，回光返照久之，必由眉间白光内，发现金光，此是舍利子苗，即我精炁神合而为一，充满于内、发现于外之光。此慧光、金光比为电灯阴阳二线，用户接电局总线，精炁神比同发电所之电气。电局不发电，纵有线接连，任用户开关，灯内决不放光明，此是阴阳二线不合之故。若是二光不合，发不出光来。若合者还得有身内五炁气合一，比为电气有无，无电气灯不明，无五炁气朝不了元，五炁气者是养舍利子原料也。尔养舍利得二目合并下照坤脐，此是聚五炁归一养舍利子也，即是电灯局聚电之法，无电无光，无五炁无金光。

玄一子王克寬問曰　養舍利用五五炁朝元之功　如何考
察　乞師示知

千峯老人答曰　五炁者五臟之炁也　氣在炁穴之中　而
流通於五臟之間　於肺則爲金炁　於心則爲火炁　於肝
則爲木炁　於脾則爲土炁　於腎則爲水炁　是爲五行之
炁　平日間行於五臟各有衰旺　過衰則病　過旺則病
五炁闕塞不通　則有癱瘋癱瘓之病　功到息息歸元之後
炁穴中之炁　蓬蓬勃勃　從尾閭上透泥丸　與腦中之髓
銀燈相映　下至重樓　遍薰諸臟　如一輪炯月照耀瀟湘
洞庭之間　心中噴血之炁屬陽中陰氣　又爲無根樹　心

玄一子王克宽问曰：养舍利用五炁朝元之功，如何考察？乞师示知。

千峰老人答曰：五炁者五脏之炁也。气在炁穴之中，而流通于五脏之间，于肺则为金炁，于心则为火炁，于肝则为木炁，于脾则为土炁，于肾则为水炁，是为五行之炁。平日间行于五脏各有衰旺，过衰则病，过旺则病，五炁闭塞不通，则有瘫疯瘫痪之病。功到息息归元之后，炁穴中之炁，蓬蓬勃勃，从尾闾上透泥丸，与脑中之髓银灯相映，下至重楼，遍薰诸脏，如一轮炯月照耀潇湘洞庭之间。心中喷血之炁属阳中阴气，又为无根树，心

火太旺 火旺則血枯 日中宜寡言少思 自然心逸日休

志氣如神 色身強健 元神惡動而好靜 惡實而好虛

靜虛之至則心中陰神氣自靈 小腸食中之炁屬陽 其炁

與心中之氣 合而為一炁 以共朝元之用 肺氣屬陰

有吸養氣呼炭氣之能力 能使血液清鮮 皆是肺陰氣力

大腸食中發出真炁屬陽 其炁與肺中之氣 合而為一炁

以共朝元之用 肝氣屬陰 當人盛怒之際 或煩悶之氣

不舒 積久在內易生鬱病 每見婦女煩悶只要一哭 心

中苦哀 溢於言表 肝氣卽散 若中下社會之男子 若

許行為粗魯 或口出不訓 悶氣亦能消失 胆氣屬陽

火太旺，火旺则血枯，日中宜寡言少思，自然心逸日休志气如神，色身强健。元神恶动而好静，恶实而好虚，静虚之至则心中阴神气自灵。小肠食中之炁属阳，其炁与心中之气合而为一炁，以共朝元之用。肺气属阴，有吸氧气呼碳气之能力，能使血液清鲜，皆是肺阴气力。大肠食中发出真炁属阳，其炁与肺中之气合而为一炁，以共朝元之用。肝气属阴，当人盛怒之际，或烦闷之气不舒，积久在内易生郁病。每见妇女烦闷只要一哭，心中苦哀，溢于言表，肝气即散；若中下社会之男子，若许行为粗鲁，或口出不逊，闷气亦能消失。胆气属阳，

千峰老人全集【繁简对照本】

其汁入胃　可防飲食腐壞　其炁與肝中之氣　合而爲一

炁　以共朝元之用　脾氣屬陰　有舒縮擁動之能　將胃

內飲食化成糜粥　吾人之生存　全賴穀食以養脾胃　土

氣充盈分輸四體　巳土左旋　穀氣歸於心肺　戊土右轉

穀精歸於腎肝　此通是脾經陰氣擁動　胃氣屬陽　其精

氣化糟粕於大腸　大腸得其津液以潤下　又爲六腑之總

司　居中藏而主土也　穀氣入胃運於脾輸於肺　以滋潤

全身經絡　運化於臟腑表裡　是以氣和四達長養而不病

然天有六淫之氣　能感於人而爲病　人之所以病於不正

之氣　亦由於氣之不和使然耳　脾胃之氣相爲表裡　此

其汁入胃，可防饮食腐坏，其炁与肝中之气合而为一炁，以共朝元之用。脾气属阴，有舒缩拥动之能，将胃内饮食化成糜粥，吾人之生存，全赖谷食以养脾胃，土气充盈分输四体，己土左旋，谷气归于心肺，戊土右转，谷精归于肾肝，此通是脾经阴气拥动。胃气属阳，其精气化糟粕于大肠，大肠得其津液以润下，又为六腑之总司，居中藏而主土也，谷气入胃运于脾输于肺，以滋润全身经络，运化于脏腑表里，是以气和四达长养而不病。然天有六淫之气，能感于人而为病，人之所以病于不正之气，亦由于气之不和使然耳。脾胃之气相为表里，此

脾胃陰陽氣合而為一炁　以共朝元之用　腎氣屬陰動屬

陽　非指兩腎腰子而言　此乃是生尿之器　係指生精之

內腎　在膀胱下口左右各一是精囊　為內腎　內裡精液

乃經外腎睪丸宮造成　精由輸精管上升至膀胱頂　分兩

邊左右下口為精囊　由精囊下通尿管下口　洩精時由下

口漏出　便溺時由尿管上口泄出　中間有膈膜皮　精尿

同路而不同體　膀胱屬陽　人之飲水均歸腰子　氣化上

行則為津液　其所剩餘之質　乃下通膀胱而為溺　夫水

之所以能化氣者　賴吸入之養氣屬陽火　合心中之陰火

下至胞中　蒸動膀胱之水而成　故所化之氣上行變露珠

脾胃阴阳气合而为一炁，以共朝元之用。肾气属阴、动属阳。非指两肾腰子而言，此乃是生尿之器。系指生精之内肾，在膀胱下口左右各一是精囊，为内肾。内里精液乃经外肾睪丸宫造成，精由输精管上升至膀胱顶，分两边左右下口为精囊，由精囊下通尿管下口，泄精时由下口漏出，便溺时由尿管上口泄出，中间有隔膜皮，精尿同路而不同体。膀胱属阳，人之饮水均归腰子，气化上行则为津液，其所剩余之质，乃下通膀胱而为溺。夫水之所以能化气者，赖吸入之氧气属阳火，合心中之阴火下至胞中，蒸熏膀胱之水而成，故所化之气上行变露珠

至目而爲淚　至口而爲涎　至鼻而爲涕　至皮而爲漢

名稱雖異　皆腰子氣分化之力　下餘濁水由輸尿管下通

膀胱口上　而入尿胞　滲入內太多則漲　無溺則縮　出

溺於陽關上口　隔膜皮下口是出精的　是一個管同路不

同體　夫老人冷人溺多　因氣化少　而水質多　壯年溺

少　化氣多而水質少故也　人秉天地陰陽中和之養氣

供養通身　歸於內腎　故爲內裡是眞陰　膀胱氣分水

故爲屬陽　腎與膀胱相爲表裡　二氣合而爲一炁　以共

朝元之用　此心肝脾肺腎之炁　統名爲五炁　實則五陰

五陽十炁氣而成　設問凝神聚五炁在何處　丹經云　生

性命法诀〔卷上二〕　六

至目而为泪，至口而为涎，至鼻而为涕，至皮而为汗，名称虽异，皆腰子气化分之力。下余浊水由输尿管下通膀胱口上，而入尿胞，渗入内太多则涨，无溺则缩。出溺于阳关上口，隔膜皮下口是出精的，是一个管，同路不同体。夫老人、冷人溺多，因气化少，而水质多；壮年溺少，化气多而水质少故也。人秉天地阴阳中和之养气，供养通身，归于内肾，故为内里是真阴；膀胱气分水，故为属阳。肾与膀胱相为表里，二气合而为一炁，以共朝元之用。此心、肝、脾、肺、肾之炁，统名为五炁，实则五阴五阳十炁气而成。

设问凝神聚五炁在何处？丹经云：生

身受炁初　你可明白　不單不明白　而且反到恍忽　不

看書說一詢五炁朝元　就彷彿知道是的　看了各丹經道

書　不知這箇五炁是生身受炁初　是箇甚麼　此是丹經

書上隱語　投過明師你準明白　余著書明指　這凝神五

炁　指你全身真炁發動　其炁升　五臟之炁皆升　其炁

降　五臟之炁皆降　既降之後　五炁合而爲一　又爲攢

簇五形　丹經所謂金木交並性情合一　即是二目合並歸

一　此其時矣　丹田五炁發生金光　現於目前性光之內

全身萬脉歸宗　而陰陽之炁氣　化成純陽之光　似這箇

○　纔爲五炁朝元之功　無有三花聚頂　發不出五炁朝

身受炁初。你可明白？不但不明白，而且反倒恍惚。不看书说一询五炁朝元，就仿佛知道似的，看了各丹经道书，不知这个五炁是生身受炁初，是个甚么。此是丹经书上隐语，投过明师你准明白。余著书明指，这凝神五炁，指你全身真炁发动，其炁升，五脏之炁皆升；其炁降，五脏之炁皆降。既降之后，五炁合而为一，又为攒簇五行。丹经所谓金木交并性情合一，即是二目合并归一，此其时矣。丹田五炁发生金光，现于目前性光之内，全身万脉归宗，而阴阳之炁气，化成纯阳之光，似这个○，才为五炁朝元之功。无有三花聚顶，发不出五炁朝

元之景　蓋用此功眞意動爲火　眞意定爲土　土能生金

金能生水　水能生木　木能生火　火能生土　眞意大定

謂之五行全　生生之機不休　則靈根得孕育源流　不難

出矣　若妄以意動爲是　意念知識　俱是魔將魔兵　肝脾肺

腎　俱是魔巢魔窟　若心地靈明　何懼舍利子光不

獻而　舍利光獻　卽是五炁朝元

玄培子楊培蘭問曰　醫書云　五臟六腑俱通氣　此是五

朝元之氣否

千峯老人答曰　五臟六腑之氣　是養後天之身之氣　非

是五炁朝元之先天炁　先天炁能養命　後天氣能養身

元之景。盖用此功，真意动为火，真意定为土，土能生金，金能生水，水能生木，木能生火，火能生土。真意大定，谓之五行全，生生之机不休，则灵根得孕育源流，不难出矣。若妄以意动为是，意念知识，俱是魔将魔兵，肝脾肺肾，俱是魔巢魔窟。若心地灵明，何惧舍利子光不献，而舍利光献，即是五炁朝元。

玄培子杨培兰问曰：医书云：五脏六腑俱通气，此是五朝元之气否？

千峰老人答曰：五脏六腑之气，是养后天之身之气，非是五炁朝元之先天炁。先天炁能养命，后天气能养身。

爾看醫書生理書　是解剖學　實有之物　就是無真炁　若看中國老醫書　我國是禮義之國　人死之後　不忍尸

解其體　故由羊豬內臟之生理想來　數千年用藥重經驗　人身與豬羊內臟不同　用藥不錯　此中外醫書　不講先

天真炁　道書專講先天真炁　這五炁朝元之炁　心臟有動靜二脉　各另有一小管　入於小腸中為腑　肝臟之根

膽為腑　脾臟內胃液內之氣　供五穀腐化糟粕　故胃為腑　肺臟葉之週圍無管　下通大腸　因肺內管　與右心耳靜

脉相連　下通真炁穴　故伶人唱聲洪朗　故以大腸為腑　腎臟內之精　生於睪丸宮　上行至膀胱口兩邊　膀胱氣

尔看医书生理书，是解剖学，实有之物，就是无真炁。若看中国老医书，我国是礼义之国，人死之后，不忍尸解其体，故由羊猪内脏之生理想来，数千年用药重经验，人身与猪羊内脏不同，用药不错。此中外医书，不讲先天真炁，道书专讲先天真炁。这五炁朝元之炁，心脏有动静二脉，各另有一小管，入于小肠中为腑；肝脏之根，胆为腑；脾脏内胃液内之气，供五谷腐化糟粕，故胃为腑；肺脏叶之周围无管下通大肠，因肺内管与右心耳静脉相连，下通真炁穴，故伶人唱声洪朗，故以大肠为腑；肾脏内之精，生于睾丸宫，上行至膀胱口两边，膀胱气

温養真精　故膀胱爲腑　五炁足温養舍利子　舍利之光
射於目　爲五炁朝元　此五炁聚是五臟六腑之聚炁　後
學者不可以道聽途言　口說三花聚頂　五炁朝元　總得
實功修煉　非是金花銀花紅花爲三花　實則是精炁神聚
於頂內　恍恍惚惚　金光發獻　爲三花聚於頂內　自已
未入道之先　須博覽道藏各種丹經　最好廠東門一尺大
街龍華齋慧命經　說的明白　將各種書誦讀再四　異日
訪師　雖不一見便識其真僞　而身中常帶識金石　無常
迅速免受人欺　所覓出售各道書　要仙佛祖師遺留　萬
不可買迷信抄本鉛印小說道書　欲求真師　先問師何人

温养真精，故膀胱为腑。五炁足温养舍利子，舍利之光射于目，为五炁朝元。此五炁聚是五脏六腑之聚炁，后学者不可以道听途言，口说三花聚顶、五炁朝元，总得实功修炼。非是金花、银花、红花为三花，实则是精、炁、神聚于顶内，恍恍惚惚，金光发献，为三花聚于顶内。自己未入道之先，须博览《道藏》各种丹经，最好厂东门一尺大街龙华斋《慧命经》，说的明白。将各种书诵读再四，异日访师，虽不一见便识其真伪，而身中常带试金石，无常迅速免受人欺。所觅出售各道书，要仙佛祖师遗留，万不可买迷信抄本铅印小说道书。欲求真师，先问师何人

千峰老人全集【繁简对照本】

所傳　師言無師夢中所得　又云壇上神傳　不可學他

爲有修道眞口訣　無師傳不會　非是聰明所知

玄■子■■■問曰何爲六景　乞師示知

千峯老人答曰　六景現前　眼有金光　腦後鷲鳴　右耳

龍吟　左耳虎嘯　丹田火熾　身湧鼻搐　馬陰藏相　此

是身中六景出現　乃是舍利子足之象　眼有金光　乃有

性光　下照丹田　久則性光內發現金光　是精炁神光足

之力　龍吟者精中眞炁足　因神經系絲毛管炁足　故作

隱隱之聲　虎嘯者眞炁發生之聲　腦後鷲鳴者　精炁神

內之眞火火力也　非是邪火耳鳴　丹田火熾兩腎湯煎者

所传，师言无师梦中所得，又云坛上神传，不可学他。惟有修道真口诀，无师传不会，非是聪明所知。

玄■子■■■问曰：何为六景？乞师示知。

千峰老人答曰：六景现前，眼有金光，脑后鹫鸣，右耳龙吟，左耳虎啸，丹田火炽，身涌鼻搐，马阴藏相，此是身中六景出现，乃是舍利子足之象。眼有金光，乃有性光，下照丹田，久则性光内发现金光，是精炁神光足之力。龙吟者精中真炁足，因神经系丝毛管炁足，故作隐隐之声。虎啸者真炁发生之声。脑后鹫鸣者，精炁神内之真火力也，非是邪火耳鸣。丹田火炽、两肾汤煎者，

皆由精炁满足　内裡发生真火　偶一不慎不免夜内走失

真宝　如同柴禾与火相距正近　易生危险　初闻道者

莫不以修行为苦　修炼至此则不知懈怠尤苦　勤劳暂时

安闲久乐　马阴藏相者　阳物自缩回　如同小孩在母腹

中　外形有一点皮　圆的一声降生后　一哭腹一使筋

真阳物肉由内生出　小孩阳物不过母亲下身　在内为马

阴藏相　肾囊如核桃皮纹　若淫根略有微动　功尚缺欠

不可止火　故六景为止火之首步　有位弟子自云　小槼

未采　居然马阴藏相　千峯老人曰　此为年老精髓枯

阳物常不举　睾丸下坠　证明精不资生　若无口诀　其

皆由精炁满足，内里发生真火。偶一不慎不免夜内走失真宝，如同柴禾与火相距正近，易生危险。初闻道者，莫不以修行为苦，修炼至此则不知懈怠尤苦，勤劳暂时，安闲久乐。马阴藏相者，阳物自缩回，如同小孩在母腹中，外形有一点皮，圆的一声降生后，一哭，腹一使劲，真阳物肉由内生出，小孩阳物不过母亲下身，在内为马阴藏相，肾囊如核桃皮纹。若淫根略有微动，功尚缺欠，不可止火。故六景为止火之首步。有位弟子自云：小槼未采，居然马阴藏相。千峰老人曰：此为年老精髓枯，阳物常不举，睾丸下坠，证明精不资生，若无口诀，其

千峰老人全集【繁簡对照本】

精不能復生　壽亦難延　汝今速行煉精化炁口訣　身內
精炁生機漸可挽回　晚年修道　先論救護延命　再求長
生不遲　良時易往而難追　人難得亦易失　莫謂吾老矣
不能有成　就是八十歲　能修的與少年人一樣　仍要比
少年人多一層好處　只恐老年人不立志耳　歷觀古之成
道者　大半在年老之時　如漢鐘離　劉海蟾　呂祖均在
老年修道　修一位成一位　蓋年老之人　大都閱盡世情
把名利思愛已看透了　榮華富貴不再想了　心中空空洞
洞　早有出世之想　一經名師指點　便專心修道　永遠
不退　故修道皆成道　不比少年人　易進易退　正是老

精不能复生，寿亦难延。汝今速行炼精化炁口诀，身内精炁生机渐可挽回。晚年修道，先论救护延命，再求长生不迟。良时易往而难追，人身难得亦易失，莫谓吾老矣不能有成。就是八十岁，能修的与少年人一样，仍要比少年人多一层好处，只恐老年人不立志耳。历观古之成道者，大半在年老之时，如汉钟离、刘海蟾、吕祖均在老年修道，修一位成一位。盖年老之人，大都阅尽世情，把名利恩爱已看透了，荣华富贵不再想了，心中空空洞洞，早有出世之想。一经明师指点，便专心修道，永远不退，故修道皆成道。不比少年人易进易退，正是老

年人之好處

玄■子■ 問曰 師傳十二步 金光一現 此後弟子

當如何 乞師示知

千峯老人答曰 終日二目下視丹田 性竅發出電光 輕

輕內照 綿綿謹守 再久靜由電光內復生金光 此爲陽

光一現 當備法財侶地 法者法器形如饅首 覆綿取軟

座抵谷道 上用木來年嚴塞鼻竅 形同棒杆鼻塞 財者

錢財每日道侶食用 侶者同心合意師兄弟也 地者僻靜

之地 山林廟宇距城鎮不遠者 最爲合宜 四者齊備

方敢入山修煉大功 四者缺一 絕不可用止火之功 仍

年人之好处。

玄■子■■■问曰：师传十二步,金光一现,此后弟子当如何？乞师示知。

千峰老人答曰：终日二目下视丹田,性窍发出电光,轻轻内照,绵绵谨守,再久静由电光内复生金光,此为阳光一现,当备法财侣地。法者法器,形同馒首,覆绵取软,座抵谷道,上用木来年严塞鼻窍,形同棒杆鼻塞；财者钱财,每日道侣食用；侣者同心合意师兄弟也；地者僻静之地,山林庙宇距城镇不远者,最为合宜。四者齐备,方敢入山修炼大功,四者缺一,绝不可用止火之功,仍

採小鷚住世延年 等待時機 以了大事可也

玄■子 問曰叩請老師將止火之法訣傳出 日後如

有法財侶地齊備者 俾可安心入山修煉 乞師示知

千峯老人答曰 前之陽光一現 便當法財侶地俱備 入

山靜養 不離性光命光合一 養之日久 惚然金光明亮

名曰陽光二現 當用止火功採鷚 最末後一次 與前大

不相同 止火者 是不行吸呼之氣也 隨不行吸呼之氣

一行一止皆以心神意代之 由督而升 由任而降 每日

時刻不可離火 離則炁冷 日日凝照 即是溫養 道侶

侍候 食水調和 久之必生魔 眼內或現天堂美景 瑤

采小鷚住世延年,等待时机,以了大事可也。

　　玄■子■■■问曰:叩请老师将止火之法诀传出,日后如有法财侣地齐备者,俾可安心入山修炼,乞师示知。

　　千峯老人答曰:前之阳光一现,便当法财侣地俱备,入山静养,不离性光命光合一。养之日久,忽然金光明亮,名曰阳光二现,当用止火功采鷚。最末后一次,与前大不相同。止火者,是不行吸呼之气也,随不行吸呼之气,一行一止皆以心神意代之,由督而升,由任而降,每日时刻不可离火,离则炁冷。日日凝照,即是温养,道侣侍候,食水调和。久之必生魔,眼内或现天堂美景,瑶

池闓苑　又現地獄惡像　神頭鬼面　或真或幻　愈出愈

奇　任他千變萬化　總以收心為主　內外明暗　陰魔及

若未聞　一心內守　目視正中　用第七步　子卯午酉法

一切婦女現象來擾　而不能驅除　法曰　見如不見　聽

訣　一切魔障　立即全消　要知魔障源頭　乃是臟腑餘

陰所致　既明陽氣微小　陰氣壯大　故將眼一轉　陽氣

入內　而魔障化為烏有　究其原因　若真心邪念一動

陽氣立化陰氣　陽光無三現之希望　大槩仍不足　不為

純陽之體　即不能過關　昔年我師了空曰　陽光一現

預備法財侶地　陽光二現　急止火探槃　陽光三現　採

性命法訣卷二　二

池闓苑，又現地獄惡像，神頭鬼面，或真或幻，愈出愈奇，任他千變萬化，總以收心為主。內外明暗，陰魔及一切婦女現象來擾，而不能驅除，法曰：見如不見，聽若未聞，一心內守，目視正中，用第七步子卯午酉法訣，一切魔障，立即全消。要知魔障源頭，乃是臟腑餘陰所致，既明陽氣微小，陰氣壯大，故將眼一轉，陽氣入內，而魔障化為烏有。究其原因，若真心邪念一動，陽氣立化陰氣，陽光無三現之希望，大槩仍不足，不為純陽之體，即不能過關。昔年我師了空曰：陽光一現，預備法財侶地；陽光二現，急止火採槃；陽光三現，採

大槃服食過關　煉炁化神　超凡入聖　出定千百億化身

皆以過大關服食為起首

玄■子　■■■　問曰何為陽光三現　乞師傳之

千峯老人答曰　止火之後　若不知前採槃法訣　陽光絕

不三現　得真傳者　知採法　止火景到後　丹田內真陽之

炁　發生舍利之光　祖竅內之性光　因凝神集於臍下

炁穴內之陽光　上達麗於目前　故祖竅性光與臍下命光

二光合一　終日當覺　由目至臍一路皆是電光　金光舍

色紅黃　二光比如花內雌雄二蕊　二蕊一合花即作胎結

果　有圖列後　即是採大槃景現

大槃服食过关。炼炁化神,超凡入圣,出定千百亿化身,皆以过大关服食为起首。

　　玄■子■■■问曰:何为阳光三现? 乞师传之。

　　千峰老人答曰:止火之后,若不知前采槃法诀,阳光绝不三现,得真传者知采法。止火景到后,丹田内真阳之炁,发生舍利之光,祖窍内之性光,因凝神集于脐下,炁穴内之阳光,上达丽于目前,故祖窍性光与脐下命光二光合一,终日当觉由目至脐一路皆是电光,金光含色红黄。二光比如花内雌雄二蕊,二蕊合一即作胎结果,有图列后,即是采大槃景现。

二目中心

性

膲心龍
炁 炁

光

命光

三寸下臍

心脾肺
肝
肾
虎
炁

每日將此二光溫養於內 二炁光足 自然合一 永定不散 有華光而無形 懸於太空中 學者至此 口鼻無氣 六脉皆停 方為眞命實足 萬株歸于一本妙法 五炁朝元之訣 卽是採鑒過關之時 慧命經集說云 或放白光 或放金光 本性有所見 當求明師指點收光之法 如若不收其光 則馳散矣 錯過其機 其光再無有也 收光

性命法訣 卷十二 七三

每日将此二光温养于内,二炁光足,自然合一,永定不散,有华光而无形,悬于太空中。学者至此,口鼻无气,六脉皆停,方为真命实足,万株归于一本妙法,五炁朝元之诀,即是采鎜过关之时。《慧命经·集说》云:或放白光或放金光,本性有所见,当求明师指点收光之法,如若不收其光,则驰散矣,错过其机,其光再无有也。收光

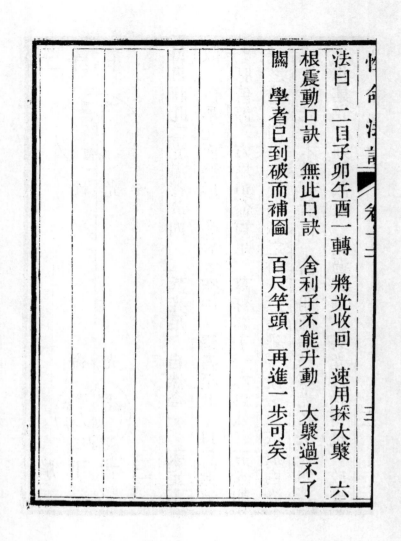

法曰：二目子卯午酉一轉，將光收回，速用采大藥六根震動口訣，无此口訣，舍利子不能升動，大藥过不了关。学者已到破而补图，百尺竿头，再进一步可矣。

性命法訣明指第十三步口訣採大藥過關

千峯老人趙避塵著

座定木底烝上升　　門生玄湘子果仲蓮刻板
五龍捧聖過三關　　坤生玄素姑余素霞印刷
三車拉上崑崙頂　　門生玄舉子戴文宣參訂
塞鼻牽牛木來年　　門生玄寧子張執中校正
尾閭界地四路通　　門生玄信子季拂塵校正
岐路危險三竅開
謹防穀道一虛竅
若無木座前工傾
一吸舐撮閉過三關　六根震動真寶升
二五龍捧聖得師傳　五龍捧聖過三關
三若無真意三車上　四相和合歸黃道
四真寶失去怨何人　三花聚頂三車牽

性命法诀明指

千峰老人赵避尘著

门生玄湘子果仲莲刻板

坤生玄素姑余素霞印刷

门生玄举子戴文宣参订

门生玄宁子张执中校正

门生玄信子季拂尘校正

第十三步口诀采大药过关

座定木底烝上升　　五龙捧圣过三关
三车拉上昆仑顶　　塞鼻牵牛木来年
尾间界地四路通，岐路危险三窍开；
谨防谷道一虚窍，若无木座前功倾。
一吸舐撮闭过三关，二五龙捧圣得师传，
三若无真意三车上，四真宝失去怨何人？
六根震动真宝升，五龙捧圣过三关；
四相和合归黄道，三花聚顶三车牵。

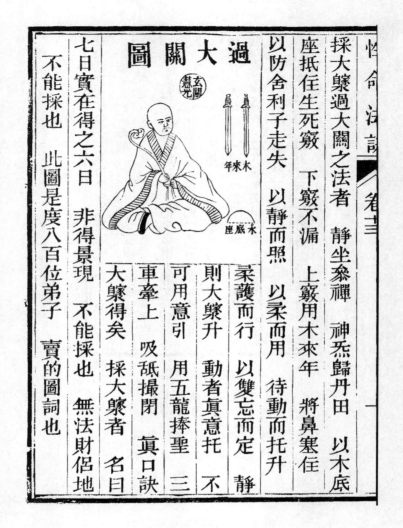

過大關圖

玄關慧光
鼻　年來木
座底木

採大藥過大關之法者　靜坐參禪　神炁歸丹田　以木底

座抵住生死竅　下竅不漏　上竅用木來年　將鼻塞住

以防舍利子走失　以靜而照　以柔而用　待動而托升

柔護而行　以雙忘而定　靜

則大藥升　動者真意托　不

可用意引　用五龍捧聖　三

車牽上　吸舐撮閉　真口訣

大藥得矣　採大藥者　名曰

七日實在得之六日　非得景現　不能採也　無法財侶地

不能採也　此圖是度八百位弟子　賣的圖詞也

千峰老人全集【繁简对照本】

采大藥过大关之法者,静坐参禅,神炁归丹田,以木底座抵住生死窍,下窍不漏;上窍用木来年将鼻塞住,以防舍利子走失。以静而照,以柔而用,待动而托升,柔护而行,以双忘而定。静则大藥升,动者真意托,不可用意引,用五龙捧圣、三车牵上、吸舐撮闭真口诀,大藥得矣。采大藥者,名曰七日,实在得之六日。非得景现,不能采也;无法财侣地,不能采也。此图是度八百位弟子,卖的图词也。

前十二步　大槃煉足　有六景現前　非是一日六景現出
先有丹田發熱　兩腎湯煎　眼生金機　左耳虎嘯　右
耳龍吟　腦後鷲鳴　身湧鼻搐之類　皆是得槃之景　至
淫根以斷　精盡化炁　將炁養足　攝此動炁　凝成為舍
利子　方得淫根縮如童子　為馬陰藏相　龜縮不舉　陽
關自閉　真炁不漏　真長生得矣　前閉是保生命真炁不
走　故李虛菴祖師曰　由一閉　再得一閉　如此便得真
長生　不得閉　便不得真長生　求長生者　當於此勉之
求之　後閉陽關　是功夫煉的　自然自閉　陽關自閉
淫根絕無舉動　無精可煉　則火當止　精囊內所積聚元

前十二步，大槃炼足，有六景现前。非是一日六景现出，先有丹田发热，两肾汤煎，眼生金机，左耳虎啸，右耳龙吟，脑后鹫鸣，身涌鼻搐之类，皆是得药之景。至于淫根已断，精尽化炁，将炁养足，摄此动炁，凝成为舍利子，方得淫根缩如童子，为马阴藏相，龟缩不举，阳关自闭，真炁不漏，真长生得矣。前闭是保生命真炁不走，故李虚庵祖师曰：由一闭，再得一闭，如此便得真长生，不得闭，便不得真长生。求长生者，当于此勉之求之。后闭阳关，是功夫炼的，自然自闭。阳关自闭，淫根绝无举动，无精可炼，则火当止，精囊内所积聚元

精化爲舍利子　舍利子之金光　由內發現於目前　爲

金光一現　當預備法財侶地　若年青父母在堂　子女幼

小不能入山　過大關　用大工　可稱世界人仙　延年

益壽　災病全无　若父母仙遊　子女成人　家無掛念

速備法財侶地　法者全訣法也　財者錢財也　侶者道友

也　地者仙山古廟也　法者全訣法之外　還有法器　木

底座　木來年　桃木劍　古銅鏡　雄黃辟邪之物　財者

每日飲食之用　道侶多少　預算三年九載用度　每一

天　每人食用多少　算至九年足用　侶者　得同心道侶

與彼發下誓愿　助我道成　方敢入室用大功　稍有心

二

精,化为舍利子。舍利子之金光,由内发现于目前,为金光一现,当预备法财侣地。若年青,父母在堂,子女幼小,不能入山过大关、用大功,可称世界人仙,延年益寿,灾病全无。若父母仙游,子女成人,家无挂念,速备法财侣地。法者全诀法也,财者钱财也,侣者道友也,地者仙山古庙也。法者,全诀法之外,还有法器:木底座、木来年、桃木剑、古铜镜、雄黄避邪之物。财者,每日饮食之用,道侣多少,预算三年九载用度,每一天,每人食用多少,算至九年足用。侣者,得同心道侣,与彼发下誓愿,助我道成,方敢入室用大功,稍有心

意不眞之人　下功之人　豈不損壞耶　地者　名山靜地
不近人之往來　亦不近坟坵　坟坵陰氣侵害　山要古
人成道之所　則無外魔　卽有正神護佑　此四者　爲有
財不易得也　我門弟子　可將閉陽闗一法訣　留作護道
之資　彼施我財　我施彼全訣法　同登彼岸　成爲正覺
訣法是我千峯弟子　養道之資用　無財養不了道　我
門弟子細心傳之　舍利子在精囊內　總得陽炁助養　陽
炁盡歸於炁根　方得金光二現　金光二現　則陽炁之可
定於氣　氣又微小　陽炁足滿　縱有動機　當採足滿之
⿰自家　補還我幼年　初破身之精　採這一回　可還到童身

意不真之人，下功之人，岂不损坏耶？地者，名山静地，不近人之往来，亦不近坟丘，坟丘阴气侵害，山要古人成道之所，则无外魔，即有正神护佑。此四者，惟有财不易得也。我门弟子，可将闭阳关一法诀，留作护道之资，彼施我财，我施彼全诀法，同登彼岸，成为正觉。诀法是我千峰弟子养道之资用，无财养不了道，我门弟子细心传之。

舍利子在精囊内，总得阳炁助养，阳炁尽归于炁根，方得金光二现。金光二现，则阳炁之可定于气，气又微小，阳炁足满，纵有动机，当采足满之⿰自家，补还我幼年初破身之精，采这一回，可还到童身

之體　採時不用吸呼之氣　為止火　隨不用吸呼之氣

內裏用心神意後升前降　以培養舍利子實足　忽有眉間

又掣電光　虛室生白　由炁內　生出金光三現也　是採

大躁之景到　此陽光二現　是止火之景到　當止火採之

若陽光三現　是採大躁之景到　正是時候　採取過大

也　必隨四現之火溢出於外　化為後天有形之元精　前

關　若等陽光四現　是止火時　無止火　用吸呼氣之過

功枉廢　何不留神戒哉　學者細心悟之　不可大意　若

是採大躁　過關服食七日口訣者　先入靜室　每日二目

下視丹田　久之　六景現前　須用六根。。震動口訣　將舍

之体。采时不用吸呼之气，为止火。虽不用吸呼之气，内里用心神意后升前降，以培养舍利子实足。忽有眉间又掣电光，虚室生白，由炁内生出金光三现也，是采大躁之景到。此阳光二现，是止火之景到，当止火采之。若阳光三现，是采大躁之景到，正是时候，采取过大关。若等阳光四现，是止火时无止火，用吸呼气之过也，必随四现之火溢出于外，化为后天有形之元精，前功枉废，何不留神戒哉？学者细心悟之，不可大意。

　　若是采大躁、过关服食七日口诀者，先入静室，每日二目下视丹田，久之，六景现前，须用六根震动口诀，将舍

利子震動　好過後三關　六根者　鼻根淫根眼根耳根舌
根意根　此六根震動　是鼻根舌根用意根　望巴吸空氣
抽震動　耳根目根響動　淫根自發動　舍利子活動
六根緊震　舍利子在精囊內　流動活潑　下觸陽關　陽
關已閉　自能轉上衝心位　心位衝脈不開　烝望下降
自然向下後衝動督脈　尾閭關　無有五龍捧聖　吸舐撮
閉　神提羊車之法訣　過不去　自轉動　由尾閭　而下
奔走谷道　谷道易開　大躁洩去　前工廢矣　此是下鵲
橋之危險也　昔曹丘二眞人走丹之處　預用木座　狀如
饅首　覆綿取軟　座抵谷道　其勢上聳　不使大躁下奔

利子震动,好过后三关。六根者,鼻根、淫根、眼根、耳根、舌根、意根。此六根震动,是鼻根、舌根用意根往回吸空气,抽震动,耳根、目根响动,淫根自发动,舍利子活动。六根紧震,舍利子在精囊内,流动活泼,下触阳关,阳关已闭,自能转上冲心位,心位冲脉不开,烝往下降,自然向下后冲动督脉尾闾关,无有五龙捧圣、吸舐撮闭、神提羊车之法诀过不去。自转动,由尾闾而下奔走谷道,谷道易开,大躁泄去,前功废矣,此是下鹊桥之危险也。昔曹、丘二真人走丹之处,预用木座,状如馒首,覆绵取软,座抵谷道,其势上耸,不使大躁下奔,

既爲外固之法器也 大槩內升督脈者 用道侶輕撮尾

閭 尾閭遇阻 而眞寶不動 若用意望上引導 則是傍

門外道 不能過關 心內一用眞意關自閉 故有五龍捧

聖之法 善引之正工 眞寶遇阻不動 旣一意不動 凝

神不動 侶撮尾閭 熱而髓解 手抵生死竅 眞寶之旡

自撞尾閭關 候自動而後引 不可引而使動 忽有自

動衝關 隨其動機 手抵生死竅望上一捧 兩眼輕輕

慢的一轉 如同羊拉車 力大筋小 輕微上引 舌舐上

腭 隨其眞寶自動之機 鼻內望巴一吸氣 腰眼一直

咕嘟一聲自然進入尾閭關 道侶向上急撮 眞寶一度一

即为外固之法器也。大槩内升督脉者,用道侣轻撮尾闾,尾闾遇阻,而真宝
不动。若用意往上引导,则是旁门外道,不能过关。心内一用真意,关自闭,
故有五龙捧圣之法,善引之正功。真宝遇阻不动,即一意不动,凝神不动,
侣撮尾闾,热而髓解,手抵生死窍,真宝之旡,自撞尾闾关,候自动而后引,
不可引而使动。忽有自动冲关,随其动机,手抵生死窍往上一捧,两眼轻轻
慢慢的一转,如同羊拉车,力大劲小,轻微上引,舌舐上腭,随其真宝自动
之机,鼻内往回一吸气,腰眼一直,咕嘟一声自然进入尾闾关。道侣向上急
撮,真宝一度一

度上升　夾脊關　遇阻而真寶不動　道侶輕撮夾脊　若
用意望上引導　則是傍門外道　不能過夾脊關　心內一
用真意　關自閉　故有五龍捧聖之法　善引之正工　真
寶過阻不動　既一意不動　凝神不動　侶撮夾脊　熱而
髓解　手抵生死竅　真寶之炁　自撞夾脊關　候等自撞
過　而後引捧　不可先引而後捧　忽有自動衝開關竅
隨其動機　手抵生死竅　望上一捧　兩眼快快的一轉
如同鹿拉車輕而快　將真寶快提之意　舌舐上腭　隨其
真意自動之機　鼻內向回一吸氣　腰眼一梃咕嘟一聲
自然撞過夾脊關　道侶向上急撮　真寶一度一度上升

度上升，夹脊关遇阻而真宝不动，道侣轻撮夹脊，若用意往上引导，则是旁门外道，不能过夹脊关。心内一用真意，关自闭，故有五龙捧圣之法，善引之正功。真宝遇阻不动，即一意不动，凝神不动。侣撮夹脊，热而髓解，手抵生死窍，真宝之炁，自撞夹脊关。候等自撞过，而后引捧，不可先引而后捧。忽有自动冲开关窍，随其动机，手抵生死窍，往上一捧，两眼快快的一转，如同鹿拉车轻而快，将真宝快提之意，舌舐上腭，随其真意自动之机，鼻内向回一吸气，腰眼一挺，咕嘟一声，自然撞过夹脊关。道侣向上急撮，真宝一度一度上升，

升至玉枕關　遇阻而真寶不動　道侶急撮玉枕關　一
意不動　凝神不動　侶撮玉枕　熱而髓解　手抵生死竅
真寶之炁　自撞玉枕關　後等自撞過時　而後引托
不可先引而後托　忽然自動　衝開玉枕關竅　隨其動機
手抵生死竅　朝上一捧　此為五龍捧聖上升　兩眼用
力望上一轉　如同牛拉車　眼非得用力　望上一代轉
舌抵上腭　隨其真寶自動之機　鼻內望回一吸氣　腰眼
一梃咕嘟一聲　自然衝過玉枕關　道侶望上急撮風府
將風府髓竅撮熱　髓解　真寶一度一度進入風府　遇延
髓結合　內通小腦　過腦橋　至大腦中心　即是真性神

升至玉枕关,遇阻而真宝不动。道侣急撮玉枕关,一意不动,凝神不动,侣撮玉枕,热而髓解,手抵生死窍,真宝之炁,自撞玉枕关。后等自撞过时,而后引托,不可先引而后托。忽然自动,冲开玉枕关窍,随其动机,手抵生死窍,朝上一捧,此为五龙捧圣上升,两眼用力往上一转,如同牛拉车,眼非得用力,往上一代转,舌舐上腭,随其真宝自动之机,鼻内往回一吸气,腰眼一挺,咕嘟一声,自然冲过玉枕关。道侣往上急撮风府,将风府髓窍撮热髓解,真宝一度一度进入风府,遇延髓结合,内通小脑,过脑桥,至大脑中心,即是真性神

炁胞。此真命炁之寶　遇真性神之寶　二寶神炁合一
爲性命同宮　侶用木來年　塞住鼻竅　是鼻根不漏　速
將二目先合閉　由左望右轉　九回一定　看正中慧光
再由左向右轉九回一定　如此轉四個九回一定　眼轉是
這樣轉　此爲進陽。再睁開眼　由右向左轉六回　閉
眼看慧光　再睁開眼　由右向左轉六回　再閉眼看慧光
如此轉四個六回　是這樣轉　此爲退陰。腦中神炁
合一　總得用眼轉動　內裏神炁合一之真寶　凝聚一處
名曰先天真種　二目下照　真種脫落下降　由祖竅之
根　玄膺穴管下降　向前引下至印堂內　炁氣阻不通

炁胞。此真命炁之宝，遇真性神之宝，二宝神炁合一，为性命同宫。侣用木来年，塞住鼻窍，是鼻根不漏。速将二目先合闭，由左往右转，九回一定，看正中慧光；再由左向右转九回一定，如此转四个九回一定。眼转是这样转，此为进阳。再睁开眼，由右向左转六回，闭眼看慧光；再睁开眼，由右向左转六回，再闭眼看慧光，如此转四个六回。是这样转，此为退阴。脑中神炁合一，总得用眼转动。内里神炁合一之真宝，凝聚一处，名曰先天真种。二目下照，真种脱落下降，由祖窍之根玄膺穴管下降，向前引下至印堂内，炁气阻不通，

望前行於鼻根下　便道之虛竅　若無木來年塞封　真種
由鼻竅洩出　則前工廢矣　此是上鵲橋大危險也　故木
來年木底座之用　不可不預為防也　真種不致下馳於鼻
竅　在印堂內遇阻而不動　惟是一意不生　凝神下照不
動　以待其真種自動　忽又自動冲矣　隨其動機　而有
兩相知之　微意輕輕引下玄膺穴　過十二重樓接合　即
是通肺氣嗓管　真種至此有大危險　學者至此　若無
明師指受　准將真種噴出　就在遇師不遇師耳　若遇明
師親傳　一潤吞　進入十二重樓　兩邊是肺　中間是心
心中右邊一管　下通肝根　名為絳宮　又為中宮　真

往前行于鼻根下便道之虚窍。若无木来年塞封，真种由鼻窍泄出，则前功废矣，此是上鹊桥大危险也。故木来年、木底座之用，不可不预为防也。真种不致下驰于鼻窍，在印堂内遇阻而不动，惟是一意不生，凝神下照不动，以待其真种自动。忽又自动冲矣，随其动机，而有两相知之微意轻轻引下玄膺穴，过十二重楼接合，即是通肺气嗓管。真种至此有大危险，学者至此，若无遇明师指受，准将真种喷出，就在遇师不遇师耳。若遇明师亲传，一润吞，进入十二重楼，两边是肺，中间是心，心中右边一管，下通肝根，名为绛宫，又为中宫。真

種至此　遇肝氣和合　其氣屬陰　二目還是下照　真種

脱落　過大腸　入小腸正中有一任脉管　紅血至此管化

爲白色　正在臍下一寸三分是下丹田　真種至此不動

名曰　前是過三關　此是服食正工

龍門派丘祖曰：金丹中上幹天罡　何患阻橋又阻關　一意不生神運動　六根震動引循還

了然了空禪師曰：一意不動真種生　二炁和合神運工　三車牽上崑崙頂　四相合一吸撮閉　五龍捧聖朝天賀　六根震動真寶升

南無派敲蹻道師劉名瑞曰

　　种至此，遇肝气和合，其气属阴。二目还是下照，真种脱落，过大肠，入小肠正中有一任脉管，红血至此管化为白色，正在脐下一寸三分是下丹田，真种至此不动。名曰：前是过三关，此是服食正功。

　　龙门派丘祖曰：金丹中上幹天罡，何患阻桥又阻关；一意不生神运动，六根震动引循环。

　　了然、了空禅师曰：一意不动真种生，二炁和合神运功；三车牵上昆仑顶，四相合一吸撮闭；五龙捧圣朝天贺，六根震动真宝升。

　　南无派敲蹻道师刘名瑞曰：

五六七日兩腎煎　外景耳後風聲响

眼底金光圓足滿　收取舍利得師傳

千峯先天派趙魁一曰

大藥生時金光現　六根震動真種生

吸舐撮閉五龍捧　三車牽上轉下坤

理門儒道師彭茂昌曰

金光三現過大關　六根震動三車牽

吸舐撮閉五龍捧　鵲橋法器得師傳

金山派老師譚至明曰

大藥小藥一班同　足滿不足自已分

五六七日两肾煎，外景耳后风声响；眼底金光圆足满，收取舍利得师传。

千峰先天派赵魁一曰：大藥生时金光现，六根震动真种生；吸舐撮闭五龙捧，三车牵上转下坤。

理门儒道师彭茂昌曰：金光三现过大关，六根震动三车牵；吸舐撮闭五龙捧，鹊桥法器得师传。

金山派老师谭至明曰：大藥小藥一般同，足满不足自己分；

常行足滿我牽上　此是仙家第一功

彌宗門老師劉雲普曰　本性發光我精足　自然過關在祖德　吸升呼降五龍捧　夾鼻牽牛要過關

淮城小會經堂悟禪師曰　本性靈光我不知　空體而空無我時　天地全空我以空　大黪小黪我全無

潤亭師叔張懋德曰　大黪小黪教外傳　師受我時秘密訣　五龍三車六根動　吸舐撮閉法器堅

常行足满我牵上，此是仙家第一功。

弥宗门老师刘云普曰：本性发光我精足，自然过关在祖德；吸升呼降五龙捧，夹鼻牵牛要过关。

淮城小会经堂悟禅师曰：本性灵光我不知，空体而空无我时；天地全空我以空，大黪小黪我全无。

润亭师叔张懋德曰：大黪小黪教外传，师授我时秘密诀；五龙三车六根动，吸舐撮闭法器坚。

千峯老人趙避塵曰　七日採大藥　過關服食口訣　無明

師傳授　不能過關也　非是聰明能悟之法訣　由小週天

將精補足　補到金光二現　止火採藥　金光三現　是採

大藥過關之景到　速用六根震動　將舍利子震落　用木

底座　抵住穀道　舌舐上腭　用吸舐撮閉　五龍捧聖

三車上牽之法　將舍利子　升到泥丸宮　用陽火陰符攪

動　祖竅內性炁　真炁穴內命炁　二炁一陰一陽合一

名爲先天眞種脫落　走鼻根玄膺穴　下降十二重樓　過

絳宮　入下丹田　養於中

玄活子郭繼平問曰　淫根不動　縮如童子　爲馬陰藏相

千峰老人赵避尘曰：七日采大药、过关服食口诀，无明师传授，不能过关也，非是聪明能悟之法诀。由小周天将精补足，补到金光二现，止火采药；金光三现，是采大药过关之景到。速用六根震动，将舍利子震落。用木底座抵住谷道，舌舐上腭，用吸舐撮闭、五龙捧圣、三车上牵之法，将舍利子升到泥丸宫，用阳火阴符搅动。祖窍内性炁、真炁穴内命炁，二炁一阴一阳合一，名为先天真种，脱落走鼻根玄膺穴，下降十二重楼，过绛宫，入下丹田，养于中。

玄活子郭继平问曰：淫根不动，缩如童子，为马阴藏相，

因何淫根不動乞師示知

千峯老人答曰　由下手採藥修起　修到淫根不動　如同

十四五歲小孩　外陽一樣　再加功細煉　煉的如同四五

歲小孩外陽一樣　遇婦女同眠不動心　還得細煉　煉得

返回父母未生前　外陽不出來　爲馬陰藏相　世人初生

圑的一聲之時　外陽在內不出來　外有一層皮　降生

後一哭　小肚子一使筋　外陽繞出　小孩外陽不能過母

親下身　這是天地准理　這教作返囘父母未生前　爲馬

陰藏相　陽關自閉矣　此是眞長生得矣

玄紹子李紹卿問曰李虛庵眞人曰　得一閉　卽得長生

因何淫根不动？乞师示知。

　　千峰老人答曰：由下手采藥修起，修到淫根不动，如同十四五岁小孩外阳一样。再加功细炼，炼的如同四五岁小孩外阳一样，遇妇女同眠不动心，还得细炼。炼得返回父母未生前，外阳不出来，为马阴藏相。世人初生，圑的一声之时，外阳在内不出来，外有一层皮。降生后一哭，小肚子一使劲，外阳才出。小孩外阳不能过母亲下身，这是天地准理。这叫作返回父母未生前，为马阴藏相，阳关自闭矣，此是真长生得矣。

　　玄绍子李绍卿问曰：李虚庵真人曰：得一闭，即得长生，

性命法訣　卷三　九

> 人人得閉　人人長生　後又伍守虛曰　必由一閉　得一
> 閉　如此便得真長生　不能閉　便不得長生　今師傳我
> 時　十數日通身發僵　丹田通身發熱　淫根有動作　每
> 日有精神　這閉陽關　是何理　長精神　乞師示下
> 千峯老人答曰　這閉陽關　不敢明剖細說　傳留後輩
> 千峯派弟子　養道之資用　世人由童身破身之時　破的
> 是何處　身一破後　每日傷炁　吾人不知　每日所傷的
> 炁　比男女交合傷炁還多　吾人不知道　無破身的人
> 膁子音聲宏亮　因他陽關無破　有底炁　破身的人　膁
> 子音聲岔了　因他陽關已破　下邊走炁　無底炁　比作

人人得闭，人人长生。后又伍守虚曰：必由一闭，得一闭，如此便得真长生，不能闭，便不得长生。今师传我时，十数日通身发僵，丹田通身发热，淫根有动作，每日有精神。这闭阳关是何理长精神？乞师示下。

千峰老人答曰：这闭阳关，不敢明剖细说，传留后辈千峰派弟子养道之资用。世人由童身破身之时，破的是何处？身一破后，每日伤炁，吾人不知，每日所伤的炁，比男女交合伤炁还多，吾人不知道。无破身的人，嗓子音声宏亮，因他阳关无破，有底炁。破身的人，嗓子音声岔了，因他阳关已破，下边走炁，无底炁。比作

千峰老人全集【繁简对照本】

古年內監無有外陽　鬍鬚不生　嗓音與婦女一樣　因他

外無陽物　內管開張　故有此現相　世人若問如何閉陽

關　請問我千峯弟子便知

玄玉子張玉燭問曰　弟子年青　父母在堂　又無子女

長有六景現前　忽然眉間金光如電　弟子採藥可否當止

火

千峯老人答曰　爾世道未盡　父母年壯　又無子女　不

可止火採藥　你要入山修煉　你父母何人孝敬　爾當留

後　子女成人　再入山止火修煉

玄演子張玉通問曰　師前著法財兩施　又有傳閉陽關

古年内监无有外阳，胡须不生，嗓音与妇女一样，因他外无阳物，内管开张，故有此现象。世人若问如何闭阳关，请问我千峰弟子便知。

　　玄玉子张玉烛问曰：弟子年青，父母在堂，又无子女，长有六景现前，忽然眉间金光如电，弟子采药可否当止火？

　　千峰老人答曰：尔世道未尽，父母年壮，又无子女，不可止火采药。你要入山修炼，你父母何人孝敬？尔当留后，子女成人，再入山止火修炼。

　　玄演子张玉通问曰：师前著法财两施，又有传闭阳关，

玄承子戴全合問曰　這六根震動　如何震法　乞師示知

法　好延年益壽　我千峯弟子有佛堂者全會

不能修道　以不能長生　彼施養道之資　我施閉陽關訣

世人由破身後　下身漏炁　無閉陽關　真炁養不足

成　我施彼法訣　以成正果　同登彼岸　此爲法財兩施

護師成道　豈有不得全訣全法者乎　彼施我財　助師道

若能虛心懇切　執弟子之禮　行弟子之事　久久眞心

所知所能　輕師謾法　分文不施　故不得其全訣法矣

千峯老人答曰　世人學道　不得全訣全法者　皆因已有

有助養道之資　與後輩弟子恩德大矣

有助养道之资，与后辈弟子恩德大矣。

千峰老人答曰：世人学道，不得全诀全法者，皆因己有所知所能，轻师谩法，分文不施，故不得其全诀法矣。若能虚心恳切，执弟子之礼，行弟子之事，久久真心，护师成道，岂有不得全诀全法者乎？彼施我财，助师道成，我施彼法诀，以成正果，同登彼岸，此为法财两施。世人由破身后，下身漏炁，无闭阳关，真炁养不足，不能修道，以不能长生。彼施养道之资，我施闭阳关诀法，好延年益寿。我千峰弟子有佛堂者全会。

玄承子戴全合问曰：这六根震动，如何震法？乞师示知。

千峯老人答曰　這六根震動口訣實在難言也　是鼻根舌

根意根　望回吸呼空氣　抽震動　耳根目根上視　響動

淫根自發動　舍利子在內要出　六根緊震　舍利子在

精囊內　流動活潑下觸陽關　師言六根震動　弟子還是

不明白　元精如何能自出來　懇求至理傳我

千峯老人曰　但只是泄漏　有過於言者　此乃千聖不肯

明言　萬祖不肯指破　妙中更妙　微中又微　非凡夫俗

子可聞　非夙有善根者　不能得也　我今說一寔事　爾

要細悟之　世人睡覺　打呼嚕　自已不知　夜內無做夢

將元精泄漏遺失　這元精在精囊內　是甚麼教他動的

千峰老人答曰：这六根震动口诀实在难言也，是鼻根、舌根、意根，往回吸空气，抽震动，耳根、目根上视，响动，淫根自发动。舍利子在内要出，六根紧震，舍利子在精囊内，流动活泼下触阳关。

师言六根震动，弟子还是不明白，元精如何能自出来？恳求至理传我。

千峰老人曰：但只是泄漏，有过于言者，此乃千圣不肯明言，万祖不肯指破，妙中更妙，微中又微，非凡夫俗子可闻，非夙有善根者，不能得也。我今说一实事，尔要细悟之。世人睡觉打呼噜，自己不知，夜内无做梦，将元精泄漏遗失。这元精在精囊内，是甚么教他动的，

是甚麼教他出來的　靜則夜內遺元精　爾要細悟　這

六根震動法訣　即此也　千佛萬祖　至今不肯明說　我

今說破　罪坐我一人身上　天譴於我　獻我中國　三教

大聖人　當初實有　保命過關口訣

玄宣子戴全真問曰　前頁言過大關　有五龍捧聖之秘機

乞師詳剖傳出　移接後學

千峯老人答曰　前派仙師　欲明過關秘旨　故借玄帝捨

身得道　比喻言之　五者土數　真意屬土　龍者乃元神

故云五龍捧聖　大槩過關之秘機　此五龍捧聖之法

弟子還不明白　乞師實理詳剖傳出　千峯老人曰採大槩

是甚么叫他出来的？静则夜内遗元精，尔要细悟，这六根震动法诀，即此也。千佛万祖，至今不肯明说，我今说破，罪坐我一人身上，天谴于我，献我中国三教大圣人，当初实有保命过关口诀。

玄宣子戴全真问曰：前页言过大关，有五龙捧圣之秘机，乞师详剖传出，移接后学。

千峰老人答曰：前派仙师，欲明过关秘旨，故借玄帝舍身得道比喻言之。五者土数，真意属土，龙者乃元神，故云五龙捧圣、大槩过关之秘机。

此五龙捧圣之法，弟子还不明白，乞师实理详剖传出。

千峰老人曰：采大槩

過關　用六根震動　將舍利子發動之時　谷道有木底座

抵住　生死竅自閉　還得用手指點住　眞意屬土爲五數

元神乃龍也　玄帝捨身得道　眞寶順行　爲捨身　死

也　逆行是得道仙也　這逆行　用手捧住生死竅　眞寶

一升　眞意同手　望上一捧吸　此爲捧也　聖者　是眞

寶上升也　此五龍捧聖　前派祖師　喻言之詞　不言法

訣　余奉師天命　明著於書　罪坐我一人　後學無有不

沾我師了然了空之恩　皆是我師之賜也

玄進子王丹林問曰　七日採大藥過關　內有吸舐撮閉

請師詳細傳出

过关,用六根震动,将舍利子发动之时,谷道有木底座抵住,生死窍自闭,还得用手指点住。真意属土为五数,元神乃龙也。玄帝舍生得道,真宝顺行,为舍身,死也;逆行是得道,仙也。这逆行,用手捧住生死窍,真宝一升,真意同手,往上一捧吸,此为捧也。圣者,是真宝上升也。此五龙捧圣,前派祖师喻言之词,不言法诀。余奉师天命,明著于书,罪坐我一人,后学无有不沾我师了然、了空之恩,皆是我师之赐也。

玄进子王丹林问曰:七日采大药过关,内有吸舐撮闭,请师详细传出。

千峯老人答曰　這吸舐撮閉　是七日採大藥過關全功

吸者　是後天鼻內吸氣　真寶望上一升　吸氣與真意在

後望上一吸托　舐者舌尖倒頂上腭　真寶一升　鼻氣

望上一吸托　舌頂上腭　眼要由左望右一轉　眼轉時

要分羊車鹿車牛車　力量轉動　學者細心悟之　撮者道

侶撮督脉也　真寶發動時　穀道有木底座抵任

有手點任　真寶不能泄出　道侶速撮尾閭關

真寶咕嚕一聲　進入尾閭關　道侶速望上撮　過夾脊

玉枕至泥九宮不撮　閉者　是木底座抵任穀道　木來年

塞任鼻竅　手指閉任生死竅　此三處閉法　遍是怕真寶

千峰老人答曰：这吸舐撮闭，是七日采大檠过关全功。吸者，是后天鼻内吸气。真宝往上一升，吸气与真意在后，往上一吸托。舐者，舌尖倒顶上腭。真宝一升，鼻气往上一吸托，舌顶上腭，眼要由左往右一转。眼转时，要分羊车、鹿车、牛车力量转动，学者细心悟之。撮者，道侣撮督脉也。真宝发动时，谷道有木底座抵住，生死窍有手点住，真宝不能泄出，道侣速撮尾闾关，髓热而解，真宝咕噜一声，进入尾闾关，道侣速往上撮，过夹脊、玉枕，至泥九宫不撮。闭者，是木底座抵住谷道，木来年塞住鼻窍，手指闭住生死窍，此三处闭法，通是怕真宝

失出泄漏

玄譯子李寶貴問曰　採大藥　過三關　真寶上升至泥九

宮　合爲真寶　因何又用進陽火　退陰符　乞師示知

千峯老人答曰　採大藥過三關　真寶上升泥九宮　這真

寶是何物　即是舍利子的命炁　採此命炁　後過三關

上升泥九宮　遇性炁合爲一炁　二炁合一　爲先天真種

用陽火陰符轉動　將性中陽炁屬陰　命中陰炁屬陽

將真陰陽二炁轉動　混合爲一　名曰真種　化爲金液降

下　非是口中津液　若無木來年塞住鼻竅　金液失矣

由祖竅根　下降玄膺穴　下結十二重樓　即是通肺氣管

性命去決 卷三

二三

失出泄漏。

　　玄译子李宝贵问曰：采大藥、过三关，真宝上升至泥丸宫，何为真宝？因何又用进阳火、退阴符？乞师示知。

　　千峰老人答曰：采大藥、过三关，真宝上升泥丸宫，这真宝是何物？即是舍利子的命炁。采此命炁，后过三关，上升泥丸宫，遇性炁合为一炁，二炁合一，为先天真种。用阳火阴符转动，性中阳炁属阴，命中阴炁属阳，将真阴阳二炁转动，混合为一，名曰真种，化为金液降下，非是口中津液。若无木来年塞住鼻窍，金液失矣。由祖窍根，下降玄膺穴，下结十二重楼，即是通肺气管。

金液眞種一落氣管　若無眞師口傳心授　將眞種噴出
前功枉廢　豈不惜哉法曰金液眞種未落之前　先用津
液將氣管潤之　容金液一落氣管　一潤吞　咕嚕一聲
落下重樓　過右心耳房　至絳宮即是肝根　於肝氣和合
壯我金液眞種之力　過大腸　入小腸網枝油中心　有
一任脉管　血液至此　化爲白色　名曰陰精　金液眞種
內裏有元榮炁　即是陽炁　如同五穀種子一理　內裏
有元榮炁　屬陽　種在炁穴　好開花結果
玄先子李國昇問曰　師言這金液眞種　種在炁穴內好開
花結果　弟子寔在不明白　是何理生的　乞師示下

金液真种一落气管，若无真师口传心授，将真种喷出，前功枉废，岂不惜哉？法曰：金液真种未落之前，先用津液将气管润之，容金液一落气管，一润吞，咕噜一声，落下重楼。过右心耳房，至绛宫即是肝根，与肝气和合，壮我金液真种之力。过大肠，入小肠网枝油中心，有一任脉管，血液至此，化为白色，名曰阴精。金液真种内里有元荣炁，即是阳炁，如同五谷种子一理，内里有元荣炁，属阳，种在炁穴，好开花结果。

　玄先子李国升问曰：师言这金液真种，种在炁穴内好开花结果。弟子实在不明白，是何理生的？乞师示下。

千峯老人答曰　這金液眞種　不易得之　種在眞炁穴內

發生黃芽　能開花結果　這開花　即是目前見的慧光

爲開花　花中　有雌蕊雄蕊　雌雄蕊一合　卽能結果

若不會雌雄和合　結不了果　開謊花　卽是幻丹　雌

蕊者　卽是性炁發生慧光　雄蕊者　卽是命炁發生金光

二光一合　由中生出有形之胎　名爲結果　爾看院內

紅石榴樹上花　白石榴樹上花　與架枝桃樹上花　石榴

花能結石榴果　因由樹心中　發生出雌雄炁蕊一合　准

能結石榴　架枝桃花　不結果　因樹心中　無有陰陽

炁生蕊　實有蕊　心內無陰陽炁　不能結果　修道者亦

千峰老人答曰：这金液真种，不易得之，种在真炁穴内，发生黄芽，能开花结果。这开花，即是目前见的慧光，为开花。花中有雌蕊、雄蕊，雌雄蕊一合，即能结果。若不会雌雄和合，结不了果，开谎花，即是幻丹。雌蕊者，即是性炁发生慧光；雄蕊者，即是命炁发生金光。二光一合，由中生出有形之胎，名为结果。尔看院内红石榴树上花、白石榴树上花，与架枝桃树上花。石榴花能结石榴果，因由树心中，发生出雌雄炁蕊一合，准能结石榴；架枝桃花不结果，因树心中，无有阴阳炁生蕊，实有蕊，心内无阴阳炁，不能结果。修道者亦

是此理　無有修道真心　結不了果　就在你心如何耳

若是真心修道　准能開花結果　身外有身　即是大羅金

仙　天地發生萬物　也是此理　男女生育　也是此理

得道胎成形　也是此理　　張執中曰

余自蒙　千峯老人　傳授閉陽關法之後　神采煥發　體

力增進　似不知老之將至也者　一日欣然謂余子曰　我

之後事　爾不須預備矣　將來可將出殯資財　移做善舉

在爾可多做功德　在我可常爲一住世之壽者　不亦雙

美乎　　　　　　　　　　　　玄寧子附識

是此理，无有修道真心，结不了果，就在你心如何耳；若是真心修道，准能开花结果，身外有身，即是大罗金仙。天地发生万物，也是此理；男女生育，也是此理；得道胎成形，也是此理。

张执中曰：余自蒙千峰老人传授闭阳关法之后，神采焕发，体力增进，似不知老之将至也者。一日欣然谓余子曰：我之后事，尔不须预备矣。将来可将出殡资财，移做善举，在尔可多做功德，在我可常为一住世之寿者，不亦双美乎！——玄宁子附识。

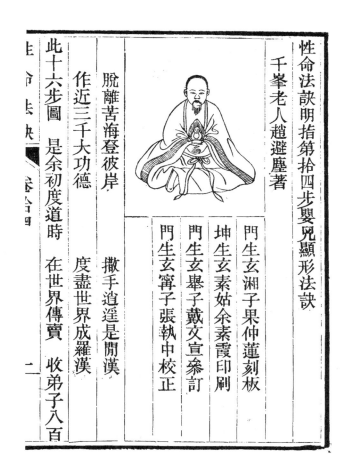

性命法訣明指第拾四步嬰兒顯形法訣

千峯老人趙避塵著

門生玄湘子果仲蓮刻板
坤生玄素姑余素霞印刷
門生玄舉子戴文宣參訂
門生玄寗子張執中校正

脫離苦海登彼岸　撒手逍遙是閒漢
作近三千大功德　度盡世界成羅漢
此十六步圖　是余初度道時　在世界傳賣　收弟子八百

性命法诀明指

千峰老人赵避尘著

门生玄湘子果仲莲刻板

坤生玄素姑余素霞印刷

门生玄举子戴文宣参订

门生玄宁子张执中校正

第十四步口诀婴儿显形

脱离苦海登彼岸　撒手逍遥是闲汉

作近三千大功德　度尽世界成罗汉

此十四步图,是余初度道时,在世界传卖,收弟子八百

所印的圖數萬張　其印圖資財　通是玄空子倪寶麟親助

圖上所說

火候是養聖胎圓　心意身在光內　如蜎翁蟲傳情之意

調養乳補要口訣　養者空也　補者金也　十月以足不可

出胎　以真空煉之　真空者　慧光生也　見慧不用者

實在難也　不用者不言事也　老成以三年　再慢慢意領

出壳　急收回　此是自神目意煉之　煉久真靈者神也

以上是賣圖時聯環語　你一看又明白　又不明白　心想

是這箇也對　又想那箇也對　將書放下全不會　此是著

書的與傳人的師傅　不會法訣　所會的是文學　所傳的

所印的图数万张,其印图资财,通是玄空子倪宝麟亲助。图上所说:火候是养圣胎圆,心意身在光内,如蜎翁虫传情之意,调养乳补要口诀。养者空也,补者金也。十月已足,不可出胎,以真空炼之。真空者,慧光生也。见慧不用者,实在难也,不用者不言事也。老成以三年,再慢慢意领出壳,急收回,此是自神目意炼之,炼久真灵者神也。以上是卖图时连环语,你一看又明白,又不明白,心想是这个也对,又想那个也对,将书放下全不会。此是著书的与传人的师傅,不会法诀,所会的是文学,所传的

是仙佛著的書上隱語　訣法連他也不會　淨那學問轉灣

語朦人　若是真明師　能講火候聖胎傳情乳補真空慧光

真靈　一一說明　纔是明師　若是學文傳人　非是修性

命之師也　學文是學文　修性命是修性命　文是文　武

是武　不可拿學文當道　朦人錢財　老來連性命固不住

學者要細心考察　不可大意

前拾叁步大闗已過　服食結二炁助神結胎　忘二炁運行

是煉胎神　終歸大定　故爲真胎息

玄■子■■■問曰　二炁助神結胎　又忘二炁運行助養

之　是煉胎神　終歸大定爲真胎息　這二炁　何二炁

是仙佛著的书上隐语，诀法连他也不会，净拿学问转弯语蒙人。若是真明师，能讲火候、圣胎、传情、乳补、真空、慧光、真灵，一一说明，才是明师。若是学文传人，非是修性命之师也。学文是学文，修性命是修性命，文是文，武是武，不可拿学文当道，蒙人钱财，老来连性命固不住。学者要细心考察，不可大意。

前十三步大关已过，服食结二炁助神结胎，忘二炁运行，是炼胎神，终归大定，故为真胎息。

玄■子■■■问曰：二炁助神结胎，又忘二炁运行助养之，是炼胎神，终归大定为真胎息。这二炁，何二炁？

如何結二炁　如何又忘二炁運行　如何歸大定　為真胎

息　乞師示知

千峯老人答曰　採大藥　過三關　服食之後　關竅俱已

開通　此後二炁氣勤生　自能運轉三關已通之路　一升

一降　循還不已　自然而然轉動　是為二炁助神結胎

久久煉之　將二炁運行　忘却自轉　此為煉胎神　久久

忘形轉之　用雙目內照丹田　十月之後　二炁氣轉機甚

微　但微動臍輪之內　虛境而已　煉之一年後　臍輪真

炁不動　飲食不能吃鹽　獨存一寂照之元神　此為真胎

息　至此鼻無出氣　手無六脈　則大定得矣　真胎息在

如何结二炁？如何又忘二炁运行？如何归大定为真胎息？乞师示知。

千峰老人答曰：采大药、过三关、服食之后，关窍俱已开通。此后二炁气勤生，自能运转三关已通之路，一升一降，循环不已，自然而然转动，是为二炁助神结胎。久久炼之，将二炁运行，忘却自转，此为炼胎神。久久忘形转之，用双目内照丹田，十月之后，二炁气转机甚微，但微动脐轮之内，虚境而已。炼之一年后，脐轮真炁不动，饮食不能吃盐，独存一寂照之元神，此为真胎息。至此鼻无出气，手无六脉，则大定得矣。真胎息在

神久炁中　待升中宫　然後炁包乎其神　是絳宫之炁

並　合一內照　自然胎息　一點一點　上升中宫　此爲

住　二禪息住　胎息住者　是由下丹田胎炁　用兩眼交

所　靈胎現形　當用千行中宫之法訣　法訣者　初禪念

所　中丹田是　煉炁化神之所　上丹田是　煉神飛昇之

息升到絳宫　纔能養的了靈胎　下丹田是　煉精化炁之

三千之法　千升到中宫　中宫即是肝的根　爲絳宫　胎

大關至此　總得二年之久　纔有眞胎息　將眞胎息　用

即是心神意內　有一靈胎之意　停於眞炁穴內　由過

內　久靜　而心神意又動　胎息內如蜗翁蟲　傳情之意

内，久静，而心神意又动，胎息内如蜗翁虫传情之意，即是心神意内，有一灵胎之意，停于真炁穴内。由过大关至此，总得二年之久，才有真胎息。将真胎息，用三迁之法，迁升到中宫。中宫即是肝的根，为绛宫。胎息升到绛宫，才能养的了灵胎。下丹田是炼精化炁之所，中丹田是炼炁化神之所，上丹田是炼神飞升之所。灵胎现形，当用迁行中宫之法诀。法诀者，初禅念住，二禅息住。胎息住者，是由下丹田胎炁，用两眼交并，合一内照，自然胎息，一点一点，上升中宫，此为神入炁中。待升中宫，然后炁包乎其神，是绛宫之炁

這慧光內　如何發出世界之事　又生邪魔　通在慧光發

將胎息包住　名爲道胎　胎炁發於目前　即是慧光

玄■子■■■問曰　師言胎息上升中宮　用中宮先天炁

以上爲初禪念住　二禪息住　三禪脉住　四禪滅盡

一分陰氣　自有慧魔發現　用退魔之法　將魔磨去　此

事滅盡　自知有慧光　別無他事　此爲滅盡　若身內有

要爾心死性活　不被家務束縛　不教世塵牽連　一切之

炁發於目前　此是眞慧光發現　學者見慧不用實在難

此爲息住　教中宮眞炁包住　名曰道胎　道胎一結　胎

包乎胎神　昏昏　默默　渾渾　淪淪　如在母胎一般

包乎胎神。昏昏、默默、浑浑、沦沦，如在母胎一般,此为息住。教中宫真炁包住,名曰道胎。道胎一结,胎炁发于目前,此是真慧光发现。学者见慧不用实在难,要尔心死性活,不被家务束缚,不教世尘牵连,一切之事灭尽,自知有慧光,别无他事,此为灭尽。若身内有一分阴气,自有慧魔发现,用退魔之法,将魔磨去。此以上为初禅念住,二禅息住,三禅脉住,四禅灭尽。

　　玄■子■■■问曰:师言胎息上升中宫,用中宫先天炁将胎息包住,名为道胎,胎炁发于目前,即是慧光。这慧光内,如何发出世界之事? 又生邪魔,通在慧光发

现 是何理由 乞師示下

千峯老人答曰 道胎養於中宮 心似蓮葉不着水 光光

淨淨空空如如 一個無事無為 自在逍遙之散漢也 隨

方就圓 溫養於中 將道胎養足 焂發於目前 此為純

陽之神能生慧 自有六通之驗矣 六通者 漏盡通 天

眼通 天耳通 宿命通 他心通 神鏡通 前下手煉精

時 已有漏盡一通 至此纔有五通之驗也 蓋天眼通

則慧光內能見天上之事 天耳通 則能聞天上之言 宿

命通 則能曉前世之因 他心通 則能知未來之事 惟

有神境通 乃是識神用事 若不能保護心君 為識神所

现，是何理由？乞师示下。

千峰老人答曰：道胎养于中宫，心似莲叶不着水，光光净净空空如如，一个无事无为，自在逍遥之散汉也。随方就圆，温养于中，将道胎养足，焂发于目前，此为纯阳之神能生慧，自有六通之验矣。六通者，漏尽通、天眼通、天耳通、宿命通、他心通、神境通。前下手炼精时，已有漏尽一通，至此才有五通之验也。盖天眼通，则慧光内能见天上之事；天耳通，则能闻天上之言；宿命通，则能晓前世之因；他心通，则能知未来之事。惟有神境通，乃是识神用事，若不能保护心君，为识神所

縛　自己心内有修道的心　歡喜修道　魔已入於心矣

是識神用事　慧光内長現世人過福　見着人愛說人的過

福　又說未來之事　顯我修道之能功　其不知　爾被識

神所縛　由此邪魔生出　種種之事發現　修功至此　成

一癈人　不如不修道好　學者若見識神用事　速求明師

指點退魔之法訣　用子卯午酉子天機　其魔當時不見

内裡陰氣　化爲陽炁　此爲識死性活　如不會退魔法

訣　我千峯門弟子通會　一問便知　古佛云　三千刻中

無間斷　行行坐坐轉分明　此發明退魔口訣　要爾盡夜

黑白轉運　此是眞火　將魔磨化爲元神　謂之神鏡通

縛。自己心内有修道的心，欢喜修道，魔已入于心矣，是识神用事。慧光内长现世人过福，见着人爱说人的过福，又说未来之事，显我修道之能功。其不知，尔被识神所缚，由此邪魔生出，种种之事发现。修功至此，成一废人，不如不修道好。学者若见识神用事，速求明师指点退魔之法诀，用子卯午酉子天机，其魔当时不见，内里阴气，化为阳炁，此为识死性活。如不会退魔法诀，我千峰门弟子通会，一问便知。古佛云：三千刻中无间断，行行坐坐转分明。此发明退魔口诀，要尔昼夜黑白转运，此是真火，将魔磨化为元神，谓之神境通。

玄■子■■　問曰　這道胎在中宮　用先天炁養足　千
升上丹田　可有景無景　若無景　何時上千　乞師示下
千峯老人答曰　有景　若無景到　何時知上千泥丸宮
其景者　目前之白月光　內有金光　此是上千之景到
速當移念　將此金光入於性內　合璧陰陽神養之　陽神
未壯　比如嬰幼小　必用乳哺之法哺之　其法曰　空而
不空　內實有金光　爲不空　又由祖竅內　生出月華之
光　二光合一　惟陽神寂照於上丹田　相與混融　化成
一虛空之大境　斯爲存養之全體　乃爲乳哺之首務也
存養功　自有出神之景到　此以上爲上千之法也　而三

玄■子■■■问曰：这道胎在中宫，用先天炁养足，迁升上丹田，可有景无景？若无景，何时上迁？乞师示下。

千峰老人答曰：有景。若无景到，何时知上迁泥丸宫？其景者，目前之白月光，内有金光，此是上迁之景到。速当移念，将此金光入于性内，合璧阴阳神养之。阳神未壮，比如婴幼小，必用乳哺之法哺之。其法曰：空而不空，内实有金光，为不空。又由祖窍内，生出月华之光，二光合一。惟阳神寂照于上丹田，相与混融，化成一虚空之大境，斯为存养之全体，乃为乳哺之首务也。存养功，自有出神之景到，此以上为上迁之法也。而三

千者　是精炁神三寶合一　化成這箇月華之光　非得見

雪花紛飛　天花亂墜　纔能出胎　親爲佛子

玄■子■■■問曰　師言三千之法　是上中下　爲三千

下丹田　是煉精成舍利子　又爲真種　又千升到中宮

是煉炁成道胎之所　又千升到上丹田　爲泥九宮　爲煉

神出胎之所　弟子實在不明白　精能成舍利子　又能成

道胎　又能出泥九宮爲仙佛　此三千之法　弟子半信半

疑　乞師明白剖解示下

千峯老人答曰　爾長見　耳聞的是　人與人交能生人

此世界常理　父母之交　父精屬陽先進　母血黃屬陰後

迁者，是精炁神三宝合一，化成这个月华之光，非得见雪花纷飞，天花乱坠，才能出胎，亲为佛子。

　　玄■子■■■问曰：师言三迁之法，是上、中、下为三迁。下丹田，是炼精成舍利子，又为真种；又迁升到中宫，是炼炁成道胎之所；又迁升到上丹田，为泥丸宫，为炼神出胎之所。弟子实在不明白，精能成舍利子，又能成道胎，又能出泥丸宫为仙佛。此三迁之法，弟子半信半疑，乞师明白剖解示下。

　　千峰老人答曰：尔常见耳闻的是人与人交能生人，此世界常理。父母之交，父精属阳先进，母血黄属阴后

行　血包乎精而生女　女者外陰而內陽　母血黃卵屬陰
先生　父精蟲屬陽後進　是精包乎血而生男　男者外陽
而內陰　此是世界形與形交能生形　我千峯門　是一人
身內　神與炁交　能生舍利子　是精蟲化生　因神炁同
宮合一　將精蟲團聚歸一　成為舍利子　舍利子養足
光華射目　神炁猶如磁石吸鉄　兩不相離　一得永得
無所妄馳　安隱自在　識性漸漸消磨　真性漸漸靈覺
妄事無想　正念自存　久而久照　神炁合一　此為識性
死　真性活　心意無內無外　渾然一團禪定　久靜而動
動者舍利子真種自動也　由下丹田　一點一點上升中

行，血包乎精而生女，女者外阴而内阳；母血黄卵属阴先生，父精虫属阳后
进，是精包乎血而生男，男者外阳而内阴。此是世界形与形交能生形。我千
峰门是一人身内，神与炁交，能生舍利子，是精虫化生，因神炁同宫合一，
将精虫团聚归一，成为舍利子。舍利子养足，光华射目，神炁犹如磁石吸
铁，两不相离，一得永得，无所妄驰，安隐自在。识性渐渐消磨，真性渐渐灵
觉，妄事无想，正念自存，久而久照，神炁合一，此为识性死，真性活。心意
无内无外，浑然一团禅定。久静而动，动者舍利子真种自动也，由下丹田一
点一点上升中

宮定住　中宮者　即是絳宮　此處是炁與氣交合之處

能生先天真一之炁　即是道胎　二炁者　一是性內先天

真一性炁　其光是月華之光　二是命內先天真一命炁

其光是金黄之光　二光交合　能化生道胎　到此又不可

用無爲　佛炁有生活之理　吸呼有滋養之機　自當將內

吸呼氣　歸于真炁內　爲結胎之本　又爲養胎之源　自

當知　以心主宰而定息　息未定時　以心調之　即以心

炁團之爲調　息不調　道胎不足　只知有神　不知有胎

全體歸于神內　謂之萬法歸一　此真一之炁　即是性內

真陽之炁　與命內真陰之炁結合　成爲真一之祖炁　爲

千峰老人全集【繁简对照本】

宫定住，中宫者，即是绛宫，此处是炁与气交合之处，能生先天真一之炁，即是道胎。二炁者，一是性内先天真一性炁，其光是月华之光；二是命内先天真一命炁，其光是金黄之光。二光交合，能化生道胎。到此又不可用无为，佛炁有生活之理，吸呼有滋养之机，自当将内吸呼气，归于真炁内，为结胎之本，又为养胎之源。自当知以心主宰而定息，息未定时，以心调之，即以心炁团之为调，息不调，道胎不足。只知有神，不知有胎，全体归于神内，谓之万法归一。此真一之炁，即是性内真阳之炁，与命内真阴之炁结合，成为真一之祖炁，为

道胎足滿　速上迁泥丸宮　又謂之一迁　此是上丹田

即是腦髓　此處是神與神交合之府　能生先天真一之陽

神　神與神交合歸一者　即是左眼爲陽神　右眼爲陰神

二眼和合歸一　息無出入之息　禪定三味之樂　六根

滅盡　一性圓明　慧光朗徹　如來云　分明不受燃燈記

自有靈光照古今　此慧光一出　無晝無夜　光明朗徹

得大自在　俱足六通　實謂之無上正等正覺也　久之自

有發明一切諸事　見慧不用　守定中心　不被識神魔障

所害　燃燈佛曰　寂滅爲樂　寂滅非是死亡　乃是道胎

圓徹之實証也　六祖云　禪心無想　禪性無生　六脉全

道胎足满，速上迁泥丸宫，又谓之一迁。此是上丹田，即是脑髓，此处是神与神交合之府，能生先天真一之阳神。神与神交合归一者，即是左眼为阳神，右眼为阴神，二眼和合归一。息无出入之息，禅定三昧之乐，六根灭尽，一性圆明，慧光朗彻。如来云：分明不受燃灯记，自有灵光照古今。此慧光一出，无昼无夜，光明朗彻，得大自在，俱足六通，实谓之无上正等正觉也。久之自有发明一切诸事，见慧不用，守定中心，不被识神魔障所害。燃灯佛曰：寂灭为乐。寂灭非是死亡，乃是道胎圆彻之实证也。六祖云：禅心无想，禅性无生。六脉全

無，鼻息滅盡，故曰寂滅。道胎佛性融融，如杲日當空，故曰爲樂，又爲眞空而不空。若是到此時，雪花飄空，天花亂墜，此是出胎景到。有景到，而不出胎，謂之守尸鬼。

玄■子■■問曰：師言雪花飄空，天花亂墜，是由何處發生？因何天花亂墜？乞師傳之。

千峯老人答曰：神與神交合，能生神，此神是性之眞神與命之眞神，二光合一，如同這箇（性胎命）。此胎圓炁養足，繞有天花亂墜，此是出胎景到，速當出胎。天花亂墜者，是爾眼內見雪花飄飛，是胎足滿之故。寂無禪

无，鼻息灭尽，故曰寂灭。道胎佛性融融，如杲日当空，故曰为乐，又为真空而不空。若是到此时，雪花飘空，天花乱坠，此是出胎景到。有景到，而不出胎，谓之守尸鬼。

玄■子■■■问曰：师言雪花飘空，天花乱坠，是由何处发生？因何天花乱坠？乞师传之。

千峰老人答曰：神与神交合，能生神，此神是性之真神与命之真神，二光合一，如同这个（性胎命）。此胎圆炁养足，才有天花乱坠，此是出胎景到，速当出胎。天花乱坠者，是尔眼内见雪花飘飞，是胎足满之故。寂无禅

师曰　胎圓節至雪花飛　念動飄空上頂機　莫謂如來枯

寂道　法身出寂又歸依　華陽祖著慧命經集說云　此乃

出定之時　當出而不出　則滯于法身　爲定之所縛　不

能神通　千百億化身　胎圓節至者　道胎圓之極也　見

雪花　離凡體　而念動向太空　不知此機　是未得師也

趙魁一子曰　雪花飄空是胎圓　若不出胎無師傳

念動六字真訣法　五炁朝元出崑崙

千峯老人曰　懷抱全訣覓知因　念動口訣能護身

五炁朝元法身現　三花聚頂献我身

請問爲人師者　會出胎不會　不必自高自大　哄弄後學

师曰：胎圆节至雪花飞，念动飘空上顶机；莫谓如来枯寂道，法身出寂又归依。华阳祖著《慧命经·集说》云：此乃出定之时，当出而不出，则滞于法身，为定之所缚，不能神通、千百亿化身。胎圆节至者，道胎圆之极也。见雪花，离凡体，而念动向太空。不知此机，是未得师也。

赵魁一子曰：雪花飘空是胎圆，若不出胎无师传；念动六字真诀法，五炁朝元出昆仑。

千峰老人曰：怀抱全诀觅知音，念动口诀能护身；五炁朝元法身现，三花聚顶献我身。

请问为人师者，会出胎不会？不必自高自大，哄弄后学，

自愧愧人　不教後學入旁的門　愧了多少善男信女　其
罪大矣　古來成道仙佛　非是一位師父　丘祖入過六七
十個門　後遇王重陽成的道　爲人師按心自問　你的師
父會不會　若不會全訣全法　速教你弟子投旁的門　免
愧一生空修也

玄■子■■問曰　弟子看華陽祖慧命經云　念動向太
空　不知此機　是未得師傳也　慧命經柳祖也無傳出
胞口訣　乞師傳出

千峯老人答曰　爾將靈光上千泥丸宮　由泥丸宮　煉出
慧光　慧光內發現雪花飄飛　此是真空煉形　雖曰有作

自误误人，不教后学入旁的门，误了多少善男信女，其罪大矣。古来成道成佛，非是一位师父，丘祖入过六七十个门，后遇王重阳成的道。为人师按心自问，你的师父会不会，若不会全诀全法，速教你弟子投旁的门，免误一生空修也。

玄■子■■■问曰：弟子看华阳祖《慧命经》云：念动向太空，不知此机，是未得师传也。《慧命经》柳祖也无传出胎口诀，乞师传出。

千峰老人答曰：尔将灵光上迁泥丸宫，由泥丸宫，炼出慧光，慧光内发现雪花飘飞，此是真空炼形。虽曰有作，

千峰老人全集【繁简对照本】

其實無爲　雖曰煉形　其實煉神　是修外而兼修內也

古仙云　形以道全　命以術延　此術是竊無涯之元炁

續有限之形軀　無涯之元炁　是天地陰陽所生眞精　煉

成有形之道胎　此是神與神交能生道胎　是一人身內靈

父靈母之炁　成的道胎　卽是眞陰眞陽和合成的道胎

後天凡父凡母生有形之胎　得十個月胎足　降生有形之

小孩　此孩也是凡父凡母炁所成　道胎是一人身內陰陽

炁合一　成爲道胎　也得彌曆十個月胎足　天花亂墜

速用念動向太空口訣　可出胎　性命二光合一　胎可現

有形之我　此我也是本身靈父靈母　眞陰陽炁所成　此

其实无为;虽曰炼形,其实炼神,是修外而兼修内也。古仙云:形以道全,命以术延。此术是窃无涯之元炁,续有限之形躯。无涯之元炁,是天地阴阳所生真精,炼成有形之道胎,此是神与神交能生道胎,是一人身内灵父、灵母之炁成的道胎,即是真阴、真阳和合成的道胎。后天凡父、凡母生有形之胎,得十个月胎足,降生有形之小孩,此孩也是凡父、凡母炁所成。道胎是一人身内阴阳炁合一,成为道胎,也得弥历十个月胎足,天花乱坠,速用念动向太空口诀,可出胎。性命二光合一,胎可现有形之我。此我也,是本身灵父、灵母真阴阳炁所成,此

之　求取真訣

開　向太空法訣　我千峯先天派佛堂弟子通會　速當訪

明師之過也　學者速訪明師　口傳心授　出胎念動廟門

若廟門不開　陽神出不來　又是一個愚夫耳　因爾不遇

談話　亦不能取物　終久有生死　惟陽神永無生死也

是一股陰靈氣　能見眾人　眾人看不見他　不能與人

亦能取物　與本身相貌一樣　陰神者　閉眼五通所成

是陽神　是五眼六通所成　眾人有所見　可與眾人談話

聚則成形　此是先天中先天炁　實則是純陽之正炁　即

是神與神交能生神　此神者能化有形之我　散則是氣

是神与神交能生神，此神者能化有形之我，散则是气，聚则成形。此是先天中先天炁，实则是纯阳之正炁，即是阳神，是五眼六通所成，众人有所见，可与众人谈话，亦能取物，与本身相貌一样。阴神者，闭眼五通所成，是一股阴灵气，能见众人，众人看不见他，不能与人谈话，亦不能取物，终久有生死。惟阳神永无生死也。若庙门不开，阳神出不来，又是一个愚夫耳，因尔不遇明师之过也。学者速访明师，口传心授，出胎念动庙门开、向太空法诀，我千峰先天派佛堂弟子通会，速当访之，求取真诀。

玄■子■問曰　師言五眼六通　這六通前頁續明

何爲五眼　乞師示知

千峯老人答曰　這五眼是天地神人鬼　天者是天眼　能

看三十三天上一切之事　這地者是靈眼　能看地獄十八

層一切之事　這神者是慧眼　能看世界上前後諸班一切

之事　這人者是明眼　能看生前死後過去未來之事　這

鬼者是透眼　能看隔山隔土隔銅鉄全看的見　名曰透銅

眼　此爲五眼　這六通　是天眼通　天耳通　宿命通

他心通　漏盡通　神境通　這神境通　我千峯門　最要

留心　恐其邪魔生出　要會磨魔的口訣　胎可出也

玄■子■■■问曰：师言五眼六通，这六通前页续明，何为五眼？乞师示知。

千峰老人答曰：这五眼是天、地、神、人、鬼。天者是天眼，能看三十三天上一切之事；这地者是灵眼，能看地狱十八层一切之事；这神者是慧眼，能看世界上前后诸班一切之事；这人者是明眼，能看生前、死后、过去、未来之事；这鬼者是透眼，能看隔山、隔土、隔铜铁，全看的见，名曰透铜眼。此为五眼。这六通是天眼通、天耳通、宿命通、他心通、漏尽通、神境通。这神境通，我千峰门最要留心，恐其邪魔生出，要会磨魔的口诀，胎可出也。

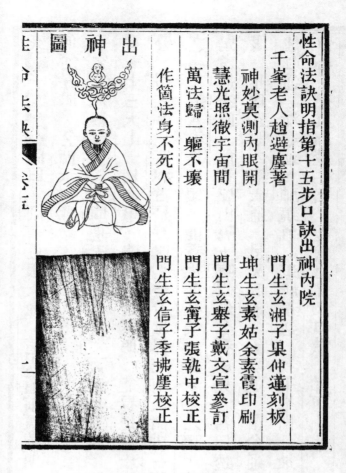

性命法訣明指第十五步口訣出神內院

千峯老人趙避塵著

神妙莫測內眼開

慧光照徹宇宙間

萬法歸一軀不壞

作箇法身不死人

門生玄湘子果仲蓮刻板

坤生玄素姑余素霞印刷

門生玄舉子戴文宣參訂

門生玄寗子張執中校正

門生玄信子季拂塵校正

性命法诀明指

千峰老人赵避尘著

门生玄湘子果仲莲刻板

坤生玄素姑余素霞印刷

门生玄举子戴文宣参订

门生玄宁子张执中校正

门生玄信子季拂尘校正

第十五步口诀出神内院

神妙莫测内眼开　慧光照彻宇宙间

万法归一躯不坏　作个法身不死人

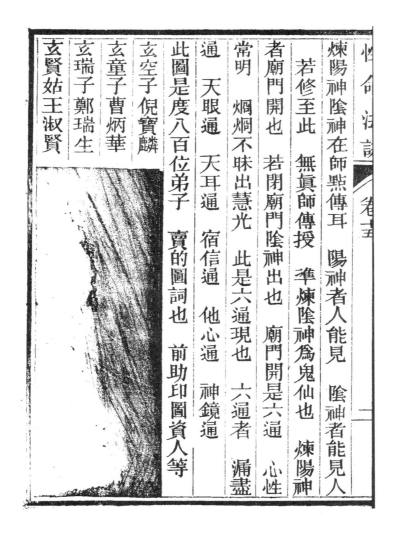

性命法訣　卷五

煉陽神陰神在師點傳耳　陽神者人能見　陰神者能見人

若修至此　無眞師傳授　準煉陰神爲鬼仙也　煉陽神

者廟門開也　若閉廟門陰神出也　廟門開是六通　心性

常明　烱烱不昧出慧光　此是六通現也　六通者　漏盡

通　天眼通　天耳通　宿信通　他心通　神鏡通

此圖是度八百位弟子　賣的圖詞也　前助印圖資人等

玄空子倪寶麟

玄童子曹炳華

玄瑞子鄭瑞生

玄賢姑王淑賢

　　　炼阳神、阴神在师点传耳，阳神者人能见，阴神者能见人。若修至此，
无真师传授，准炼阴神为鬼仙也。炼神阳者庙门开也，若闭庙门阴神出也。
庙门开是六通，心性常明，炯炯不昧出慧光，此是六通现也。六通者，漏尽
通、天眼通、天耳通、宿命通、他心通、神境通。

　　　此图是度八百位弟子，卖的图词也。前助印图资人等：玄空子倪宝麟、
玄童子曹炳华、玄瑞子郑瑞生、玄贤姑王淑贤。

前著十四步　是三千之法訣　精炁神養胎之法　即是空而又空　虛而又虛　性如虛空　不著虛空相　故曰真虛空　若著虛空相　即有箇虛空在　而為虛空所礙　則不為真虛空　真虛空者　乃自然而然　非有然而然　此即是頓法內性命合一之法也　非是破身頓法　閉目枯坐為禪機　夫胎中定力　在乎一念之誠　彌歷十月之胎　必要念念在胎　非是口心之念　念住息定之定念　而後胎圓足滿　自有雪花飄飛之景到　速當出胎　急用念動向太空　日月廟門開　推情合性轉　二光相遇獻　此出胎口訣　古人隱而不露　或是怕泄漏天機　也許未得此口

　　前著十四步,是三迁之法诀,精炁神养胎之法,即是空而又空、虚而又虚,性如虚空,不著虚空相,故曰真虚空。若著虚空相,即有个虚空在,而为虚空所碍,则不为真虚空。真虚空者,乃自然而然,非有然而然,此即是顿法内性命合一之法也,非是破身顿法,闭目枯坐为禅机。夫胎中定力,在乎一念之诚,弥历十月之胎,必要念念在胎,非是口心之念,念住息定之定念。而后胎圆足满,自有雪花飘飞之景到,速当出胎。急用念动向太空,日月庙门开,推情合性转,二光相遇献。此出胎口诀,古人隐而不露,或是怕泄漏天机,也许未得此口

華勿累身　會取五仙超脫法　養成胎質離凡塵　藍養素

師　假李玉溪　十韻寄之曰　功成須是出神景　內院繁

出　亦所謂　壽同天地　一愚夫之類也　後有劉海蟾祖

藍養素　胎神足滿　天花亂墜　無師傳授真訣　胎不能

當初實有出胎化身真口訣　此口訣不易得之　昔日有

怕受天譴　余奉師天命　明泄於書　顯我三教大聖人

千峯老人答曰　前派仙師秘密口傳心授　不敢明泄於書

師明白詳剖傳出

玄極子周極生發愿作禮　四叩長跪問曰　此出胎口訣乞

訣有之　故而不傳

诀有之，故而不传。

玄极子周极生发愿作礼，四叩长跪问曰：此出胎口诀，乞师明白详剖传出。

千峰老人答曰：前派仙师秘密口传心授，不敢明泄于书，怕受天谴。余奉师天命，明泄于书，显我三教大圣人当初实有出胎化身真口诀。此口诀不易得之。昔日有蓝养素，胎神足满，天花乱坠，无师传授真诀，胎不能出，亦所谓寿同天地一愚夫之类也。后有刘海蟾祖师，假李玉溪《十韵》寄之曰：功成须是出神景，内院繁华勿累身；会取五仙超脱法，养成胎质离凡尘。蓝养素

得訣之後　撫掌大笑而胎出　此是仙佛合宗伍祖之施

按慧命經柳華陽師爺云　見雪花　離凡體　而念動　向

太空　不知此機　是未得師也　余師了然　了空　授我時

云　攢簇五形炁歸元　二炁合一胎身顯　余胞兄　魁一

子曰　三花聚頂月華榮　五炁朝元金光顯　二炁和合歸

元體　正中現出我法身　千峯老人曰　以上口訣　通是

出胎口訣　言語不一樣　理是一也　法訣曰　胎圓雪花

紛飛　是眼見也　以心肝脾肺腎　五炁氣聚於頂上　衝

出祖竅　上頂門而向太空　其理是　攢五　簇四　會三

合二　而歸一也　真理者　身不動則精固　而水潮元

得诀之后，抚掌大笑而胎出。此是《仙佛合宗》伍祖之施。按《慧命经》柳华阳师爷云：见雪花，离凡体，而念动向太空。不知此机，是未得师也。余师了然、了空授我时云：攒簇五行炁归元，二炁合一胎身显。余胞兄魁一子曰：三花聚顶月华荣，五炁朝元金光显；二炁和合归元体，正中现出我法身。千峰老人曰：以上口诀，通是出胎口诀，言语不一样，理是一也。法诀曰：胎圆雪花纷飞，是眼见也，以心、肝、脾、肺、肾五炁气聚于顶上，冲出祖窍，上顶门而向太空。其理是攒五、簇四、会三、合二、而归一也。真理者，身不动则精固而水朝元，

心不動則氣固　而火潮元　真性寂　則魂藏　而木潮
元　妄情忘　則魄伏　而金潮元　四大安　則意定
而土潮元　此謂五氣潮元　皆聚於頂也　其訣法曰　唵
嘛呢叭嚛吽　是以念動向太空　即是本身　即性命圭
指大明呢　是五炁聚於頂　現出金光　與三花聚頂　慧
光合一　是真陰真陽一合　胎形出現　男子身中本無胎
今而欲結一胎　必要有因　則因伏氣於丹田炁穴中
而結胎也　用念攢簇五炁　衝開祖竅　上出天門　廟門
一開　二光聚於祖竅　衝出天谷　出頂門　開出一孔
現出一團金光　大如車輪　而陽神端坐金光之中　其本

心不动则气固而火朝元，真性寂则魂藏而木朝元，妄情忘则魄伏而金朝元，四大安和则意定而土朝元，此谓五气朝元，皆聚于顶也。其法诀曰：唵、嘛、呢、叭、嚛、吽。是以念动向太空，即是本身，即《性命圭旨》大明咒。是五炁聚于顶，现出金光，与三花聚顶，慧光合一，是真阴、真阳一合，胎形出现。男子身中本无胎，今而欲结一胎，必要有因，则因伏气于丹田炁穴中而结胎也。用念攒簇五炁，冲开祖窍，上出天门，庙门一开，二光聚于祖窍，冲出天谷，出顶门，开出一孔，现出一团金光，大如车轮，而阳神端坐金光之中。其本

身丹光陰氣　化爲天魔外道　百般景象引誘陽神　若是

稍有一點聲色動心　陽神即一去而不返　入於魔境　正

謂此也及至轉生六道　世人以爲坐化　小成之果　而前

功廢矣　眞可悲哉　此皆因煉已未純　心無眞死之過也

玄關子劉鳳章問曰　這魔障以何法消化我不死眞身　是

何煉的　眞身可長生世否　乞師示下

千峰老人答曰　必須一意守定金光　死心不動　陰魔一

生　即用第七步功　翁聚法　將魔磨化爲陽氣　助我陽

神　將一切魔境化盡　金光縮小　用法將金光　一轉一

吸　收歸性海本宮　混而爲一　靜定之久　七日以後而

身丹光阴气,化为天魔外道,百般景象引诱阳神。若是稍有一点声色动心,阳神即一去而不返,入于魔境,正谓此也。及至转生六道,世人以为坐化,小成之果,而前功废矣,真可悲哉。此皆因炼己未纯,心无真死之过也。

玄关子刘凤章问曰:这魔障以何法消化?我不死真身,是何炼的?真身可长生世否?乞师示下。

千峰老人答曰:必须一意守定金光,死心不动,阴魔一生,即用第七步功翁聚法,将魔磨化为阳气,助我阳神,将一切魔境化尽。金光缩小,用法将金光一转一吸,收归性海本宫,混而为一。静定之久,七日以后而

回壳　不可大意　二年以後　不拘日夜次數　洞內洞外

只在色身邊運動　不可離開色身　若有驚動　急速收旋

半載以後　三日可出一次　一年之後　一日可出一次

按時出入　演習純熟　晴天可出陽神　夜內不可出胎

防驚恐　或出或入　俱按常期　調出旋入　不可任意

急速旋回　七日一出壳　煉至三月後　知覺稍開　宜

霧大雨大風大雷電光之下　萬不可出胎　凡調陽神出壳

總得看天朗氣清　乃可調神出壳　如護小兒一般　大

此是我的不死真我　我的真神出顯　然而初出陽神之日

復出之　此陰皆化爲真神　現我面前　與我色身一樣

复出之，此阴皆化为真神，现我面前，与我色身一样，此是我的不死真我，我的真神出显。然而初出阳神之日，总得看天朗气清，乃可调神出壳，如护小儿一般。大雾、大雨、大风、大雷、电光之下，万不可出胎。凡调阳神出壳，急速旋回。七日一出壳，炼至三月后，知觉稍开，宜防惊恐。或出或入，俱按常期，调出旋入，不可任意。按时出入，演习纯熟。晴天可出阳神，夜内不可出胎。半载以后，三日可出一次；一年之后，一日可出一次。只在色身边运动，不可离开色身。若有惊动，急速收旋回壳，不可大意。二年以后，不拘日夜次数，洞内、洞外，

可以離開色身　還得乳哺　三年以後可以調神出門
若見人見物　速可旋回　色身出門自看　與法身見的一
樣　是乳哺之功不快　此是調養之功勤　由此半里一里
可出　速可收旋而回　總而言之　煉陽神出胎之法　調
出旋入　演習純熟　聖體老煉　總以在內者多　在外者
少為事　煉至三年乳哺功成　名曰神仙　後當行一定九
年還虛之功　面壁大成　名曰代肉身金仙是也
了空禪師云　神既遷到頂門之上　由祖竅出天門　且勿
驚怖　只管放心大胆　一志凝神　存想法身　一念思出
天門之外　隨閉目往下輕輕一跳　如夢初醒　而身外有

可以离开色身。还得乳哺，三年以后可以调神出门，若见人见物，速可旋回。色身出门自看，与法身见的一样，是乳哺之功不快，此是调养之功勤。由此半里、一里可出，速可收旋而回。总而言之，炼阳神出胎之法，调出旋入，演习纯熟，圣体老炼，总以在内者多，在外者少为事。炼至三年乳哺功成，名曰神仙。后当行一定九年还虚之功，面壁大成，名曰带肉身金仙是也。

　　了空禅师云：神既迁到顶门之上，由祖窍出天门，且勿惊怖。只管放心大胆，一志凝神，存想法身，一念思出天门之外，随闭目往下轻轻一跳，如梦初醒，而身外有

身矣　陽神初出之時　居於色身之旁　三四尺許　凡身
外所有一切　萬不可起視聽之心　無論三親六故　祖父
妻子　諸天佛來參　天書下詔　王母來請　或真或幻
一切境界　皆當置之度外　一切莫認　一切莫染　切不
可着他　只死心不動　絕慮忘情　一味入定　不覩不聞
靜以待之　頃刻之間　而自己身中　即透出一道金光
大如車輪　由下而上　現於面前　急用真意　將法身
性光　移到光前　合一凝聚留戀　真意一定　存想金光
漸漸收斂　金光即縮小如寸許　狀似金錢　即將此光
用意一轉一收一吸　收入法身之中　而法身即入於凡

身矣。阳神初出时,居于色身之旁三四尺许,凡身外所有一切,万不可起视听之心。无论三亲六故,祖父妻子,诸天佛来参,天书下诏,王母来请,或真或幻,一切境界,皆当置之度外,一切莫认,一切莫染,切不可着他。只死心不动,绝虑忘情,一味入定,不睹不闻,静以待之。顷刻之间,而自己身中,即透出一道金光,大如车轮,由下而上,现于面前。急用真意,将法身性光,移到光前,合一凝聚留恋,真意一定,存想金光渐渐收敛,金光即缩小如寸许,状似金钱。即将此光用意一转、一收、一吸,收入法身之中,而法身即入于凡

躯祖窍之内　收入本宫　仍依诚尽定　而寂灭之深

入大定　古云金光以爲化形之妙藥　千萬不可錯過　此

時金光散去　再無有矣　縱有留形之說　不能化爲無形

者也

了然禪師曰　陽神初出凡身　得靜極之後　用五炁朝元

口訣　念動而向太空　化爲一團金光　大如車輪　與性

光合一　二光之中心　陽神端坐其內　其光之陰氣　化

爲天魔外道　百般景象　引誘陽神　若稍着色於聞見

陽神即一去而不返　正謂此也　入於魔境　轉生六道　此

世人以爲坐化　小成之果　而前功廢矣　真可悲哉　此

躯祖窍之内，收入本宫，仍依灭尽定而寂灭之，深入大定。古云金光以为化形之妙药，千万不可错过。此时金光散去，再无有矣，纵有留形之说，不能化为无形者也。

了然禅师曰：阳神初出凡身，得静极之后，用五炁朝元口诀，念动而向太空，化为一团金光，大如车轮，与性光合一，二光之中心，阳神端坐其内。其光之阴气，化为天魔外道，百般景象，引诱阳神。若稍着色于闻见，阳神即一去而不返，正谓此也。入于魔境，转生六道，世人以为坐化，小成之果，而前功废矣，真可悲哉。此

性命法訣 卷丑 之二

皆因煉己未純　心無真死之過也　法曰　必須真意守定

金光　死心不動　將魔光磨去　一切魔境　不着自退

待魔境退盡　將金光縮小　轉運照定金光一吸　連法身

收回祖竅本宮　混合爲一　靜定之久　以後而復出之

此陰魔皆化爲陽神　現我面前　與色身一樣　方保無

失矣

悟禪老師曰　但陽神由祖竅出來　念出旋回純熟　須擇

黃道良辰之日　乃可調陽神出壳　如護小兒一般　大霧

莫出門　大雨莫行路　時刻調理　不可一時有懈怠　恐

陽神一出　而不回也　入於輪廻　而前功廢矣

皆因炼己未纯，心无真死之过也。法曰：必须真意守定金光，死心不动，将魔光磨去，一切魔境，不着自退。待魔境退尽，将金光缩小，转运照定金光一吸，连法身收回祖窍本宫，混合为一。静定之久，以后而复出之，此阴魔皆化为阳神，现我面前，与色身一样，方保无失矣。

悟禅老师曰：但阳神由祖窍出来，念出旋回纯熟，须择黄道良辰之日，乃可调阳神出壳，如护小儿一般。大雾莫出门，大雨莫行路，时刻调理，不可一时有懈怠，恐阳神一出而不回也。入于轮回，而前功废矣。

劉名瑞　盼蟾子　敲蹻道師曰　胎從祖竅且出之初　防備外魔侵擾　若有諸佛聖仙言語　切不可答談　只提正念　遂出遂入　不可遠遊　離凡軀二三尺　見一輪金光　本我所有之靈物　取而歸之　亦為化形之妙藥　且出之初　萬物不可著也　只候自身中　一輪金光現于空中　將法身近于光前　以法聚光　聚于法身之內　遂急法身入於凡身　久久乳汁　則凡身立化為氣矣　恐不得金光者　則凡身不能化為氣矣　故有留身之說　亦在己之德行與否圓滿

劉雲普老師曰　我雖無煉到陽神出現　我師劉川陽昔年

刘名瑞盼蟾子敲蹻道师曰：胎从祖窍且出之初，防备外魔侵扰。若有诸佛圣仙言语，切不可答谈。只提正念，遂出遂入，不可远游，离凡躯二三尺，见一轮金光，本我所有之灵物，取而归之，亦为化形之妙药。且出之初，万物不可著也，只候自身中，一轮金光现于空中，将法身近于光前，以法聚光，聚于法身之内，遂急法身入于凡身，久久乳汁，则凡身立化为气矣。恐不得金光者，则凡身不能化为气矣，故有留身之说，亦在己之德行与否圆满。

刘云普老师曰：我虽无炼到阳神出现，我师刘川阳昔年

我雖無作到　不可不傳於後　子當習之　傳於後世　勿

入定爲主　喜懼哀樂不動爲宗　此乃我師授我之言也

則愛生　流連往返　墜入魔道　而難成正果　總以死心

光復從毛竅間發出　倘一見可懼　則怖生　一見可慾

身親近　念出旋入純熟　一進泥丸　色身便如火熱　金

迴視　恐陽神以見可懼　俗曰　回頭不認尸　總要與色

如一堆糞土相似　而陽神不肯復入　轉運而入　不可

自退　陽神不可輕出輕放　速出速迴　恐自己色身形壳

陽神出去後　必須一意守定金光　死心不動　其魔不着

言過　陽神一出竅而不返者　皆因煉己未純之過耳　若

言过,阳神一出窍而不返者,皆因炼己未纯之过耳。若阳神出去后,必须一意守定金光,死心不动,其魔不着自退。阳神不可轻出轻放,速出速回,恐自己色身形壳,如一堆粪土相似,而阳神不肯复入。转运而入,不可回视,恐阳神以见可惧。俗曰:回头不认尸。总要与色身亲近,念出旋入纯熟,一进泥丸,色身便如火热,金光复从毛窍间发出。倘一见可惧,则怖生,一见可欲,则爱生,流连往返,坠入魔道,而难成正果。总以死心入定为主,喜惧哀乐不动为宗。此乃我师授我之言也,我虽无作到,不可不传于后,子当习之,传于后世,勿

負我師傳我之心

彭茂昌老師曰　陽神初出時　聖體尚嫩　欲其慧光凝結

不散　必須調養　養的堅固老成　法力廣大無邊　金光

發現　二光歸並　即真陰光　真陽光交合　由正中發現

聖胎　速急旋回乳哺　蓋乳哺者　煉神出入之謂也　初

出定之聖胎　易於搖動　調養收回入定之久　方能鎮靜

而不妄動　故曰　定而又定　合乎自然之理

譚至明老師曰　採欒採的腎囊熱　杳冥目前金光得

身如小孩陽縮回　忽然光內現出我

柳華陽師爺云　予觀漢唐宋元明清　諸仙無不從此處

負我师传我之心。

彭茂昌老师曰：阳神初出时，圣体尚嫩，欲其慧光凝结不散，必须调养。养的坚固老成，法力广大无边，金光发现，二光归并，即真阴光、真阳光交合，由正中发现圣胎，速急旋回乳哺。盖乳哺者，炼神出入之谓也。初出定之圣胎，易于摇动，调养收回入定之久，方能镇静，而不妄动。故曰：定而又定，合乎自然之理。

谭至明老师曰：采欒采的肾囊热，杳冥目前金光得；身如小孩阳缩回，忽然光内现出我。

柳华阳师爷云：予观汉、唐、宋、元、明、清，诸仙无不从此处

而超脫也　後世學人　佛子仙種　得遇斯書　細閱數遍
即能得訣達竅　而欲成仙作佛　不須登山涉水　尋師
訪道　只用有財有侶　真心修煉　即能超凡而入聖矣
胞兄趙魁一兄師曰　將陽神遷於上丹田　即是頂門內
此時靜中內觀　煉頂中三昧真火　頂上有太陽神火　須
用真意　寂照凝聚　使上火下射　下火上炎　內外夾攻
五炁轉撞乾頂　由祖竅撞出　升至百會而出現　此時
頭頂內　如一池銀浪　滿頂金汁　五炁攻的頭頂　雷聲
震震　轟開紫府內院　一霎時間　覺得紅光遍界　紫焰
彌空　迅雷霹靂　響震一聲　祖竅開　頂門上獻出我身

而超脱也。后世学人，佛子仙种，得遇斯书，细阅数遍即能得诀达窍，而欲成仙作佛，不须登山涉水，寻师访道，只用有财有侣，真心修炼，即能超凡而入圣矣。

胞兄赵魁一兄师曰：将阳神迁于上丹田，即是顶门内。此时静中内观，炼顶中三昧真火，顶上有太阳神火，须用真意，寂照凝聚，使上火下射，下火上炎，内外夹攻，五炁转撞乾顶，由祖窍撞出，升至百会而出现。此时头顶内如一池银浪，满顶金汁，五炁攻的头顶雷声震震，轰开紫府内院，一霎时间，觉得红光遍界，紫焰弥空，迅雷霹雳，响震一声，祖窍开，顶门上献出我身，

即是陽神　速而旋轉收歸於內　一七一出　煉至三年

陽神足矣　再煉還虛面壁等功　此我一生　四十餘年之

功也

千峯老人曰　以上口訣　通是我師親傳　其名不一　其

理一也　內裡我師口口親授　通是筆墨記之　後學不明

白　其法訣　最簡最易

玄蔭子張蔭忠問曰　這出胎法訣　後學得訣者　一看就

明白　若是無遇師者　看此書　就不明白　乞師點傳我

的白話傳出　教後學無遇師者　通教明白法訣　此功德

大矣

即是阳神，速而旋转收归于内。一七一出，炼至三年阳神足矣，再炼还虚面壁等功。此我一生四十余年之功也。

千峰老人曰：以上口诀，通是我师亲传，其名不一，其理一也。内里我师口口亲授，通是笔墨记之，后学不明白，其法诀，最简最易。

玄荫子张荫忠问曰：这出胎法诀，后学得诀者，一看就明白，若是无遇师者，看此书，就不明白，乞师点传我的白话传出，教后学无遇师者，通教明白法诀，此功德大矣。

千峯老人答曰　用閉目參禪打坐　以念將性光提到目前

二目和合歸一　正中有一月光　其色如月光　久而久

之　見月光內有雪花分飛　此速用　念動向太空口訣

即是五炁朝元之法　用五炁歸一法　是唵嘛呢叭𠺝吽此

即是心脾肺肝腎　將內裡五炁轉動合一　由後尾閭關

過夾脊玉枕至泥九宮　出祖竅　上撞百會穴　是一吽字

急廟門一開　望上一視　廟門開　即是將二目一睜

望上一看　吽字念撞出頂　是心意念動　不可用口念出

氣　五炁若足　自有一金光　由下而升上　遇性光一合

二光合一　即是天上真陽之光炁　遇地下真陰之光炁

千峰老人答曰：用闭目参禅打坐，以念将性光提到目前，二目和合归一，正中有一月光，其色如月光。久而久之，见月光内有雪花纷飞，此速用念动向太空口诀，即是五炁朝元之法。用五炁归一法，是唵、嘛、呢、叭、㖭、吽，此即是心、脾、肺、肝、肾。将内里五炁转动合一，由后尾闾关，过夹脊、玉枕至泥九宫，出祖窍，上撞百会穴，是一吽字，急庙门一开，望上一视。庙门开，即是将二目一睁。望上一看，吽字念撞出顶。是心意念动，不可用口念出气。五炁若足，自有一金光，由下而升上，遇性光一合，二光合一，即是天上真阳之光炁，遇地下真阴之光炁

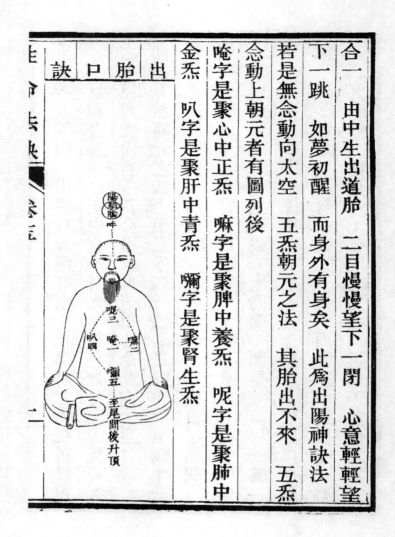

出胎口訣

合一 由中生出道胎 二目慢慢望下 一閉 心意輕輕望

下一跳 如夢初醒 而身外有身矣 此爲出陽神訣法

若是無念動向太空 五炁朝元之法 其胎出不來 五炁

念動上朝元者有圖列後

唵字是聚心中正炁 嘛字是聚脾中養炁 呢字是聚肺中

金炁 叭字是聚肝中青炁 嚧字是聚腎生炁

合一，由中生出道胎。二目慢慢望下一闭，心意轻轻望下一跳，如梦初醒，而身外有身矣。此为出阳神诀法，若是无念动向太空、五炁朝元之法，其胎出不来，五炁念动上朝元者有图列后。

唵字是聚心中正炁，嘛字是聚脾中养炁，呢字是聚肺中金炁，叭字是聚肝中青炁，哞字是聚肾生炁。

性命法訣　卷

敢洩　余今用白話剖圖　明洩於後　後學有緣遇之　自

此出胎五炁向空口訣　由古至今　各丹書經卷　通不

魔之光　化爲陽神之光　助我胎足　再煉面壁還虛等功

一吸　收入色身內　其魔光　化爲陽光　久久煉之　陰

心不能動　速用真意　眼要子卯午酉一轉　照定魔光

丙裡有一分陰炁　必有一分魔障　百般景象　引誘陽神

坐在於傍　我的法身　與我色身一樣　然而我的法身

胎　目望下一視　而献我之法身　我的父母色身　還是

真陰之金光　遇真陽之月光合一　由二光之中心生出神

此五炁聚合一處　由尾間　止升出祖竅　開百會　吽出

此五炁聚合一处,由尾间上升,出祖窍,开百会,吽出真阴之金光,遇真阳之月光合一,由二光之中心生出神胎。目望下一视,而献我之法身。我的父母色身,还是坐在于旁。我的法身,与我色身一样。然而我的法身,内里有一分阴炁,必有一分魔障,百般景象,引诱阳神。心不能动,速用真意,眼要子卯午酉一转,照定魔光一吸,收入色身内,其魔光,化为阳光。久久炼之,阴魔之光,化为阳神之光,助我胎足,再炼面壁还虚等功。此出胎五炁向空口诀,由古至今,各丹书经卷,通不敢泄,余今用白话剖图,明泄于后,后学有缘遇之,自

能明白全訣法矣　不爲誣徒所惑　吾願知心同志　至友

實修　細心叅悟同登彼岸

玄賢姑王淑賢問曰　師言陰陽二炁合一　由中可出胎弟

子實在不明白　這二炁會成人形　由何處而成的　乞師

示知

千峯老人答曰　桃樹　杏樹　果子樹　香圓樹　佛手樹

楊樹　柳樹　樹上能結桃杏果子香圓佛手　也是天地

氣所成　二氣合一　能開花結果　此果是陰陽二氣所成

此道胎成人形　也是陰陽二炁所成　然而楊柳樹不結

果　比作人無修道心　發献不出來道胎　樹心無結果心

能明白全诀法矣,不为诬徒所惑。吾愿知心同志、至友实修,细心参悟,同登彼岸。

玄贤姑王淑贤问曰:师言阴阳二炁合一,由中可出胎,弟子实在不明白,这二炁会成人形,由何处而成的?乞师示知。

千峰老人答曰:桃树、杏树、果子树、香圆树、佛手树、杨树、柳树,树上能结桃、杏、果子、香圆、佛手,也是天地气所成,二气合一,能开花结果,此果是阴阳二炁所成。此道胎成人形,也是阴阳二炁所成。然而杨、柳树不结果,比作人无修道心,发献不出来道胎。树心无结果心,

不能結果　不在根　在心　故陽柳不能結生果　心是

根種　心無有仙佛心　如何能生仙佛種　有因就有果

無因果不生　若生盜心　准行強盜事　若生邪心　准行

邪事　爾悟天地炁　能發生萬物　吾人也是父母陰陽二

炁所成　道胎成人形　是一人乾坤二炁成的陽神　其理

逼是陰陽二炁所成　理誠確也

不能结果，不在根，在心，故杨、柳不能结生果。心是根种，心无有仙佛心，如何能生仙佛种？有因就有果，无因果不生，若生盗心，准行强盗事，若生邪心，准行邪事。尔悟天地炁，能发生万物，吾人也是父母阴阳二炁所成。道胎成人形，是一人乾坤二炁成的阳神，其理通是阴阳二炁所成，理诚确也。

性命法訣明旨卷十六步虛空顯形

千峯老人趙避塵著

打破虛空消息路　　　門生玄寗子張執中校正
我登彼岸不用舟　　　門生玄信子李拂塵校正
煉神還虛千變化　　　門生玄湘子果仲蓮刻板
撒手虛空是金身　　　坤生玄素姑余素霞印刷
煉就這箇不壞體　　　門生玄舉子戴文宣參訂
十方世界歸化身
撒手逍遙是這箇　　　身外有身未爲奇特
這箇虛空是不空　　　虛空粉碎方露全眞
　　　　　　　　　撒手虛空回歸空空
　　　　　　　　　聚者顯形空而不空

性命法诀明指

千峰老人赵避尘著

门生玄宁子张执中校正

门生玄信子李拂尘校正

门生玄湘子果仲莲刻板

坤生玄素姑余素霞印刷

门生玄举子戴文宣参订

卷十六步虚空显形

打破虚空消息路　　我登彼岸不用舟
炼神还虚千变化　　撒手虚空是金身
炼就这个不坏体,十方世界归化身;
撒手逍遥是这个,这个虚空是不空。
身外有身未为奇特,虚空粉碎方露全真;
撒手虚空回归空空,聚者显形空而不空。

大羅金仙

天書降詔玉女來迎

駕霧騰雲直入三清

舍利化光出祖竅
一湧而出萬萬神
這箇繞是真寶體
九天之上任吾行

我今生子子生孫
這箇機關在正中
飛升拔宅在功夫
明明朗朗一天仙

通靈變化陽神出
歸還昆爐性海足
形散神攝歸本體
照徹天界地獄部

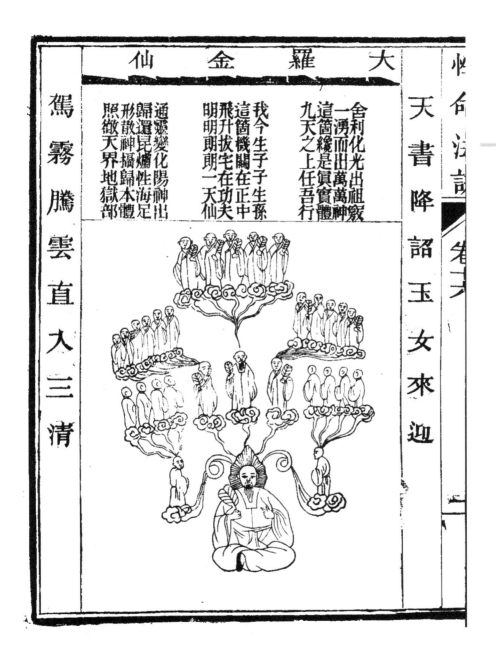

還虛面壁之功 古云摠得九年 我功未至此 我師傳授口訣 今傳於後 我師了空禪師曰 還虛一着 是將從前十魔百煉 不動心 通天達地之陽神 分形散影 顯化於世 救急消災 與人治病 復將陽神 收入祖竅 歸於性海之內 勿另其出色身 復將色身閉住煉化 渾入法身之中 此是先天之中先天性命 復將陽神 退藏法身祖竅之內 要將色身煉得 不有不無 非色非空 無內無外 不出不入 無始無終 如龍養珠 蟄藏而不動 如鷄抱卵 安眠而不起 沉之又沉 靜之又靜 從前所修所證 百千萬億化身 乘龍跨鶴 步日玩月 千

还虚面壁之功,古云总得九年,我功未至此,我师传授口诀,今传于后。

我师了空禅师曰:还虚一着,是将从前十魔百炼,不动心,通天达地之阳神,分形散影,显化于世,救急消灾,与人治病。复将阳神,收入祖窍,归于性海之内,勿另其出色身。复将色身闭住炼化,浑入法身之中,此是先天之中先天性命。复将阳神,退藏法身祖窍之内。要将色身炼得不有不无,非色非空,无内无外,不出不入,无始无终。如龙养珠,蛰藏而不动;如鸡抱卵,安眠而不起。沉之又沉,静之又静。纵前所修所证,百千万亿化身,乘龙跨鹤,步日玩月,千

變萬化 一齊收入祖竅之內 依滅盡定 而寂滅之 此
是蟄龍之法必須大死一場 謹謹護持 毋容陽神再出
蓋陽神百煉而百靈 千煉而愈精 煉煉不已 則陽神之
慧光內神火 隱而收之愈密 斯放之愈普 隱之無可隱 斯
顯之無可顯 將陽神收藏祖竅之內 定極滅盡之餘
久而久之 將陽神真火養足 而一爐神光 兀兀騰騰
滿鼎真火 炎炎烈烈 自內竅 透出外竅 由大竅貫
入小竅 無內無外 無大無小 透頂徹底 光光相燭
竅竅相映 而天地萬物 莫不照耀於神光之中矣 煉至
三年九載百年千年 千劫萬劫 直待四大崩散 虛空粉

变万化，一齐收入祖窍之内，依灭尽定，而寂灭之。此是蛰龙之法，必须大死一场。谨谨护持，毋容阳神再出。盖阳神百炼而百灵，千炼而愈精，炼炼不已，则阳神之慧光内神火，隐而收之愈密，斯放之愈普，隐之无可隐，斯显之无可显。将阳神收藏祖窍之内，定极灭尽之余，久而久之，将阳神真火养足。而一炉神光，兀兀腾腾，满鼎真火，炎炎烈烈，自内窍透出外窍，由大窍贯入小窍，无内无外，无大无小，透顶彻底，光光相烛，窍窍相映，而天地万物，莫不照耀于神光之中矣。炼至三年、九载、百年、千年、千劫、万劫，直待四大崩散，虚空粉

碎　無形無跡　此乃是　帶肉大覺金仙　萬劫不壞金剛

之體　法訣至此　永無秘訣也

順一子問曰　師傳後將色身閉住煉化　性命復歸法身祖

竅之內　此爲蟄龍之法　後有陽神眞火養足　貫入竅中

直待四大崩散　虛空粉碎　是如何閉住煉化色身　是

何是蟄龍之法如何將四大一身崩散叩乞老師示知

了空禪師答曰丹經萬卷　俱藏頭露尾　非得口口相傳

心心相印　句句可考　細究此理　無不成矣　丹經云

閱盡丹經萬萬篇　末後一着無人言　陽關一閉準長生

千佛萬祖皆單傳　訣云　百尺竿頭取進步　把箇疑團打

碎，无形无迹，此乃是带肉大觉金仙，万劫不坏金刚之体，法诀至此，永无秘诀也。

顺一子问曰：师传后将色身闭住炼化，性命复归法身祖窍之内，此为蛰龙之法，后有阳神真火养足，贯入窍中，直待四大崩散，虚空粉碎，是如何闭住炼化色身？是何是蛰龙之法？如何将四大一身崩散？叩乞老师示知。

了空禅师答曰：丹经万卷，俱藏头露尾，非得口口相传，心心相印，句句可考，细究此理，无不成矣。丹经云：阅尽丹经万万篇，末后一着无人言；阳关一闭准长生，千佛万祖皆单传。诀云：百尺竿头取进步，把个疑团打

得再進一步　煉的遍身神火　化成先天祖炁　成爲這箇

身大小竅　煉的光明　爲有陽關一竅　不可發光明　須

爾將祖炁修的　圓圓陀陀　百尺竿頭再進一步　將週

萬物有炁則成　無炁則壞　人有祖炁則生　無祖炁則死

是祖炁　天下萬物也是炁生的　人也是父母祖炁所生

爾修道也修的是先天祖炁　煉的也是祖炁　成道成的也

人是甚麽生的　順一子焚香表後跪而求之　乞師示下

煉的是甚麽　成道成的是甚麽　天下萬物是甚麽成的生

由古至今　祖祖單傳　爾要明白修道　修的是甚麽

破時　爾可擺香案　焚表發愿　後準傳一人　不可多傳

破时。尔可摆香案，焚表发愿，后准传一人，不可多传。由古至今，祖祖单传。尔要明白修道修的是甚么，炼的是甚么，成道成的是甚么，天下万物是甚么成的，生人是甚么生的。

顺一子焚香表后跪而求之，乞师示下。

尔修道修也，修的是先天祖炁，炼的也是祖炁，成道成的也是祖炁。天下万物也是炁生的，人也是父母祖炁所生。万物有炁则成，无炁则坏。人有祖炁则生，无祖炁则死。尔将祖炁修的圆圆陀陀，百尺竿头再进一步，将周身大小窍炼的光明，为有阳关一窍不可发光明。须得再进一步，炼的通身神火，化成先天祖炁，成为这个

○　聚者能成元身　散者能成空氣　恐不得此炁　後天

色身　不能化爲炁　故有留身之說　皆謂此也　又在自

已作德祖上有德無德　若無德　有留身在世　故有尸解

之訣　爲撒手之法也　用撒手者　訣云　口內上腭是

天池穴　逼腦髓中炁胞　吾人說話　出先天真炁　故云

日出千言不損自傷　爾不知　上腭後　有個玄膺穴　上

逼真炁胞　下逼十二重樓　卽是逼肺氣管　爾將舌逼過

吊中　卽是巧舌肉簾後　是玄膺穴　用舌尖頂住玄膺穴

人不能自主矣　說活不是活人　舌尖閉住真炁不通

故身不能自動　如死人一樣　昔年老比丘　用的是此法

○，聚者能成元身，散者能成空气。恐不得此炁，后天色身不能化为炁，故有留身之说，皆谓此也。又在自己作德、祖上有德无德，若无德，有留身在世，故有尸解之诀，为撒手之法也。用撒手者，诀云：口内上腭是天池穴，通脑髓中炁胞。吾人说话，出先天真炁，故云日出千言不损自伤。尔不知，上腭后，有个玄膺穴，上通真炁胞，下通十二重楼，即是通肺气管。尔将舌逼过吊中，即是巧舌肉帘后，是玄膺穴，用舌尖顶住玄膺穴，人不能自主矣，说活不是活人，舌尖闭住真炁不通，故身不能自动，如死人一样。昔年老比丘，用的是此法，

修道若不願意在世界　用此法爲老比丘　若有人將舌
放開．此老比丘卽能復生説話　因肉身能通眞炁　故而
復活　此玄膺穴　兩旁有薄肉如簾　有前簾後簾中有核
大如杏仁　生脂以潤喉嚨　爲口之界　由古至今　各
位祖師　秘而不傳　單傳至今　爾要細心悟之
了然禪師曰　九年面壁　虛空粉碎之法訣　蹈光依滅盡
定　而寂滅之　寂滅日久　直至三年九載　空定衡極
滅盡無餘之際　神光周足　法相圓滿　色空俱泯　形神
俱妙其歛也　至精至徹　納入芥子而無間　其放也　至
大至剛　包羅須彌而無外　將見無極神光　化爲太紅光

修道若不愿意在世界，用此法为老比丘。若有人将舌放开,此老比丘即能
复生说话,因肉身能通真炁,故而复活。此玄膺穴,两旁有薄肉如帘,有前
帘、后帘,中有核,大如杏仁,生脂以润喉咙,为口之界。由古至今,各位祖
师,秘而不传,单传至今,尔要细心悟之。

了然禅师曰:九年面壁,虚空粉碎之法诀,蹈光依灭尽定,而寂灭之,
寂灭日久,直至三年九载,空定衡极,灭尽无余之际,神光周足,法相圆满,
色空俱泯,形神俱妙。其敛也,至精至彻,纳入芥子而无间;其放也,至大至
刚,包罗须弥而无外。将见无极神光,化为太红光,

恰似赫赫日輪　從太虛玄關竅內　一涌而出　崩開分散

燦爛彌滿　無邊無量　爲萬道毫光　透徹於九天之上

貫通於九地之下　若千萬杲日　放大光明　普照三千

大千世界　而聖也　賢也　仙也　佛也　及森羅萬象

莫不齊現於玄關之中　然至則至矣　而猶未盡其妙也

余胞兄趙魁一　由民國七年二月　過大關煉至三年後

胎可出　顯於平西府舖內　正月出胎當時可買黃瓜一對

眾目所觀　由此大家興起　修煉性命真功　余當時問

曰　兄玄功至此　可爲仙佛否　望後可有功作　余兄師

曰　古仙云　身外有身未爲奇　虛空粉碎　方露全真

恰似赫赫日轮，从太虚玄关窍内，一涌而出，崩开分散，灿烂弥满，无边无量，为万道毫光，透彻于九天之上，贯通于九地之下，若千万杲日，放大光明，普照三千大千世界。而圣也、贤也、仙也、佛也，及森罗万象，莫不齐现于玄关之中，然至则至矣，而犹未尽其妙也。

余胞兄赵魁一，由民国七年二月过大关，炼至三年后，胎可出，显于平西府铺内。正月出胎，当时可买黄瓜一对，众目所观。由此大家兴起，修炼性命真功。余当时问曰：兄玄功至此，可为仙佛否？望后可有功作？

余兄师曰：古仙云：身外有身未为奇特，虚空粉碎方露全真。

封以真誥　授以天爵　封爲十六合一大覺金仙之位也

圓行滿　天書下詔　十六位大覺金仙合一　上朝金闕

佛軀　此九年面壁之功　已返到大覺金仙之位　我等功

如摩尼珠　光耀無比　仙佛法身入我之光　我光常入仙

面　彼此交光　合並一體　成爲虚無一箇圈子　我身猶

於四大　得與賢聖仙佛相會　自無始分離　今日方得會

直至虚空粉碎　與道合真　纔見無量之寶光　直充塞

依滅盡定　而寂滅之　即是頓法無爲之禪功　不記年月

爲了當　現在吾不能照耀四大部州　至可再斂神蹈光

所以出胎之後　正要脚踏實地坐功　煉的虚空粉碎　方

所以出胎之后，正要脚踏实地坐功，炼的虚空粉碎，方为了当。现在吾不能照耀四大部洲，只可再敛神蹈光，依灭尽定，而寂灭之，即是顿法无为之禅功。不记年月，直至虚空粉碎，与道合真，才见无量之宝光，直充塞于四大，得与贤圣仙佛相会。自无始分离，今日方得会面，彼此交光，合并一体，成为虚无一个圈子。我身犹如摩尼珠，光耀无比，仙佛法身入我之光，我光常入仙佛躯，此九年面壁之功，已返到大觉金仙之位。我等功圆行满，天书下诏，十六位大觉金仙合一，上朝金阙，封以真诰，授以天爵，封为十六合一大觉金仙之位也。

劉名瑞　敲蹻老師　在昌平州　西山桃園觀　又名旮旯

巷　寔在光緒初年　在廟內過大關後　曰　道成之後

須要積德累功　却來塵世　普濟利人利物　開壇演說

廣度有緣　著丹經接引後學　辟除左道旁門　誅一切邪

教妖言　勸迷人棄僞歸正　化賢良覺知魔事　功行以

畢　聽詔飛昇　以登天仙之位　起死拔宅　免墮塵輪之

苦　何必煩勞後世　再投父母胎胞　而紅塵之道　苦之

盡矣　吾願大丈夫　大孝子　精心細悟　性命真理　教

余廣看慧命經　金仙證論　天仙證理　仙佛合宗等書

余幼年初看此書不明白　後得訣　纔明白一半　得了空

刘名瑞敲蹻老师，在昌平州西山桃源观，又名旮旯庵，是在光绪初年，在庙内过大关后，曰：道成之后，须要积德累功，却来尘世普济利人利物，开坛演说广度有缘，著丹经接引后学，辟除左道旁门，诛一切邪教妖言，劝迷人弃伪归正，化贤良觉知魔事。功行以毕，听诏飞升，以登天仙之位。起死拔宅，免堕尘轮之苦，何必烦劳后世再投父母胎胞，而红尘之道，苦之尽矣。吾愿大丈夫、大孝子，精心细悟性命真理。

教余广看《慧命经》、《金仙证论》、《天仙正理》、《仙佛合宗》等书。余幼年初看此书不明白，后得诀，才明白一半，得了空

師天命全訣　纔明白全旨知伍柳仙宗　是萬古寶書　無
明師者　廣看經書　不能明白全旨。余後得全訣　知我
劉老師　無得着　撒手之法訣　故在次渠村醫人　不能
飛昇　至可脫壳解尸而去　與七祖一樣解尸而昇　余胞
兄趙魁一　以會虛空口訣　至今在三省地面　十二年面
壁無一信　可見煉虛空粉碎一着之難矣
千峯老人趙避塵曰　這煉虛空粉碎　由七真祖師後　煉
此者鮮矣　余功未至此　師受口訣在焉　非是不傳　亦
非怕受天譴　寔在不易得之粉碎　故達摩祖　有九年雪
山之功　古仙云饒經八萬刧　終是落空亡　亦不知壽

师天命全诀,才明白全旨,知《伍柳仙宗》是万古宝书。无明师者,广看经书,不能明白全旨。余后得全诀,知我刘老师无得着撒手之法诀,故在次渠村医人,不能飞升,至可脱壳解尸而去,与七祖一样解尸而升。

余胞兄赵魁一,以会虚空口诀,至今在三省地面,十二年面壁无一信,可见炼虚空粉碎一着之难矣。

千峰老人赵避尘曰:这炼虚空粉碎,由七真祖师后,炼此者鲜矣。余功未至此,师授口诀在焉,非是不传,亦非怕受天谴,实在不易得之粉碎,故达摩祖有九年雪山之功。古仙云:饶经八万劫,终是落空亡。亦不知寿

命有限　而不能修　亦不知得此法　煉不到粉碎　解尸

而昇　余前著煉精化炁　是下手之法　煉炁化神　是轉

手之法　煉神還虛　是了手之法　又煉虛合道為粉碎

是撒手之法也　是由漸法而入頓法　由有為而入無為

由不空而入真空　無上師云　煉得金丹似月圓　未免有

圓還有缺　丹經云　閱盡丹經萬萬篇　末後一着無人言

陽關一閉準長生　千佛萬祖皆單傳　千峯老人曰　百

尺竿頭取進步　把箇疑團打破時　撒手不通玄膺穴　大

羅金仙我靈座　若無得訣者　速訪明師　問撒手之法

煉至神光滿穴　自內竅達於外竅　外九個　九竅之中

命有限，而不能修；亦不知得此法，炼不到粉碎，解尸而升。

余前著炼精化炁，是下手之法；炼炁化神，是转手之法；炼神还虚，是了手之法；又炼虚合道为粉碎，是撒手之法也。是由渐法而入顿法，由有为而入无为，由不空而入真空。无上师云：炼得金丹似月圆，未免有圆还有缺。丹经云：阅尽丹经万万篇，末后一着无人言；阳关一闭准长生，千佛万祖皆单传。千峰老人曰：百尺竿头取进步，把个疑团打破时；撒手不通玄膺穴，大罗金仙我灵座。若无得诀者，速访明师，问撒手之法。炼至神光满穴，自内窍达于外窍，外九个，九窍之中，窍窍皆有神；小窍八万四千之中，窍窍皆有灵光，彻内彻外，透底透顶。在在皆有神光，如百千灯光，照耀一室，灯灯互焰光也，散去则无数，收之而为一。炼到此时，超出三千大千世界，又于三千大千之中，复放无量宝光，直充塞于极乐世界。我身犹如摩尼宝珠，诸佛法身入我身体，我身常入诸佛躯。一佛二佛千万佛，总是自心无别物，昔年自修善根基，今日依然得渠力。荷泽禅师云：本来面目是真如，舍利光中认得渠；万劫迷头今始悟，方知自性是文殊。自性清静便是无垢佛，自性如如便是自在佛，自性不昧便是光明佛，自性坚固便是

不壞佛　位位諸佛　自身俱有　說亦不盡　惟一性爾
性即是心　心即是佛　新佛舊成曾無二體　金身也是這
箇○　法身也是這箇○　本來面目也是這箇○　虛空也是這
是這箇○　上乎天下乎地全是這箇○　天地有壞　這箇
○不壞　請問這箇○　是箇甚麼　是天地人身萬物真
陰陽之炁　煉至純陽真炁　成爲這箇○　纔是真我　纔
是真性命　纔是金仙不壞真體　纔是不生不滅之元神
纔是一切無有如來佛　十六步口訣終
玄湘子果仲蓮問曰　弟子看丹經道書　每言道在眼前人
不知

不坏佛，位位诸佛，自身俱有，说亦不尽，惟一性尔。性即是心，心即是佛，新佛旧成曾无二体，金身也是这个○，法身也是这个○，本来面目也是这个○，虚空也是这个○，上乎天、下乎地全是这个○。天地有坏，这个○不坏。请问这个○是个甚么？是天地、人身、万物真阴阳之炁，炼至纯阳真炁，成为这个○，才是真我，才是真性命，才是金仙不坏真体，才是不生不灭之元神，才是一切无有如来佛。

十六步口诀终

玄湘子果仲莲问曰：弟子看丹经道书，每言道在眼前人不知。

馬丹陽祖師曰　玄微妙訣無多言　只在眼前人不顧

又曰道在眼前甚容易　得服之人妙難比

陳泥丸曰　眼前有路不知處　造空伏死徒冥冥

又曰大道分明在眼前　又曰終日相隨在目前

張三丰祖師曰　今日方知道在眼前

薛道光祖師曰　思量只是眼睛前　自是時人不見

劉海蟾祖師曰　眼前覷着不識眞

蕭紫虛曰　金液還丹在眼前　迷者多而悟者少

上陽子曰　此竅分明在目前

呂祖曰　目前咫尺長生路，多少愚人不細悟

马丹阳祖师曰：玄微妙诀无多言，只在眼前人不顾。

又曰：道在眼前甚容易，得服之人妙难比。

陈泥丸曰：眼前有路不知处，造空伏死徒冥冥。

又曰：大道分明在眼前。又曰：终日相随在目前。

张三丰祖师曰：今日方知道在眼前。

薛道光祖师曰：思量只是眼睛前，自是时人不见。

刘海蟾祖师曰：眼前觑着不识真。

萧紫虚曰：金液还丹在眼前，迷者多而悟者少。

上阳子曰：此窍分明在目前。

吕祖曰：目前咫尺长生路，多少愚人不细悟。

呂祖又曰　真陰真陽是真道　只在眼前何遠討　請問
老師　眼前有道　是箇甚麼
千峯老人答曰　各位祖師言的是　性命雙修　三品合一
先天真炁　發生目前　又名玄關　修道修的是此炁
叅禪打坐　煉的也是此炁　成道也是此炁　故此炁無的
可說　強名曰道　是下手採藥　性命雙修　煉出此炁爲
玄關　又爲真性　故爾在目前　非是枯坐盲修瞎煉　單
煉陰性　是自己一人下手　性命雙修　煉出陽性之炁光
在眼前
玄素姑　余素霞問曰　丹經每言修道　最簡最易　無多

性命去訣　卷十六

吕祖又曰：真阴真阳是真道，只在眼前何远讨。

请问老师，眼前有道，是个甚么？

千峰老人答曰：各位祖师言的是，性命双修、三品合一，先天真炁发生目前，又名玄关。修道修的是此炁，参禅打坐炼的也是此炁，成道也是此炁，故此炁无的可说，强名曰道。是下手采药，性命双修，炼出此炁为玄关，又为真性，故尔在目前。非是枯坐盲修瞎炼，单炼阴性。是自己一人下手性命双修，炼出阳性之炁光在眼前。

玄素姑余素霞问曰：丹经每言修道最简最易，无多

文字

六祖壇經　五祖傳六祖三更時　片時暗點　無多文字

最簡易

黃庭經曰　至道不煩訣存真　又曰　治生之道了不煩

叄同契曰　事省而不煩　　丘祖著西遊　悟空　三更得

道無多語

鍾離祖曰　此道分明事不多　奈緣福薄執迷何

蕭紫虛曰　從來至道無多事　自是愚人識不全

白紫清曰　只緣簡易妙天機　散在丹經下肯洩

石杏林曰　簡易之語　不過半句　証驗之效　只在片時

文字。

《六祖坛经》：五祖传六祖三更时，片时暗点，无多文字，最简易。

《黄庭经》曰：至道不烦诀存真。又曰：治生之道了不烦。

《参同契》曰：事省而不烦。

邱祖著《西游》：悟空三更得道无多语。

钟离祖曰：此道分明事不多，奈缘福薄执迷何。

萧紫虚曰：从来至道无多事，自是愚人识不全。

白紫清曰：只缘简易妙天机，散在丹经不肯泄。

石杏林曰：简易之语，不过半句；证验之效，只在片时。

張紫陽曰　知者惟簡惟易　昧者愈煩愈難

又曰　雖愚昧小人　行之立躋聖地

薛紫賢曰　其道至簡　其事匪遙　但非豐功偉行　不能

遭遇真師　請問老師　如何簡易　是實事　是講理　乞師

示知

千峰老人答曰　此是乾生下手擒白虎之法訣　坤生斬

赤龍之訣也　由古至今　祖祖親傳　不作文字　若遇真

師　最簡最易　若是吸空氣為下手採藥　揉小肚子

揉兩乳　吸空氣　為斬赤龍　妄引丹經　猜度之見　悞

已悞人　罪惡不小

张紫阳曰：知者惟简惟易，昧者愈烦愈难。

又曰：虽愚昧小人，行之立跻圣地。

薛紫贤曰：其道至简，其事匪遥，但非丰功伟行，不能遭遇真师。

请问老师，如何简易？是实事？是讲理？乞师示知。

千峰老人答曰：此是乾生下手擒白虎之法诀，坤生斩赤龙之诀也。由古至今，祖祖亲传，不作文字。若遇真师，最简最易。若是吸空气为下手采药，揉小肚子、揉两乳、吸空气为斩赤龙，妄引丹经，猜度之见，误己误人，罪恶不小。

玄瑞子鄭瑞生問曰　弟子看丹經道書　每到眞口訣地方

言可笑

悟眞曰　工夫容易藥非遙　說破世人須失笑

薛道光曰　神仙不肯分明說　說與分明笑殺人

呂祖曰　性命根　生死竅　說着醜　行着妙　人人憎

個個笑

葫蘆歌曰　行着妙　說着醜　惹得遇人笑破口

上陽子曰　偶獲一人兩人知之　卽來千人萬人之謗

石杏林曰　此道易生毀謗

老子曰　下士聞道大笑之

玄瑞子郑瑞生问曰:弟子看丹经道书,每到真口诀地方,言可笑。

《悟真》曰:功夫容易药非遥,说破世人须失笑。

薛道光曰:神仙不肯分明说,说与分明笑杀人。

吕祖曰:性命根,生死窍,说着丑,行时妙,人人憎,个个笑。

《葫芦歌》曰:行着妙,说着丑,惹得愚人笑破口。

上阳子曰:偶获一人两人知之,即来千人万人之谤。

石杏林曰:此道易生毁谤。

老子曰:下士闻道大笑之。

請問老師　又不是　閨丹食氣食穢之法　又不是　房中
採補之法　有何可笑　所笑者何事　惹的世人驚疑　乞
師示知
千峯老人答曰　所笑者　調外藥也　藥不調不生　不知
調藥之功　無藥可採　調藥者　正在二候正子時　不老
不嫩　調的藥產神知　可採藥也　謂此調法可笑　不笑
不是眞道
余胞兄趙魁一曰　調外藥　眞可笑　爾不笑　不知道
了然　了空禪師曰　到二候正子時　可調藥採取　先
天眞炁

二

请问老师：又不是闺丹食气食秽之法，又不是房中采补之法，有何可笑？所笑者何事，惹的世人惊疑？乞师示知。

千峰老人答曰：所笑者，调外药也。药不调不生，不知调药之功，无药可采。调药者，正在二候正子时，不老不嫩，调的药产神知，可采药也。谓此调法可笑，不笑不是真道。

余胞兄赵魁一曰：调外药，真可笑，尔不笑，不知道。

了然、了空禅师曰：到二候正子时，可调药采取先天真炁。

敲蹻道師著道源精微曰　調藥一着　乃上天之秘寶　弗敢妄洩矣

張懋德　號潤亭師叔曰　調外藥　即勒陽關　所以精炁生也

柳華陽師爺云　勒陽關　調外藥　調到藥產神知

冲虛子師祖云　調動其機　精生炁動　採取之謂也

曹還陽祖師云　藥不先調　精無所生也

李虛庵曰　忙裏偷閒調外藥

玄賢姑　王淑賢　問曰　丹經世人皆言　性命雙修　而人又愛身家　不惜性命　只知獨坐孤修　不知離宮入定

敲蹻道师著《道源精微》曰：调药一着，乃上天之秘宝，弗敢妄泄矣。

张懋德（号润亭）师叔曰：调外药，即勒阳关，所以精炁生也。

柳华阳师爷曰：勒阳关，调外药，调到药产神知。

冲虚子师祖云：调动其机，精生炁动，采取之谓也。

曹还阳祖师云：药不先调，精无所生也。

李虚庵曰：忙里偷闲调外药。

玄贤姑王淑贤问曰：丹经皆言性命双修，而世人又爱身家，不惜性命，只知独坐孤修。不知离宫入定，

坎府求玄之妙理　始則以性而修命　終則以命而全性　初關煉精化炁　爲築基之事　中關煉炁化神　是結胎之事　上關煉神還虛　是了手之事　初關爲人仙　中關爲神仙　上關爲天仙　師傳由色界　而升無色界　是性命雙修之真理　請問老師　這雙修　是兩人同修　是心腎合一處　爲雙修　乞師示知

千峯老人答曰　非是兩人同修　心腎合一爲雙修　通不是雙修法訣　這性命雙修　是一人身上神炁而矣　神與炁交　能生舍利子　是初關之法訣　中關炁與炁交　能生先天真一之炁　能結胎　上關神與神交　能出陽神

　　坎府求玄之妙理，始则以性而修命，终则以命而全性。初关炼精化炁，为筑基之事；中关炼炁化神，是结胎之事；上关炼神还虚，是了手之事。初关为人仙，中关为神仙，上关为天仙。师传由色界而升无色界，是性命双修之真理。请问老师，这双修，是两人同修，是心肾合一处为双修？乞师示知。

　　千峰老人答曰：非是两人同修、心肾合一为双修，通不是双修法诀。这性命双修，是一人身上神炁而矣。神与炁交，能生舍利子，是初关之法诀；中关炁与炁交，能生先天真一之炁，能结胎；上关神与神交，能出阳神。

此為性命雙修真功　非是閉目枯坐瞎修　無所成也

妙禪姑宋雲芳　問曰　師爺　前所著十六步大功　細而

又細　可有簡易口訣傳出　我以好記

千峯老人答曰　初步　垂簾冥心守祖竅　手腳和合扣連

環　二步　氣安爐鼎前後轉　無孔雙吹收元精　三步

開通八脉炁血走　手腳麻木氣通行　四步　下手採鑿六

候轉　巽風橐籥沐浴中　五步　日月合並渣滓出　文火

溫養要七成　六步　進陽三六由左轉　退符二四性光生

七步　翕聚祖炁收光法　送歸土府神炁凝　八步　心腎

相交真炁動　坎離交媾丹田溫　九步　四個吸呼法輪轉

此为性命双修真功,非是闭目枯坐瞎修,无所成也。

妙禅姑宋云芳问曰:师爷,前所著十六步大功,细而又细,可有简易口诀传出? 我以好记。

千峰老人答曰:

初步:垂帘冥心守祖窍,手脚和合扣连环。

二步:气安炉鼎前后转,无孔双吹收元精。

三步:开通八脉炁血走,手脚麻木气通行。

四步:下手采鑿六候转,巽风橐籥沐浴中。

五步:日月合并渣滓出,文火温养要七成。

六步:进阳三六由左转,退符二四性光生。

七步:翕聚祖炁收光法,送归土府神炁凝。

八步:心肾相交真炁动,坎离交媾丹田温。

九步:四个吸呼法轮转,

若用口鼻道不真　拾步　龍虎二穴收精炁　舌接任督

轉法輪　拾壹步　靈丹入鼎吞入腹　虛室生白百脉停

拾貳步　龍吟虎嘯溫養丹　片時黃芽白雪生　拾叁步

止火採繫過大關　五龍捧聖吸撮閉　拾四步　提到中宮

養聖胎　真空煉形慧光生　拾五步　胎足念動朝元法

二光合一中顯形　拾六步　身外有身不為奇　虛空粉碎

歸這箇　此拾六步口訣記在心內　用功時而不忘也

訪道真偽歌

堪嘆世人學偽道　不遇明師瞎胡鬧

精炁三寶耗散了　金木水火不能交

若用口鼻道不真。

十步：龙虎二穴收精炁，舌接任督转法轮。

十一步：灵丹入鼎吞入腹，虚室生白百脉停。

十二步：龙吟虎啸温养丹，片时黄芽白雪生。

十三步：止火采繫过大关，五龙捧圣吸撮闭。

十四步：提到中宫养圣胎，真空炼形慧光生。

十五步：胎足念动朝元法，二光合一中显形。

十六步：身外有身不为奇，虚空粉碎归这个。

此十六步口诀记在心内，用功时而不忘也。

访道真伪歌

堪叹世人学伪道，不遇明师瞎胡闹。

精炁三宝耗散了，金木水火不能交。

那裡是你真祖竅？　玄關靈慧怎知道

氣安爐鼎怎麼轉　　無孔雙吹怎麼吹

開通八脉怎麼走　　手腳麻木怎麼行

下手功夫怎採藥　　巽風六候怎轉輪

四相和合怎返照　　五行攢簇怎用功

卯酉週天懂不懂　　陽火陰符怎轉輪

翁聚祖炁歸何處　　守中抱一怎用功

蟄藏炁穴在何處　　心腎相交怎麼行

大週吸呼用四個　　若用口鼻道不真

三寶若失怎樣防　　真炁若走怎麼封

哪里是你真祖窍？　玄关灵慧怎知道？
气安炉鼎怎么转？　无孔双吹怎么吹？
开通八脉怎么走？　手脚麻木怎么行？
下手功夫怎采药？　巽风六候怎转轮？
四相和合怎返照？　五行攒簇怎用功？
卯酉周天懂不懂？　阳火阴符怎转轮？
翁聚祖炁归何处？　守中抱一怎用功？
蛰藏炁穴在何处？　心肾相交怎么行？
大周吸呼用四个，若用口鼻道不真。
三宝若失怎样防？　真炁若走怎么封？

一畫

舍利若成怎知道　靈丹脫落怎收功
龍吟虎嘯在何處　止火景到怎用功
金光三現怎過關　牛羊鹿車怎上行
舍利成珠怎牽上　溫養中宮胎怎成
牟尼成胎是甚麼　三年乳哺怎補功
道胎圓滿怎出胎　此法不明胎失坑
速訪明師求真訣　一失人身再復難
若問此篇何人著　千峯老人趙避塵
眾弟子徒孫問答

舍利若成怎知道？灵丹脱落怎收功？
龙吟虎啸在何处？止火景到怎用功？
金光三现怎过关？牛羊鹿车怎上行？
舍利成珠怎牵上？温养中宫胎怎成？
牟尼成胎是甚么？三年乳哺怎补功？
道胎圆满怎出胎？此法不明胎失坑。
速访明师求真诀，一失人身复再难。
若问此篇何人著，千峰老人赵避尘。

众弟子、徒孙问答

一画部

性命法訣 卷六 古

```
二候之時        二岁功如何煉法        乙陽之工        一心禪定        一心學道        一步功如何煉法
  問    答陽生    問    答氣安爐鼎後升轉        真    二畫部        答入山面壁        答學道人心堅實        垂簾明心守祖竅
                              答周天時候                                        手脚和合扣連環
      槖產爲二候              無孔雙吹收元精        問                撒手老比丘之法        廣看丹經道書        遇明師知
      活子時                        上升的事情                問
      炁動爲二候                                    問
```

问：一步功如何炼法？

答：垂帘明心守祖窍，手脚和合扣连环。

问：一心学道？

答：学道人心坚实，广看丹经道书，遇明师知真。

问：一心禅定？

答：入山面壁，撒手老比丘之法。

问：一阳之工？

答：周天时候，上升的事情。

二画部

问：二步功如何炼法？

答：气安炉鼎后升转，无孔双吹收元精。

问：二候之时？

答：阳生、槖产为二候；活子时、炁动为二候。

问：

十字街中　答兩眼中心　內有一管　爲祖竅　發生先天

真炁　問

七返還丹　答七是金的成數　使鉛汞返入炁穴　還升泥

丸　照着這樣可以成丹　所以這種名稱　問

八脉之路　答以生死竅爲樞軸　生死竅後是督脉　前是

任脉　中是衝脉　橫是帶脉　上通心　下通

陽關　上前通臍　上後通腎　此是通精八脉

問

二十四退陰符　答用六爻策數　周天酉時沐浴度數　問

二禪之工　答初禪覺觀　二禪炁絕　問

十字街中？

　　答：两眼中心，内有一管，为祖窍，发生先天真炁。

　　问：七返还丹？

　　答：七是金的成数，使铅汞返入炁穴，还升泥丸，照着这样可以成丹，所以这种名称。

　　问：八脉之路？

　　答：以生死窍为枢轴，生死窍后督脉，前是任脉，中是冲脉，横是带脉，上通心，下通阳关，上前通脐，上后通肾，此是通精八脉。

　　问：二十四退阴符？

　　答：用六爻策数，周天酉时沐浴度数。

　　问：二禅之功？

　　答：初禅觉观，二禅炁绝。

　　问：

性命法诀　卷六　五

人道如何　答卽是生人之道　和仙佛之道相反　問

入火之法　答使神火入於炁穴內　問

三畫部

三步功如何煉法　答開通八脉炁穴走　手脚麻木氣通行
問

三十六進陽火　答由子至巳爲進陽　督脉上升之路　周
天卯時沐浴度數　問

三事之調和　答　前三三　後三三　合之煉　問

下手法訣　答下手採槃　在生死竅　使精逆回補腦之
訣法　問

人道如何？

　　答：即是生人之道，和仙佛之道相反。

　　问：入火之法？

　　答：使神火入于炁穴。

三画部

　　问：三步功如何炼法？

　　答：开通八脉炁穴走，手脚麻木气通行。

　　问：三十六进阳火？

　　答：由子至巳为进阳，督脉上升之路，周天卯时沐浴度数。

　　问：三事之调和？

　　答：前三三，后三三，合之炼。

　　问：下手法诀？

　　答：下手采槃，在生死窍，使精逆回补脑之诀法。

　　问：

下降之路　答由午至亥爲退陰符　任脈下降之路　周天
酉時沐浴度數　問
子炁發生　答精炁發生時候　爲子炁　問
子後午前　答是進陽火　退陰符　任督二脈之路　問
子箱之路　答送精炁走路　爲子箱　用鼻氣輸送精炁
同路而不同體　採𤎅內裡消息　問
小周天法　答後升前降轉輪之法　將精炁收歸爐內　問
小𤎅發生　答精炁不足爲小𤎅　淫根動時爲發生　問
大周天法　答築基之工　終了之後　採大𤎅　無時無候
無間斷　問

下降之路？

　　答：由午至亥为退阴符，任脉下降之路，周天酉时沐浴度数。

　　问：子炁发生？

　　答：精炁发生时候，为子炁。

　　问：子后午前？

　　答：是进阳火、退阴符，任督二脉之路。

　　问：子箱之路？

　　答：是送精炁走路，为子箱，用鼻气输送精炁，同路而不同体，采𤎅内里消息。

　　问：小周天法？

　　答：后升前降转轮之法，将精炁收归炉内。

　　问：小𤎅发生？

　　答：精炁不足为小𤎅，淫根动时为发生。

　　问：大周天法？

　　答：筑基之功终了之后，采大𤎅，无时无候无间断。

　　问：

凡鉛凡汞　答元炁為真鉛　元神為真汞　鉛汞在內為真

大力白牛　答精炁發生　活動之力　佛比作大力白牛問

外見為凡　問

四畫

四步法訣　答下手採藥六候轉　巽風橐籥沐浴中　問

火候工法　答火是火　候是候　是兩樣工法　問

火化斷淫　答淫身淫心好斷　為有淫根　無師傳　不能

斷　問

火逼金行　答用火催促的事情　用心息運炁　後升前降

問

大力白牛？

　　答：精炁发生，活动之力，佛比作大力白牛。

　　问：凡铅凡汞？

　　答：元炁为真铅，元神为真汞，铅汞在内为真，外见为凡。

四画部

　　问：四步法诀？

　　答：下手采药六候转，巽风橐籥沐浴中。

　　问：火候功法？

　　答：火是火，候是候，是两样功法。

　　问：火化断淫？

　　答：淫身、淫心好断，为有淫根，无师传不能断。

　　问：火逼金行？

　　答：用火催促的事情，用心息运炁，后升前降。

　　问：

月華榮光　答精炁足滿　發現炁光放目前　為玄關　問

太陽太陰　答心內元炁為太陽　腎中元炁為太陰　問

元關炁海　答即是丹田　正中有炁穴　精炁由此而生
問

元精元炁　答發動外見着為元精　能生育　採囘逆升為
元炁　能作丹　問

幻丹幻槃　答有念採的槃　為幻丹幻槃　有夜內走泄之
問

五通之鬼　答煉的天眼天耳他心宿命神境　為五通之鬼
問

月华荣光？

　　答：精炁足满，发现炁光放目前，为玄关。

　　问：太阳太阴？

　　答：心内元炁为太阳，肾中元炁为太阴。

　　问：元关炁海？

　　答：即是丹田，正中有炁穴，精炁由此而生。

　　问：元精元炁？

　　答：发动外见着为元精，能生育，采回逆升为元炁，能作丹。

　　问：幻丹幻槃？

　　答：有念采的槃，为幻丹幻槃，有夜内走泄之患。

　　问：五通之鬼？

　　答：炼的天眼、天耳、他心、宿命、神境，为五通之鬼。

　　问：

止火之景？

　　答：炼丹成的时候，由目至丹田有白光。

　　问：止火之功？

　　答：采繋时，不行吸呼之气，为止火功法。

　　问：止观均等？

　　答：是禅定面壁之事，一切全空，撒手之法也。

　　问：心中元神？

　　答：是心中本体，神精系精粹，为元神。

　　问：心中神火？

　　答：心者性也，发于二目，入火、降火、凝火、以火、移火、离火、心火，皆是心目转动，不动之火，能化元精而助元炁。

　　问：水火交媾？

　　答：二目之神火与心意，入于炁穴内久之，水上火下，真炁自生。

　　问：

水中火發 答卽是精炁 火是運火取火提火坎火坤火水

中火爐中火 皆是先天真炁 能化吸呼 而

助元神 問

丹田內丹 答卽是炁穴內能作丹 丹是精化成的爲丹問

中正中宮 答卽是萬事合於中正 中宮者 心下一寸二

分 卽絳宮 女子生血黃之地 生炁之總根

卽肝的根也 問

天罡天機 答北辰譬喻神在炁穴內 而爲主宰天機 黿

產之時 問

天地氤氳 答是神炁融合的事情 神爲天 炁爲地 萬

水中火发？

答：即是精炁，火是运火、取火、提火、坎火、坤火、水中火、炉中火，皆是先天真炁，能化吸呼，而助元神。

问：丹田内丹？

答：即是炁穴内能作丹，丹是精化成的为丹。

问：中正中宫？

答：即是万事合于中正。中宫者，心下一寸二分，即绛宫，女子生血黄之地，生炁之总根，即肝的根也。

问：天罡天机？

答：北辰譬喻神在炁穴内，而为主宰天机，黿产之时。

问：天地氤氲？

答：是神炁融合的事情，神为天，炁为地，万物由此而生。

问：天然交合？

答：神与炁交，自然而然，全身皆空，为自然交媾。

问：斗柄回寅？

答：譬喻真炁后升前降行周天之事。

问：内外吸呼？

答：内吸呼于踵，非是用口鼻，外是巽风吸呼真意口鼻吸呼之气。

问：内景自生？

答：是自身用功，用的阳生时候，自觉脐下温暖，是内景自生。

问：内槃外槃？

答：内槃是精炁合一之光，外槃是采精化炁，能成舍利子。

问：

火之吸呼

答有起火、引火、火逼行火、止火 用口鼻吸呼氣

火候寔用

答吸呼之火 能化五穀百味之精而助元精 問

心目神火 能化飲食之穀精 而助元精

能化吸呼 能化元精 而助元炁

而還虛助道成 而助元神 元炁之火

文薰武煉 元神之火 能化形

答用文火薰蒸 武火煆煉 是坐定心不動

後升前降 問

六度真功

答布施 持齋 忍辱 精進 禪定 智慧

這六種 是度人之舟 問

火之吸呼？

答：有起火、引火、火逼行火、止火，用口鼻吸呼气，能化五谷百味之精而助元精。

问：火候实用？

答：吸呼之火，能化饮食之谷精而助元精；心目神火，能化元精而助元炁；元炁之火，能化吸呼而助元神；元神之火，能化形而还虚助道成。

问：文薰武炼？

答：用文火薰蒸，武火煅炼，是坐定心不动，后升前降。

问：六度真功？

答：布施、持斋、忍辱、精进、禅定、智慧这六种，是度人之舟。

问：

性命法□〔卷二□〕　　大

五畫部

生死竅處　　答從丹田　到精道的道路　下通陽關　採鰾
時　將要走泄的精　使他逆回之處　問

未化之精　　答採鰾時巽風小　精無化炁　在炁穴內　引
精自流出來　問

外鰾外丹　　答採取的有形鰾　將要走到外邊的精　不令
走出　下手採回為丹　問

外念淫精　　答採取時有念　為淫精　成為幻丹　准走泄
問

四撲成章　　答是易經之卦數　陽火陰符定位　為四撲問

五画部

生死窍处？

答：从丹田，到精道的道路，下通阳关，采鰾时，将要走泄的精，使他逆回之处。

问：未化之精？

答：采鰾时巽风小，精无化炁，在炁穴内，引精自流出来。

问：外鰾外丹？

答：采取的有形鰾，将要走到外边的精，不令走出，下手采回为丹。

问：外念淫精？

答：采取时有念，为淫精，成为幻丹，准走泄。

问：四撲成章？

答：是《易经》之卦数，阳火阴符定位，为四撲。

问：

北斗北海　答斗是炁行週天北是炁穴地位　海是　納水
之處　問

用九乾數　答六爻全動　稱為用九　四九三十六　週天
度數　問

用六坤數　答六爻全動　稱為用六　四六二十四　週天
度數　問

六畫部

有情下種　答無念陽生　生到二候正子時　可下眞種
即是採藥　問

因地果生　答生果之地　即是丹田　生眞種　結果之地

北斗北海？

答：斗是炁行周天，北是炁穴地位，海是纳水之处。

问：用九乾数？

答：六爻全动，称为用九，四九三十六，周天度数。

问：用六坤数？

答：六爻全动，称为用六，四六二十四，周天度数。

六画部

问：有情下种？

答：无念阳生，生到二候正子时，可下真种，即是采藥。

问：因地果生？

答：生果之地，即是丹田，生真种，结果之地

先天真神　答是元炁所助　无念身中元神　非是烧香磕
　　　　　頭之神　問

先天真炁　答就是无念元炁　是无念元精所生　問

先天真精　答无念採的真精　化成为炁　有念不为先天
　　　　　真精　問

行住起止　答週天運行之数　为四正　卯酉不在内　問

玄關發現　答丹田精炁神足　發現目前之光　为玄關發
　　　　　現　問

廻光返照　答用二目合一　下照丹田　久之真炁自生問

　　　　　基　問

基。

问：回光返照？

答：用二目合一，下照丹田，久之真炁自生。

问：玄关发现？

答：丹田精炁神足，发现目前之光，为玄关发现。

问：行住起止？

答：周天运行之数，为四正，卯酉不在内。

问：先天真精？

答：无念采的真精，化成为炁，有念不为先天真精。

问：先天真炁？

答：就是无念元炁，是无念元精所生。

问：先天真种？

答：是元炁所助，无念身中元神，非是烧香磕头之神。

问：

西南榮華　答坤位即是丹田　至二目一路虛白　為西南

路上月華榮　問

七畫部

沐浴溫養　答無他無我　一切全空　為沐浴溫養　問

坎離真炁　答坎位是丹田　內生真炁　順出是精　離位

是心　內生真炁　由中發動炁血　人身脈動

即此也　問

坎水變炁　答採藥時　順出是精　逆回是炁　問

吸機之闔　答吸是鼻內往下一吸氣　內裡先天真炁上升

是吸機之闔外氣下降　內炁上升　問

西南荣华?

答:坤位即是丹田,至二目一路虚白,为西南路上月华荣。

七画部

问:沐浴温养?

答:无他无我,一切全空,为沐浴温养。

问:坎离真炁?

答:坎位是丹田,内生真炁,顺出是精;离位是心,内生真炁,由中发动炁血,人身脉动即此也。

问:坎水变炁?

答:采藥时,顺出是精,逆回是炁。

问:吸机之阖?

答:吸是鼻内往下一吸气,内里先天真炁上升,是吸机之阖,外气下降,内炁上升。

问:

性命法訣 卷六 五

丹慭走失　答丹要結成時候　因爲有念在內　夜內走失

　　元精　問

吹嘘工法　答身內有幻丹　用不加神的吸呼吹嘘　幻丹

　　化眞丹　問

收丹工法　答身內吹嘘　不用口鼻吸呼氣　丹成採取

不用吸呼氣　爲止火　問

身中璇璣　答卽是轉法輪路脉　問

尾閭底骨　答二十四骨下爲尾閭　底骨　小孩骨　二十

四下　還有七個尾底骨　大人七個內　上三

骨　連成一個　下四小骨通神經系　問

丹慭走失？

　　答：丹要结成时候，因为有念在内，夜内走失元精。

　　问：吹嘘功法？

　　答：身内有幻丹，用不加神的吸呼吹嘘，幻丹化真丹。

　　问：收丹功法？

　　答：身内吹嘘，不用口鼻吸呼气，丹成采取，不用吸呼气，为止火。

　　问：身中璇玑？

　　答：即是转法轮路脉。

　　问：尾间骶骨？

　　答：二十四骨下为尾间、骶骨，小孩骨二十四下，还有七个尾骶骨，大人七个内上三骨连成一个，下四小骨通神经系。

　　问：

牟尼成珠

答是神炁合一 煉成眞種 法輪數足煉成舍
子 運過後三關 提升中宮爲牟尼珠 炁與
意合一 名曰道胎　問

八畫部

金丹金鼎　答神炁交足　是金丹　爐鼎　炁發動爲爐鼎
　　　問

呼機之闢　答呼是鼻內往外上升出氣　內裏先天眞炁下
降　爲呼機之闢　闢闔總得二目隨之轉動
　爲吸升呼降之闔闢問

空運轉氣　答鼎內若無眞種子　不可水火蕘空鐺　問

牟尼成珠?

答:是神炁合一,炼成真种,法轮数足炼成舍利子,运过后三关,提升中宫为牟尼珠,炁与意合一,名曰道胎。

八画部

问:金丹金鼎?

答:神炁交足是金丹;炉鼎,炁发动为炉鼎。

问:呼机之辟?

答:呼是鼻内往外上升出气,内里先天真炁下降,为呼机之辟,阖辟总得二目随之转动,为吸升呼降之阖辟。

问:空运转气?

答:鼎内若无真种子,不可水火煮空铛。

问:

周天筑基　答是下手補精之法　幼年中年老人　不是一

樣傳法　問

性中之眞　答性者心也　發於二目　心靜教作眞性　命

足發現靈光　問

河車之路　答轉運週天時候　炁的運行之路　問

命門之處　答臍下一寸三分有一管　血至此處　化爲白

色陰精　下通陽闊　問

盲修瞎煉　答不知下手煉精轉手煉炁　了手煉神　撒手

向壁　爲瞎煉　是無明師之過耳　問

九畫部

周天筑基？

　　答：是下手补精之法，幼年、中年、老人，不是一样传法。

　　问：性中之真？

　　答：性者心也，发于二目，心静教作真性，命足发现灵光。

　　问：河车之路？

　　答：转运周天时候，炁的运行之路。

　　问：命门之处？

　　答：脐下一寸三分有一管，血至此处，化为白色阴精，下通阳关。

　　问：盲修瞎炼？

　　答：不知下手炼精、转手炼炁、了手炼神、撒手面壁，为瞎炼，是无明师之过耳。

九画部

　　问：

活子時到　答賜生物舉　爲活子時　不可急採蘥　正子
時再採　問
炁虧補工　答世人將炁耗虧　當用採法補之　問
炁穴子母　答炁穴是丹田　母是精　煉成化炁而神安　是子　問
後天之精　答生育者　元精也　逆回者　元炁也　問
後天之氣　答口鼻吸呼之氣　用巽風採蘥即此也　問
後天之神　答散動之心　情慾之神氣　耗散無神則虛　問
法吞津液　答吞津液而養身　補助陰精多生　吞法在前

活子时到?

答:阳生物举,为活子时,不可急采蘥,正子时再采。

问:炁亏补功?

答:世人将炁耗亏,当用采法补之。

问:炁穴子母?

答:炁穴是丹田,母是精,炼成化炁而神安,是子。

问:后天之精?

答:生育者,元精也;逆回者,元炁也。

问:后天之气?

答:口鼻吸呼之气,用巽风采蘥即此也。

问:后天之神?

答:散动之心,情欲之神气,耗散无神则虚。

问:法吞津液?

答:吞津液而养身,补助阴精多生,吞法在前。

问:

性命法诀明指　卷六

法輪常轉　答本是佛語　實則行週天　任督二脈轉法輪
之事　問
封固真寶　答採完鼐後　先用武封　後用文封　問
十畫部
陽關寶閉　答陽關是走精炁管　中有一皮　皮上便溺　皮下走精炁　閉住真炁不走　個個長生　問
陰縮不舉　答是你幼年虧欠　陽萎不舉　非是採鼐煉的　不舉　問
救護命寶　答中年老年人　將精耗散　先得採鼐　為救護命寶　問

法轮常转?

答:本是佛语,实则行周天,任督二脉转法轮之事。

问:封固真宝?

答:采完鼐后,先用武封,再用文封。

十画部

问:阳关实闭?

答:阳关是走精炁管,中有一皮,皮上便溺,皮下走精炁,闭住真炁不走,个个长生。

问:阴缩不举?

答:是你幼年亏欠,阳萎不举,非是采鼐炼的不举。

问:救护命宝?

答:中年、老年人,将精耗散,先得采鼐,为救护命宝。

问:

黄芽復生　答是時來　內裏生精　鬐嫩不可採取　轉法輪　可生育

採取鬐物　答下手之法訣　補爾前虧欠之精　補足　可到馬陰藏相

真鉛真汞　答真鉛是元炁　真汞是元神

真性真命　答性是心中靈氣　發於二目　命是腎中元炁　發於淫根

真人吸呼　答真人吸呼於踵　於蒂　非是用口鼻吸呼氣

雪山白牛　答聚雪成山　如同念經枯坐　白牛是先天真

黄芽复生?

　　答:是时来,内里生精,鬐嫩不可采取,转法轮,可生育。

　　问:采取鬐物?

　　答:下手之法诀,补尔前亏欠之精,补足,可到马阴藏相。

　　问:真铅真汞?

　　答:真铅是元炁,真汞是元神。

　　问:真性真命?

　　答:性是心中灵气,发于二目;命是肾中元炁,发于淫根。

　　问:真人吸呼?

　　答:真人吸呼于踵、于蒂,非是用口鼻吸呼气。

　　问:雪山白牛?

　　答:聚雪成山,如同念经枯坐,白牛是先天真炁。

问:造化二机?

答:男女合生子女之机,神炁合生丹槃之机。

问:阳生炁旺?

答:阳生是内景暖气,炁旺是阳举之机,痒生毫窍,是正子时到,速下手采取。

十二画部

问:虚危穴地?

答:即丹田,是北方的星名,北斗也是他。

问:虚无之窟?

答:也是丹田,待炁发生之时,有这种名称。

问:混采混炼?

答:活子时初到,就采槃,嫩为混采,无槃行火炼槃,为混炼。

问:巽风升降?

答:鼻内吸呼气,伴着神炁,后升前降,为巽

風升降 問

無漏真炁 答陽關一閉 個個長生 由一閉再得一閉返
成童身 問

拾叁畫部

溫養之功 問

答以文火養之 身心意助之 非是沐浴溫養

聖胎顯形 問

答神的性光 炁的命光 二光合一 由中生

微風吹動 問

出聖胎與我一樣 問

答用吸呼氣微微吹噓 就是溫養的文火 問

頓法漸法 問

答頓法是童身用工 漸法是破身用工 問

风升降。

问：无漏真炁？

答：阳关一闭，个个长生，由一闭再得一闭，返成童身。

十三画部

问：温养之功？

答：以文火养之，身心意助之，非是沐浴温养。

问：圣胎显形？

答：神的性光，炁的命光，二光合一，由中生出圣胎与我一样。

问：微风吹动？

答：用吸呼气微微吹嘘，就是温养的文火。

问：顿法渐法？

答：顿法是童身用功，渐法是破身用功。

问：

乱提生火？

答：是籁炁未动，乱行周天之功，生邪火。

问：炼精化炁？

答：是下手采籁的功法，还精补脑之诀。

十四画部

问：经传口诀？

答：由古至今，祖师口口亲传，不可轻传于人。

问：对斗明星？

答：对是返观，斗是丹田，明星是丹田炁发生也。

问：槖籥之炁？

答：槖是发先天真炁之消，籥是过先天真炁之息，用阖辟、巽风吸呼，送槖籥处消息之炁。

问：

鼎爐位置　答是烹鍊的器具　丹田炁發為爐　炁升上為鼎　問

漏盡通成　答精炁永不下耗　陽關自閉　內裹有精化為炁　名遍成　問

十五畫部

調外藥法　答勒陽關　調到藥產神知　精炁動時為調　問

穀精火道　答穀精是陰精　無生精蟲　最攪亂人心　生邪念　得風吹化　為陽精　煉足採回成丹　問

慧命之根　答元精足生慧　慧光即是精炁補神足　發現目前為根　問

鼎炉位置？

答：是烹鍊的器具，丹田炁发为炉，炁升上为鼎。

问：漏尽通成？

答：精炁永不下耗，阳关自闭，内里有精化为炁，名通成。

十五画部

问：调外药法？

答：勒阳关，调到药产神知，精炁动时为调。

问：谷精火道？

答：谷精是阴精，无生精虫，最搅乱人心，生邪念，得风吹化，为阳精，炼足采回成丹。

问：慧命之根？

答：元精足生慧，慧光即是精炁神补足，发现目前为根。

问：

運虛不空　答心身意空　而入忘我之境　目前慧光為不

藥基之工　答是採藥運週天工

十七畫部

靜中炁動　答是精囊不足之故　用週天轉動之工　存養

元精　問

辨時之時　答煉丹陽生採藥　藥產周天止火　全要依着相

當時候　問

十六畫部

潮來之生　答陽炁滿足　物自舉　用回光返照　綿綿若

存之功　自回　問

潮来之生？

答：阳炁满足物自举，用回光返照、绵绵若存之功，自回。

十六画部

问：辨时之时？

答：炼丹阳生采药，药产周天止火，全要依着相当时候。

问：静中炁动？

答：是精囊不足之故，用周天转动之功，存养元精。

问：筑基之功？

答：是采药运周天功。

十七画部

问：运虚不空？

答：心身意空，而入忘我之境，目前慧光为不

龍宮一聲　答龍宮是炁穴　一聲是炁動向外　有訣逆回

空　問

問

暖炁內景　答丹田發暖　是內裏生精之景

十八九畫部

竅中之竅　答就是炁穴　下通生死竅　八脉轄成一竅

為竅中竅　問

槼產神知　答精炁出來之時　自知下手採取　問

槼之老嫩　答活子時將到是嫩　正子時已過是老　在二

候採之　問

空。

问：龙宫一声？

答：龙宫是炁穴，一声是炁动向外，有诀逆回。

问：暖炁内景？

答：丹田发暖，是内里生精之景。

十九画部

问：窍中之窍？

答：就是炁穴，下通生死窍，八脉辖成一窍，为窍中窍。

问：槼产神知？

答：精炁出来之时，自知下手采槼。

问：槼之老嫩？

答：活子时将到是嫩，正子时已过为老，在二候采之。

问：

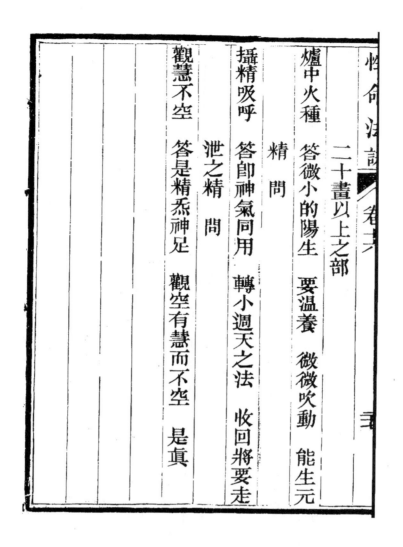

二十画以上部

炉中火种？

答：微小的阳生，要温养，微微吹动，能生元精。

问：摄精吸呼？

答：即神气同用，转小周天之法，收回将要走泄之精。

问：观慧不空？

答：是精炁神足，观空有慧而不空，是真。

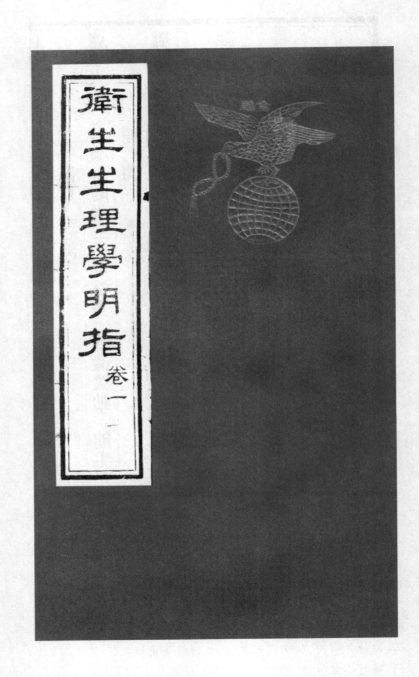

衛生生理學明指

卷一

衛生生理學明指

民國二十二年刻板

每本壹圓

板存石駙馬大街八十八號慈善會

華明公所印書智已
原書印智不公

不准翻印

千峯老人趙避塵註

自序

中國佛道學秘久　成爲一種迷信　故人覓不着　因無處

可尋訣法　竟視爲有名無實之事　得一二訣者　不敢泄

漏　恐受天譴　有得全訣者　更不敢泄漏　盡被天譴所

誤　獨不思我國古時舊有衛生道學　自秦漢時　改名曰

神仙學　至今更秘　遂認爲一種迷信之事　學者因無處

覓　或被盲師信口亂談　迄今未聞有成道之人　近來各

國發明　生理學　衛生學　精神哲學等書　俱是講衛生

性命延年眞理　而實功訣法毫無　　余　著精炁神生理學

千峰老人赵避尘注

自序

中国佛道学秘久，成为一种迷信，故人觅不着，因无处可寻诀法，竟视为有名无实之事。得一二诀者，不敢泄漏，恐受天谴；有得全诀者，更不敢泄漏，尽被天谴所误。独不思我国古时旧有卫生道学，自秦汉时，改名曰神仙学，至今更秘，遂认为一种迷信之事。学者因无处觅，或被盲师信口乱谈，迄今未闻有成道之人。近来各国发明生理学、卫生学、精神哲学等书，俱是讲卫生性命延年真理，而实功法诀毫无。余著精炁神生理学，

生理法訣 卷一

明言古今秘密訣法　筆之於書　奉請同志加以精細研究

甚麼是　我之性命　方能延年眞理　考求精炁神凝聚以

成人軀　內煉精化炁　炁化爲神　神化爲眞　而合眞衛

生延年之眞生理學　恐其除此之外　別無長生之理　願

天下人　皆先親自証驗　定必早獲其益　精神倍增　身

體强壯　可以得人類應有之幸福　上學者成眞成聖　其

次者却病延年　按東西各國心理生理等書　專主大小腦

之神經而言　然猶不知補法之訣　使腦髓充足　爲心神

作用　蓋精炁入於腦髓中心　二目黑白分明　不但精神

日益强壯　而且百病不生　余自幼年最好玄學　遍訪明師

明言古今秘密诀法，笔之于书。奉请同志加以精细研究甚么是"我之性命"，方能延年真理，考求精炁神凝聚以成人躯，内炼精化炁，炁化为神，神化为真，而合真卫生延年之真生理学，恐其除此之外，别无长生之理。愿天下人，皆先亲自证验，定必早获其益，精神倍增，身体强壮，可以得人类应有之幸福，上学者成真成圣，其次者却病延年。按东西各国心理生理等书，专主大小脑之神经而言，然犹不知补法之诀，使脑髓充足，为心神作用。盖精炁入于脑髓中心，二目黑白分明，不但精神日益强壮，而且百病不生。余自幼年最好玄学，遍访明师，

跋山涉水　辛勤三十餘年　受盡風霜之苦　可謂至矣

所得眞僞師三十餘位　復得閉陽關一訣法　纔知人之生

死　均由自己　不被造化所規弄　便不屬於閻羅拘束

跋山涉水，辛勤三十余年，受尽风霜之苦，可谓至矣。所得真伪师三十余位，复得闭阳关一诀法，才知人之生死，均由自己，不被造化所规弄，便不属于阎罗拘束。

性命衛生精炁神真理學

千峯老人趙避塵著

門生玄致子扈大中校正

門生玄仁子孫駿昌校正

門生玄湘子果仲蓮刻板

坤生玄素姑余素霞印刷

門生玄甯子張執中叅訂

性命卫生精炁神真理学

千峰老人赵避尘著

门生玄致子扈大中校正

门生玄仁子孙骏昌校正

门生玄湘子果仲莲刻板

坤生玄素姑余素霞印刷

门生玄宁子张执中参订

目　录

千峰老人全集【繁简对照本】

千峯老人順一子趙避塵著

第一章 煉精總論

第一節 論後天五穀之精

門生玄致子扈大中校正

門生玄仁子孫駿昌校正

門生玄湘子杲仲蓮刻板

坤生玄素姑余素霞印刷

門生玄甯子張執中參訂

自古至今 講衛生者多矣 然我中國古時 講大衛生者

成仙成佛秘密心傳 至今分門立戶 有三千六百傍門

九十六種左道 皆因秘傳之過也 惟謂我派 著書名

千峰老人顺一子赵避尘著

门生玄致子扈大中校正

门生玄仁子孙骏昌校正

门生玄湘子杲仲莲刻板

坤生玄素姑余素霞印刷

门生玄宁子张执中参订

第一章 炼精总论

第一节 论后天五谷之精

　　自古至今,讲卫生者多矣。然我中国古时,讲大卫生者,成仙成佛秘密心传,至今分门立户,有三千六百旁门,九十六种左道,皆因秘传之过也。惟谓我派,著书名

目度人 寔則一人無度 有至人低心求之眞訣 師言爾
當進心 助師道成之後當傳子 不想師壽八九十歲仙遊
矣 訣法仍是莫傳 不知師不傳 師寔不會 性命訣法
今余囬想當初 師傳二三訣者 不繼續傳 非是不傳
傳人固性命 天下寧有是理 空作性命等書 顯我會全
寔在不懂性命過關大訣法也 自己性命固不住 而欲
訣 又不明言訣法 竟顧我一人成仙成佛 不傳後人
書中載有度盡衆生再度已 寔際僅爲自己一人著書 現
今東西各國 得我中國一法一術者 大家共同研究 近
世衛生書生理哲學各書 且勝於我國 今我中國大衛生

目度人，实则一人无度，有至人低心求之真诀，师言尔当尽心，助师道成之后当传子，不想师寿八九十岁仙游矣，诀法仍是莫传，不知师不传，师实不会性命诀法。今余回想当初，师传二三诀者，不继续传，非是不传，实在不懂性命过关大诀法也。自己性命固不住，而欲传人固性命，天下宁有是理？空作性命等书，显我会全诀，又不明言诀法，竟顾我一人成仙成佛，不传后人，书中载有度尽众生再度己，实际仅为自己一人著书。现今东西各国，得我中国一法一术者，大家共同研究，近世卫生书生理哲学各书，且胜于我国。今我中国大卫生

家　倡言儒釋道秘訣法　待至大眾共同研究出來　真衛
生眞理　傳授我國　使有道德的大偉人　留住有用之身
保護民眾　享受文明自由　豈不是我中國民眾最快樂
之事　現今日本岡田虎二郎藤田靈齋均研究衛生法　本
國有數萬人　起而效之　大學講師　軍人學生　老幼婦
女　多數亦起而效之　且有學校加入功課者　今又有高
麗全秉薰精神哲學書　普傳國人　我中國亦有學者　如
蔡元培充北京大學校長時　演講老子孔子衛生之學　又
有因是子蔣維喬靜坐法　至今頗為發達　英國愛丁堡大
學格致科學士　文藝科碩士　王廉善君所編生理衛生學

家，倡言儒释道秘诀法，待至大众共同研究出来，真卫生真理，传授我国，使有道德的大伟人，留住有用之身，保护民众，享受文明自由，岂不是我中国民众最快乐之事？现今日本冈田虎二郎、藤田灵斋均研究卫生法，本国有数万人起而效之，大学讲师、军人学生、老幼妇女，多数亦起而效之，且有学校加入功课者。今又有高丽全秉薰精神哲学书，普传国人。我中国亦有学者，如蔡元培充北京大学校长时，演讲老子、孔子卫生之学；又有因是子蒋维乔静坐法，至今颇为发达；英国爱丁堡大学格致科学士、文艺科硕士王廉善君所编生理卫生学。

中國各界明白衛生者固不乏人　而能有保性保命之法

者　則鮮矣　古時舊有之法　較比各國深奧　至今猶不

能明言　恐受天譴　余今不避天譴　明言精氣神秘法

宣講集成一書　與胞兄魁一子遍訪明師　計眞僞師三十

餘位　得受口訣　先講精氣神　分作九段　明著於書

蓋世人因破身以後　元精日日虧欠　無法補還其精　自

身變化　寔在不易　變化精者　即每日食的五穀百味

入食管過橫隔膜　與胃相連　至賁門到胃中　受胃壁之

鼓動　食物混合　而後消化　變爲糜粥　進幽門到十二

指腸　內有括約筋移動　收縮而閉　緩張而開　名爲共

　　中国各界明白卫生者固不乏人，而能有保性命之法者，则鲜矣。古时旧有之法，较比各国深奥，至今尤不能明言，恐受天谴。余今不避天谴，明言精气神秘法，宣讲集成一书。与胞兄魁一子遍访明师，计真伪师三十余位，得受口诀，先讲精气神，分作九段，明著于书。盖世人因破身以后，元精日日亏欠，无法补还其精。自身变化，实在不易，变化精者，即每日食的五谷百味，入食管过横膈膜，与胃相连，至贲门到胃中，受胃壁之鼓动，食物混合，而后消化，变为糜粥，进幽门到十二指肠，内有括约筋移动，收缩而闭，缓张而开，名为共

同管　上面有吸收津液一小管　又分爲兩小管名曰經胸

管　入靜脉以循環週身　口內津液由舌下生　左右有兩

個小管　左爲金井　右爲石泉　從舌根上　呑下腹中落

在丹田　名爲玉液　若是有眞精補腦　名爲金液　均有

煉形之功　其液由舌尖上面　舌尖倒頂住上腭　呑下入

於任脉管內　化爲陰精　若津液在身者　能潤週身　進

左心耳　卽化爲血　出心臟上行大靜脉　下行大動脉

血液週流全身　一晝夜可行三千六百餘次　其血又進身

前任脉管　下行末端處　臍下一寸三分　前七後三　正

中空懸一穴管　其血漸隱　精液漸現　變化灰白色　名

同管，上面有吸收津液一小管，又分为两小管名日经胸管，入静脉以循环周身。口内津液由舌下生，左右有两个小管，左为金井，右为石泉，从舌根上，呑下腹中落在丹田，名为玉液，若是有真精补脑，名为金液，均有炼形之功。其液由舌尖上面，舌尖倒顶住上腭，呑下入于任脉管内，化为阴精。若津液在身者，能润周身，进左心耳，即化为血，出心脏上行大静脉，下行大动脉，血液周流全身，一昼夜可行三千六百余次。其血又进身前任脉管，下行末端处，脐下一寸三分，前七后三，正中空悬一穴管，其血渐隐，精液渐现，变化灰白色，名

為陰精　俗名淫水　該精無有精蟲　體似水晶　色灰白

而粘　若在任脉管　時刻作怪　擾亂心君　男女被他所

害者不可勝計　女子因此管發漲　失其貞節不顧醜行

男子因此管發漲　易於喪身殞命　此管一漲　陽物自舉

若按丹經子書　此時就是身中活子時　應急速下手

採煉五穀之陰精　化爲有精蟲之陽精　再煉還精補腦之

法

第一節煉後天五穀之精圖

一刻成六候　　　一週會元機

为阴精,俗名淫水。该精无有精虫,体似水晶,色灰白而粘,若在任脉管,时刻作怪,扰乱心君,男女被他所害者不可胜计。女子因此管发涨,失其贞节不顾丑行;男子因此管发涨,易于丧身殒命。此管一涨,阳物自举,若按丹经子书,此时就是身中活子时,应急速下手,采炼五谷之阴精,化为有精虫之阳精,再炼还精补脑之法。

第二节 炼后天五谷之精(图)

一刻成六候　一周会元机

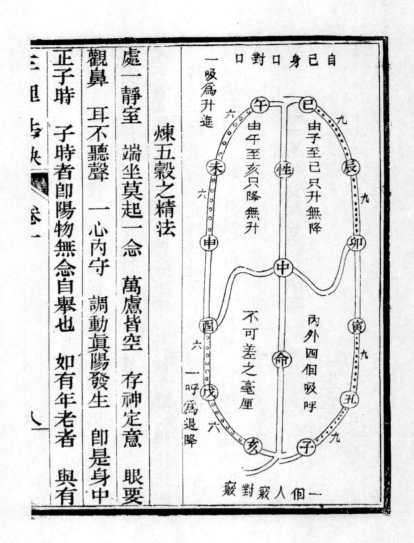

煉五穀之精法

處一靜室　端坐莫起一念　萬慮皆空　存神定意　眼要觀鼻　耳不聽聲　一心內守　調動真陽發生　即是身中正子時　子時者即陽物無念自舉也　如有年老者　與有

炼五谷之精法

处一静室，端坐莫起一念，万虑皆空，存神定意，眼要观鼻，耳不听声，一心内守，调动真阳发生，即是身中正子时。子时者即阳物无念自举也。如有老年者，与有

病者　身體頓弱　飲食少進　如何身體強壯　身不強壯

真陽不舉　內裡精炁不生　人身中無有精炁　如燈無

油　有油無炁不生　有炁無油不存　炁足者可以添油

油足者可以接炁　若有陽物不舉者　是乃精炁不足之過

也　總得先煉五穀之精　化為陽精　繞是真功　如靜坐

時　真陽無念自舉　兩手捏住龍虎二穴　即左手中指

點住右手心　右手中指　點住左手心　再接任督二脈

舌尖頂住上邊唇內齒外　心中為督脈　鼻內之氣　向裡

一吸　曰進　內裡真意炁　由子一升　到卯二　至巳三

一定　為進陽火　鼻內之炁　向外一呼曰退　由午一

病者,身体软弱,饮食少进,如何身体强壮?身不强壮,真阳不举,内里精炁不生,人身之中无有精炁,如灯无油,有油无炁不生,有炁无油不存,炁足者可以添油,油足者可以接炁,若有阳物不举者,是乃精炁不足之过也。总得先炼五谷之精,化为阳精,才是真功。如静坐时,真阳无念自举,两手捏住龙虎二穴,即左手中指点住右手心,右手中指点住左手心,再接任督二脉,舌尖顶住上边唇内齿外心中为督脉。鼻内之气向里一吸曰进,内里真意炁,由子一升,到卯二,至巳三,一定,为进阳火。鼻内之气向外一呼曰退,由午一,

到酉二 至亥三 一定爲退陰符 內裡真炁意 由子
一 到卯二 至巳三 故鼻之吸氣爲進 如子至丑爲九
數 丑至寅爲九數 寅至卯一定 爲沐浴 卯至辰九數
辰至巳爲九數 巳至午皆無數 謂之四九三十六進陽
火 四揲六乘 其合二百一十六
未爲六數 未至申爲六數 申至酉一定爲沐浴 酉至戌
六數 戌至亥爲六數 亥至子皆無數 謂之四六二十四
退陰符 四揲六乘 其爲一百四十四 二共合爲三百六
十數 此是進陽火退陰符之數 毫在真功 就是一吸一
升 一呼一降 爲周天三百六十數 轉一回即是一小周

到酉二,至亥三,一定为退阴符。内里真炁意,由子一,到卯二,至巳三,故鼻之吸气为进,如子至丑为九数,寅至卯一定,为沐浴,卯至辰九数,辰至巳为九数,巳至午皆无数,谓之四九三十六进阳火,四揲六乘,共和二百一十六。鼻之呼气为退,午至未为六数,未至申为六数,申至酉一定为沐浴,酉至戌六数,戌至亥为六数,亥至子皆无数,谓之四六二十四退阴符,四揲六乘,共为一百四十四。二共合为三百六十数,此是进阳火退阴符之数。实在真功,就是一吸一升,一呼一降,为周天三百六十数,转一回即是一小周

於週身　為百脉之總根　故謂之先天眞炁穴　即是婦女

督脉　橫遍帶脉上遍心　後遍腎　直前通臍　散之則潤

即指此炁穴　上遍天谷　下通陽關　前遍任脉　後遍

身中眞炁穴也　正在黃庭之下　關元之上　所謂竅中竅

三週天　陽物急縮回也　陰精收回者　係入玉爐內　即

年益壽　煉五穀之精變成有精蟲之精　設如煉一週或二

欲避免走失　非煉眞陽之精　使其還精補腦　不足以延

有走失眞陽之患　因爾心不虔誠　意不專一之故耳　如

確定之數　不可稍有差失　如有錯悮　則夢寐昏迷　必

天　如此轉九回一定　復轉九回　轉至四箇九回　此為

天。如此转九回一定，复转九回，转至四个九回，此为确定之数，不可稍有差失。如有错悮，则梦寐昏迷，必有走失真阳之患，因尔心不虔诚，意不专一之故耳。如欲避免走失，非炼真阳之精，使其还精补脑，不足以延年益寿。炼五谷之精变成有精虫之精，设如炼一周或二三周天，阳物急缩回也，阴精收回者，系入玉炉内，即身中真炁穴也。正在黄庭之下，关元之上，所谓窍中窍，即指此炁穴，上通天谷，下通阳关，前通任脉，后通督脉，横通代脉，上通心，后通肾，直前通脐，散之则润于周身，为百脉之总根，故谓之先天真炁穴，即是妇女

之子宮　受胎之所　男女發生　均在於此　照法煅煉之

五穀飲食之陰精　而皆化爲有精蟲之陽精　然後再煉

真陽之精

第三節論真陽之精

世人之身自幼至十六歲　真陽之精滿足　智識漸開而遂

破身　若在元體時期　得受過大關真口訣　準能成真

今不但破身　而且還有虧欠　即已虧欠　仍是虧欠不少

以此虧欠之身　焉得延年益壽之理　會煉真陽之精

就能以還虧欠之精　將其虧欠之精還足　始可謂延年益

壽　昔日舜帝壽一百十歲　籛鑑即老彭　壽八百八十歲

之子宫，受胎之所，男女发生，均在于此。照法煅炼之，五谷饮食之阴精，而皆化为有精虫之阳精，然后再炼真阳之精。

第三节 论真阳之精

世人之身自幼至十六岁，真阳之精满足，智识渐开而遂破身。若在元体时期，得受过大关真口诀，准能成真。今不但破身，而且还有亏欠，即以亏欠，仍是亏欠不少，以此亏欠之身，焉得延年益寿之理？会炼真阳之精，就能以还亏欠之精，将其亏欠之精还足，始可谓延年益寿。昔日舜帝寿一百十岁，籛鉴(即老彭)寿八百八十岁，

学　一經早婚　不思上進之心　其害腦體一也　富貴之
自父母以及兒孫　皆受早婚之過也　青年時期　急宜求
存在與否　全以腦髓爲主　腦髓虛空　身體無有强健
死之法　故終不免於死　付之無可爲何而已　人之性命
致將腦髓耗空　而又莫不欲長生不老　不肯求其所以不
全皆歡喜順出者多　不解衛生眞理　因之旦旦而伐之
得此眞陽還精補腦之法　定能長久住世　蓋我國人
七百歲後遇釋迦佛成爲二祖我中國大衛生家　頗不乏人
十二歲　後遇達摩　傳以過關訣法　得爲正果　迦葉壽
以後加修　成爲正果　又寶掌和尚在世　一千七百一

以后加修，成为正果。有宝掌和尚在世一千七百一十二岁，后遇达摩，传以过关诀法，得为正果。迦叶寿七百岁，后遇释迦佛成为二祖。我中国大卫生家，颇不乏人，得此真阳还精补脑之法，定能长久住世。盖我国人，全皆欢喜顺出者多，不解卫生真理，因之旦旦而伐之，致将脑髓耗空，而又莫不欲长生不老，不肯求其所以不死之法，故终不免于死，付之无可为何而已。人之性命存在与否，全以脑髓为主，脑髓虚空，身体无有强健。自父母以及儿孙，皆受早婚之过也，青年时期，即宜求学，一经早婚，不思上进之心，其害脑体一也；富贵之

人

妻外還有妾　不知節慾　其害腦體二也　妻妾之外

還養外宅　其害腦體三也　外宅之外　還去尋花惜柳

其害腦體四也　娼妓之外　還有伶童手淫　種種不堪

設想之事　其害腦五也　日夜受此五害所耗　保命立身

之根本　遭茲重創　百病乘虛而入　則身體由此軟弱

飲食之量　漸減　口胃不開　津液不能化爲陰精　虛火

上升而淫慾思想　不舍晝夜　在腦盤旋　不加檢點　孟

子曰炁以能動丈夫志　大丈夫若是慾火發動　心意不定

日夜受此荼毒　而不想其有用之身　置於無常之地

豈不甚可惜哉　然若至此時腦髓枯竭殆盡　始求應以何

人,妻外还有妾,不知节欲,其害脑体二也;妻妾之外,还养外宅,其害脑体三也;外宅之外,还去寻花惜柳,其害脑体四也;娼妓之外,还有伶童手淫,种种不堪设想之事,其害脑五也。日夜受此五害所耗,保命立身之根本,遭兹重创,百病乘虚而入,则身体由此软弱,饮食之量渐减,口胃不开,津液不能化为阴精,虚火上升而淫欲思想不舍昼夜在脑盘旋,不加检点。孟子曰:炁以能动丈夫志。大丈夫若是欲火发动,心意不定,日夜受此荼毒,而不想其有用之身,置于无常之地,岂不甚可惜哉?然若至此时脑髓枯竭殆尽,始求应以何

法挽救 能可幸免 曰非用還精補腦之法 方可補足腦

體 則身體日臻強壯 自有無限快愉 存乎其中 茲將

腦髓各部作用說明 後再細講補法 人之腦髓全體 可

分三箇重要部分 首曰大腦次曰小腦三曰腦蒂⋯⋯大

腦在前 居於頭蓋之下 約爲全腦髓 小腦在大腦後部

之下 腦蒂在連接脊髓之中間 三者各有種種作用 且

其功用 亦各不同 今更分別論之 繪圖於後

法挽救，能可幸免？曰：非用还精补脑之法，方可补足脑体，则身体日臻强壮，自有无限快愉，存乎其中。兹将脑髓各部作用说明，后再细讲补法。人之脑髓全体，可分三个重要部分：首曰大脑，次曰小脑，三曰脑蒂。大脑在前，居于头盖之下，约为全脑髓，小脑在大脑后部之下，脑蒂在连接脊髓之中间。三者各有种种作用，且其功用亦各不同，今更分别论之，绘图于后。

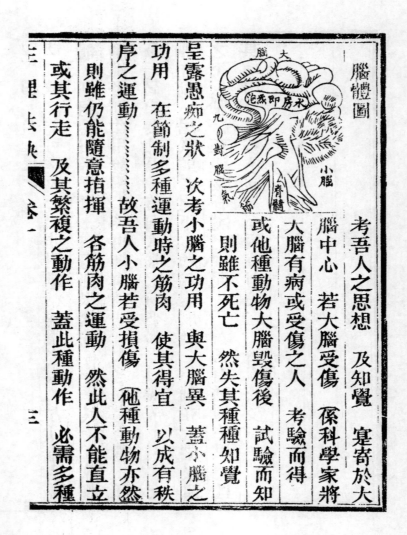

腦體圖

考吾人之思想 及知覺 寔寄於大
腦中心 若大腦受傷 係科學家將
大腦有病或受傷之人 考驗而知
或他種動物大腦毀傷後 試驗而知
則雖不死亡 然失其種種知覺
呈露愚痴之狀 次考小腦之功用 與大腦異 蓋小腦之
功用 在節制多種運動時之筋肉 使其得宜 以成有秩
序之運動⋯⋯⋯故吾人小腦若受損傷（他種動物亦然）
則雖仍能隨意指揮 各筋肉之運動 然此人不能直立
或其行走 及其繁複之動作 蓋此種動作 必需多種

　　考吾人之思想及知觉,实寄于大脑中心。若大脑受伤(系科学家将大脑有病或受伤之人,考验而得;或他种动物大脑毁伤后,试验而知繠,则虽不死亡,然失其种种知觉,呈露愚痴之状。

　　次考小脑之功用,与大脑异。盖小脑之功用,在节制多种运动时之筋肉,使其得宜,以成有秩序之运动……故吾人小脑若受损伤(他种动物亦然),则虽仍能随意指挥,各筋肉之运动,然此人不能直立,或其行走,及其繁复之动作,盖此种动作,必需多种筋肉之同时运动也。

　　注：学者当思动物之小脑，若受损伤，并不觉有病苦。盖吾人一切之知识，在大脑而不在小脑，小脑既无知识，故自觉不痛苦也。

　　复考脑蒂损伤，则心及肺，不能竟其功用，不久人即死亡，故脑蒂实较大脑、小脑，尤为紧要。盖（大）脑损伤，人不过失其知觉，及随意筋之运动，并不立致死亡；小脑损伤，则人亦不过不能节制筋肉之运动，亦并不立致死亡也。按以上所说，脑蒂之关于人之生命，有如此之重要，则吾国人，应如何珍摄之？如何保养之？前页有此五害，而今当以何法救法？非得还精补脑之法术不可。

第四节 炼真阳之精

按此炼真阳之精，由于吾人平日亏耗真精，身体愈亏，虚火愈升。阳物自举，若是无有色心之举，名曰身中活子时。大卫生家注意，即是真春之时。若按释教《摩诃般若波罗蜜多心经》曰时，就在此时下手，调动真精发动，钟离先师曰"勒阳关"是也。心意不可有邪念，勒动真精发生之时，即精虫由内肾发出，盖精虫行至生死窍，一路皆是元炁。若过生死窍，必出阳关，变为精气，内有精虫能生育小孩。卫生家注意，此内里之精炁，行至生

死竅　用中指點住生死竅　不使精炁撞出一點來　精炁

來多少度　便收回多少度　中指點住生死竅　竭力按穩

不可放開　立用後天吸呼之氣　自鼻內起　目光上視

舌接任督二脉　庶使眞炁循環不已　在精炁之路　最

好身體歪斜臥之　任督二脉無有隔碍　此是上走眞炁之

路　下邊用中指點住生死竅　下邊任督兩脉接連　此是

下走眞炁之路　兩脉接通　全身前三由後三關八脉九竅

百脉皆通　再加上內裡暗藏四個吸呼往來　內用口鼻

纔是眞道　橐籥者坎離之體　水火之用　橐者離火也

籥者坎水也　橐離火內一發　則送精眞炁出　惟向外一

死窍,用中指点住生死窍,不使精炁撞出一点来,精炁来多少度,便收回多少度。中指点住生死窍,竭力按稳,不可放开。立用后天吸呼之气自鼻内起,目光上视,舌接任督二脉,庶使精炁循环不已在精炁之路。最好身体歪斜卧之,任督二脉无有隔碍,此是上走真炁之路。下边用中指点住生死窍,下边任督两脉连接,此是下走真炁之路。两脉接通,全身前三田后三关八脉九窍百脉皆通,再加上内里暗藏四个吸呼往来,内用口鼻,才是真道。橐籥者坎离之体,水火之用,橐者离火也,籥者坎水也。橐离火内一发,则送精真炁出,惟向外一

呼
而橐之真意炁　遂由上往下一發至籥　籥為坎水也

見火往上一騰　急將送精那點真炁　用力猛吸　立上

腦髓　此為橐籥　兩箇真炁吸呼　閤闢者內外呼吸也

閤是吸機　吸收身內送精真炁　一吸由子至卯漸到午酉

是為任督二脈轉法輪也　闢是呼機　外目起伏也　一

呼眼由子至卯復至午酉　由右向左轉　是為進陽法輪也

此為闔闢兩箇轉法輪　吸呼前橐籥闔闢　故謂之內外

吸呼四箇往來　總得六候後天鼻內吸呼　乃為定位卦爻

六候即鼻內一吸　由生死竅起　子一　到夾脊為卯二

再升到頂為午三　復由頂心中起　為午一　到心下絳

呼,而橐之真意炁,遂由上往下一发至籥,籥为坎水也,见火往上一腾,急将送精那点真炁,用力猛吸,立上脑髓,此为橐籥。两个真炁吸呼,阖辟者内外呼吸也,阖是吸机,吸收身内送精真炁,一吸由子至卯渐到午酉,是为任督二脉转法轮也;辟是呼机,外目起伏也,一呼眼由子至卯复至午酉,由右向左转,是为进阳法轮也。此为阖辟两个转法轮,吸呼前橐籥阖辟,故谓之内外吸呼四个往来,总得六候后天鼻内吸呼,乃为定位卦爻。六候即鼻内一吸,由生死窍起子一,到夹脊为卯二,再升到顶为午三,复由顶心中起为午一,到心下绛

宮爲酉二　再降至生死竅爲子三　此爲六候定位　丹經云前三三　後三三　收拾起　一處担　即指此也　巽風者　先天後天二氣也　務要注意　先天送精真炁一動後天鼻內吸氣　自生死竅　一吸至夾脊　稍停　即升至頂　先天真炁吸收腦中　後天鼻內氣一呼　自頭頂順下至絳宮　稍停　再降至生死竅　此爲巽風　亦爲四箇呼吸　因精炁由督脈被吸氣　催逼上升於頂　仍出頂順任脉　下降於生死竅　此爲添油　還精補腦之真法　腦體爲人身總發源之處　常得此精炁補腦　則身體受益之處多矣　吾人能分明洞曉此時　周身蘇麻　癢生毛竅　快

宫为酉二,再降至生死窍为子三,此为六候定位。丹经云:"前三三,后三三,收拾起,一处担",即指此也。巽风者,先天后天二气也,务要注意,先天送精真炁一动,后天鼻内吸气,自生死窍,一吸至夹脊,稍停,即升至顶,先天真炁吸收脑中;后天鼻内气一呼,自头顶顺下至绛宫,稍停,再降至生死窍,此为巽风,亦为四个呼吸。因精气由督脉被吸气催逼上升于顶,仍由顶顺任脉下降于生死窍,此为添油还精补脑之真法。脑体为人身总发源之处,常得此精炁补脑,则身体受益之处多矣。吾人能分明洞晓此时,周身苏麻,痒生毛窍,快乐难当。以真意主宰其心，一意勇猛精进，已放之心既收回，不使心君散乱，精来一度，收回一度，精来十度，收回十度。精炁发完，仍不可撒手，以其精关未固，深恐漏泄之虞。起来静坐，再吸呼提转三回，便可撒手。此是还精补脑下手之法。

门人玄湘子问曰：师今明言还精补脑之法，忒正明显，无异面授，弟子阅丹经子书，近世卫生生理哲学皆云：人精若出之时，不可断其出路，如果以法禁止外泄，则于人身有害。

千峰老人顺一子赵避尘答曰：此是还精补脑下手添油之法诀，自古至今，仙佛无不口口亲传，虽曰不明传，而

丹經道書全載口訣　殆未能罄載於書　非遇大德之人
始可口傳心授　所以真道不能明傳　今余明傳還精補腦
功法　泄漏這一竅　許多世上好人　獲得此法　延年益
壽有方　斯有保護民眾能力　三教大道　誰敢全泄　正
中玄關祖竅　真陰真陽　通身前後六關　八脉九竅　真
火真候　止火之景　七日採大藥服食過關　見慧不用
用不神之神　四個呼吸不用口鼻　採內藥出胎面壁
等細微大法　我亦不敢泄漏　今所泄漏採外藥小法　還
精補腦　修道下手初法　顯出我中國三教大聖人　當初
所留書籍　並不虛言　有真實保命之功、佛仙未嘗妄傳

丹经道书全载口诀，殆未能罄载于书，非遇大德之人，始可口传心授，所以真道不能明传。今余明传还精补脑功法，泄漏这一窍，许多世上好人，获得此法，延年益寿有方，斯有保护民众能力。三教大道，谁敢全泄？正中玄关祖窍，真阴真阳，通身前后六关，八脉九窍，真火真候，止火之景，七日采大药服食过关，见慧不用，用不神之神，四个呼吸不用口鼻，采内药出胎面壁，等等细微大法，我亦不敢泄漏。今所泄漏采外药小法，还精补脑，修道下手初法，显出我中国三教大圣人，当初所留书籍并不虚言，有真实保命之功。佛仙未尝妄传，

必得耳提面命口口親傳 不作文字 單傳至今 圓於

不敢泄漏 故此有人言道者 智者聞之 笑而不信 愚

者又不及 再四籌思補救之法 故將還精補腦小法 宣

露明白 庶使智者愚者一見 即了然於心 分明古時寔

有斷淫之法 可以長生 現今大衛生家 研究我國古時

確有真正大衛生法 却教受天譴迷信迷住 莫敢出頭

研究真正衛生之理 其不惜哉 近來我國醫學 外國解

剖學家 及衛生各書 至今仍未知 有此生死一竅

解剖後 若無真炁撞動 依然不能發現出來 人死斷氣

斷的竅內這點真炁 而人既死之後 竅內無真炁存在

必得耳提面命口口亲传，不作文字，单传至今。由于不敢泄漏，故此有人言道者，智者闻之笑而不信，愚者又不及。再四筹思补救之法，故将还精补脑小法，宣露明白。庶使智者愚者一见，即了然于心，分明古时实有断淫之法，可以长生。现今大卫生家，研究我国古时确有真正大卫生法，却教受天谴迷信迷住，莫敢出头研究真正卫生之理，其不惜哉？近来我国医学，外国解剖学家，及卫生各书，至今仍未知，有此生死一窍。因解剖后，若无真炁撞动，依然不能发现出来，人死断气，断的窍内这点真炁，而人既死之后，窍内无真炁存在，

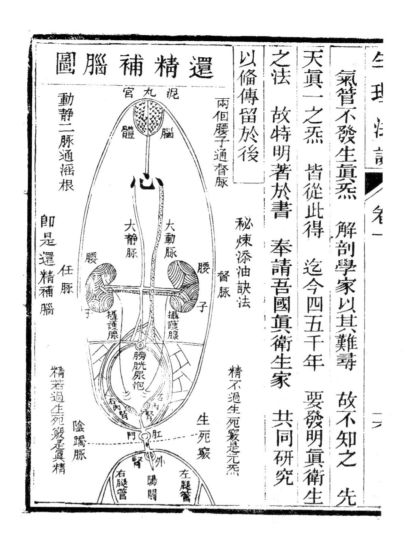

氣管不發生真炁　解剖學家以其難尋　故不知之　先

天真一之炁　皆從此得　迄今四五千年　要發明真衛生

之法　故特明著於書　奉請吾國真衛生家　共同研究

以備傳留於後

還精補腦圖

泥丸宮

腦體

兩佪腰子通督脈

秘煉添油訣法

心

大靜脈　大動脈

腰子　督脈

腰　子

攝護腺　攝護腺

膀胱尿㿺

動靜二脈通搖根

即是還精補腦

任脈

陰蹻脈

精若過生敗老是真精

右內管

左內管

肛門

外陽管

腎

右腿管　左腿管

生死竅

精不過生死竅是元炁

气管不发生真炁，解剖学家以其难寻，故不知之。先天真一之炁，皆从此得。迄今四五千年，要发明真卫生之法，故特明著于书，奉请吾国真卫生家，共同研究，以备传留于后。

門人楊子功問曰　師今將還精補腦功法　明著於書　世人全知　皆能延年益壽　世界將來大有人滿之患　此法只可傳授君子　使其延年却病　多增我國人種　如傳凶惡小人　不但有害民眾　還是遺害無窮

順一子答曰　不然　若有凶惡狡詐小人　豈有向道者哉　天自撥轉　雖聽道亦不入耳　設有其人　苟能洗心改過　則善莫大焉　行善積德　而道門恢恢　何所不容乎　丹經云學道如牛毛　成道似麟角　可知成道之難　而非大賢大孝之君子　不能成道証真　知之非艱　行之維難　知行合一之人　殊不多得　又何患人滿世界哉　且

門人杨子功问曰：师今将还精补脑功法，明著于书，世人全知，皆能延年益寿，世界将来大有人满之患。此法只可传授君子，使其延年却病，多增我国人种，如传凶恶小人，不但有害民众，还是遗害无穷。

顺一子答曰：不然。若有凶恶狡诈小人，岂有向道者哉？天自拨转，虽听道亦不入耳。设有其人，苟能洗心改过，则善莫大焉，行善积德，而道门恢恢，何所不容乎？丹经云："学道如牛毛，成道似麟角"，可知成道之难，而非大贤大孝之君子，不能成道证真。知之非艰，行之维难，知行合一之人，殊不多得，又何患人满世界哉？且

人之幼壯老死 天之定理 然世界有仁賢者 有益於人世者 誰肯不度 令其享受大年 護佑民眾 而民焉有不樂哉

第五節論真陽舍利之精

前頁還精補腦煉足 煉到童身之體 方是真陽舍利之精 如有童子 得此真訣 煉採大藥 服食過關 溫養十月 出胎仙可成矣 今由身破後 而補至身足 六脉皆停 馬陰藏相 即是陽物不舉 非是精虧不舉 與老年者有病者不舉 大不相同 真陽之精煉足 此為陽關已閉之不舉 六景現前 何為六景現前 光射兩目 虛室

人之幼壮老死,天之定理,然世界有仁贤者,有益于人世者,谁肯不度,令其享受大年,护佑民众,而民焉有不乐哉?

第五节 论真阳舍利之精

前页还精补脑炼足,炼到童身之体,方是真阳舍利之精。如有童子得此真诀,炼采大藥服食过关,温养十月,出胎仙可成矣。今由身破后,而补至身足,六脉皆停,马阴藏相,即是阳物不举。非是精亏不举,与老年者有病者不举,大不相同。真阳之精炼足,此为阳关已闭之不举,六景现前。何为六景现前?光射两目,虚室

生白　淫根自斷　耳後生風　吸呼自斷　龍吟虎嘯於頂
自知舍利子要足　正當止火採藥　止火者　是不行吸
呼也　將身補足金光三現　非是一日之功　煉成真陽舍
利之精足　若等至金光四至　其藥老矣　金光三現　正
是採大藥之時　未得真師口訣　大藥不易得　此是性命
之學　不可假作聰明　此之謂　無字骨髓真訣法也　若
是輕師慢法　重財貨正於骨髓　輕道德如同毫毛　人有
生死　物有毀壞　未聞有不死之人　縱有神仙吾莫之見
此等儕輩　只可任其與草木同朽　雖聖人在傍　亦莫
可為之何　若逢賢明之士　深達洞曉　如不低心求教

生白，淫根自断，耳后生风，吸呼自断，龙吟虎啸于顶，自知舍利子要足，正当止火采药。止火者，是不行吸呼也。将身补足金光三现，非是一日之功，炼成真阳舍利之精足。若等至金光四至，其药老矣。金光三现，正是采大药之时。未得真师口诀，大药不易得，此是性命之学，不可假作聪明。此之谓"无字骨髓真诀法"也。若是轻师慢法，重财货正于骨髓，轻道德如同毫毛，人有生死，物有毁坏，未闻有不死之人，纵有神仙吾莫之见。此等侪辈，只可任其与草木同朽，虽圣人在旁，亦莫可为之何。若逢贤明之士，深达洞晓，如不低心求教，

足蹟遍天下　亦一無所得　故委曲求全　必得大槃之訣
玉皇心印經曰　上槃三品　神與炁精　恍恍惚惚　杳
杳冥冥　此言精氣神足　合一之大槃　在恍惚杳冥中得
之　總得六根振動　吸升呼降　發於遍身　時至兩腎煎
湯　丹田火熾　眼有金光　耳後生風　腦後鷲鳴　身湧
鼻搐　皆是槃苗之景　吾著於此　奉請大衛生家　曾否
遇過明師　莫得大訣　不明我的著法　得真訣者　準知
內裡有採大槃口訣　為何不明著於書　必訪同心侶伴
方敢登此長生大路　跳出生死關頭　古云人身難得　中
國難生　至人難遇　大道難聞　既得人身　生於中華

足迹遍天下，亦一无所得。故委曲求全，必得大槃之诀。《玉皇心印经》曰："上槃三品，神与炁精，恍恍惚惚，杳杳冥冥。"此言精气神足合一之大槃，在恍惚杳冥中得之。总得六根振动，吸升呼降，发于通身，时至两肾煎汤，丹田火炽，眼有金光，耳后生风，脑后鹜鸣，身涌鼻搐，皆是槃苗之景。吾著于此，奉请大卫生家，曾否遇过明师？莫得大诀，不明我的著法；得真诀者，准知内里有采大槃口诀。为何不明著于书？必访同心侣伴，方敢登此长生大路，跳出生死关头。古云：人身难得，中国难生，至人难遇，大道难闻。既得人身，生于中华，

幸遇至人　提醒衛生性命大道　無論富貴貧賤　老幼賢
愚　須當盡心學習　縱人能活百歲　只有三萬六千日
不覺而至　學此不僅延年　猶能却病　長久住世　混俗
和光　隨緣度日　聽天安命　總以積德爲本　克己忍辱
爲要　永享在世快樂　速訪至人　以求其口訣

第六節　煉真陽舍利之精

趙避塵曰煉七日採大藥　服食過關之法　若無財侶法器
不能用此大功　如財侶法器雙全　方可用此大功　法
曰處一靜室　明暗得宜　飲食潔淨　備用法器　但必須
道侶誓爲同心　方敢入室坐功　初用時　先得六根振動

　　辛遇至人，提醒卫生性命大道，无论富贵贫贱，老幼贤愚，须当尽心学习。
纵人能活百岁，只有三万六千日，不觉而至。学此不仅延年，尤能却病，长
久住世，混俗和光，随缘度日，听天安命，总以积德为本，克己忍辱为要，永
享在世快乐。速访至人，以求其口诀。

第六节 炼真阳舍利之精

　　赵避尘曰：炼七日采大縶、服食过关之法，若无财侣法器，不能用此大
功。如财侣法器双全，方可用此大功。法曰：处一静室，明暗得宜，饮食洁净，
备用法器。但必须道侣誓为同心，方敢入室坐功。初用时，先得六根振动，

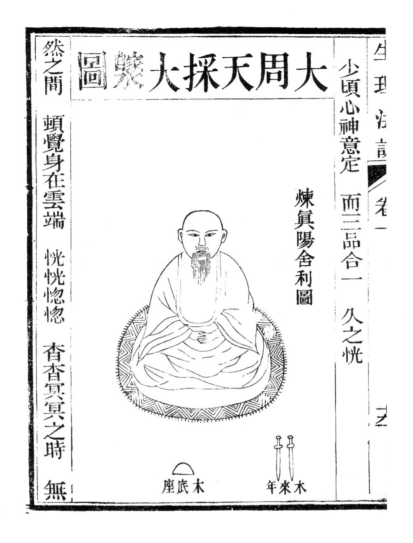

大周天採大
煞圖

煉真陽舍利圖

少頃心神意定 而三品合一 久之恍

然之間 頓覺身在雲端 恍恍惚惚 杳杳冥冥之時 無

木底座　　木來年

少顷心神意定,而三品合一,久之恍然之间,顿觉身在云端,恍恍惚惚,杳杳冥冥之时,无

有口訣者　六根不振動　而六景亦不能現　六景者兩腎

湯煎　丹田火熾　眼有金光　耳後生風　腦後鶯鳴　身

涌鼻搐　皆是槃生之景　至三四日後　真定未定之時

全身融和蘇麻　快樂不能自禁　先從兩肘空起　漸至通

身快樂難當　癢生毫竅　無法制止　侶用木座　頂住生

死竅　六根再振動　吸升呼降　督脉有升無降　任脉有

降無升　真陽舍利之精足　而大周天轉動　炁滿任督自

開　真寶出竅　下有谷道陽關　今有木底座頂住生死竅

則真寶不能撞出谷道陽關　遂往上衝心臍腎　應卽含

眼光　凝耳韻　身根不動　向上不能通　真寶無處可走

有口诀者，六根不振动，而六景亦不能现。六景者两肾汤煎，丹田火炽，眼有金光，耳后生风，脑后鹜鸣，身涌鼻搐，皆是槃生之景。至三四日后，真定未定之时，全身融和苏麻，快乐不能自禁。先从两肘空起，渐至通身快乐难当，痒生毫窍，无法制止。侣用木座，顶住生死窍，六根再振动，吸升呼降，督脉有升无降，任脉有降无升，真阳舍利之精足，而大周天转动，炁满任督自开。真宝出窍，下有谷道阳关，今有木底座顶住生死窍，则真宝不能撞出谷道阳关，遂往上冲心脐肾。应即含眼光，凝耳韵，身根不动，向上不能通，真宝无处可走，督脉自开，任脉自闭，真宝只可直冲督脉尾间关。斯时道侣轻撮谷道，用阖吸辟呼，催逼真宝，进尾间关，即是尾骶骨，中间神经脉，通于脊髓。此时心意不动，单等真宝自动，善引过尾骶骨，进尾间关，心意真焋随揉而过，此关实不易过。昔我胞兄魁一子六昼夜才过尾间关，幸有师弟刘子华作道侣，揉撮而行，现今在广济寺受戒，法名昌和和尚。采大药，只要过去尾间关，祖德不小。真宝又至夹脊关，关前三窍，随阻不通，若用意导引，终难过关。真宝遇阻不动，当心意亦不动，宝动而后引，不可引而后动。忽又自动冲关，即随其动，

而有兩相知之　微意　輕輕引過　夾脊雙關　又至玉
枕關　關前三竅　隨阻不通　心意不動　隨其自動衝關
兩相知之　輕輕引上　自然度過玉枕關　直貫頂門之
中心　與腦蒂之仁合一　即是性命合一之處　真性命同
宮　又向前引下　至此若無師真口訣　不能下也　口訣
自轉動真性命　由腦蒂中心　而下於鼻竅　若無木來
年關鎖　性命真寶則出鼻竅　而前功廢矣　由上鵲橋玄
膺穴　降下至口內　其甜如蜜　吞下十二重樓　即是氣
嗓管　如服食降至心下一寸二分為絳宮　少停再降至下
丹田　臍下一寸三分　真炁穴　溫養於中　此為採大藥

而有两相知之微意，轻轻引过夹脊双关。又至玉枕关，关前三窍，随阻不通，心意不动，随其自动冲关，两相知之，轻轻引上，自然度过玉枕关，直贯顶门之中心，与脑蒂之仁合一，即是性命合一之处，真性命同宫。又向前引下，至此若无师真口诀，不能下也。口诀：自转动真性命，由脑蒂中心，而下于鼻窍，若无木来年关锁，性命真宝则出鼻窍，而前功废矣。由上鹊桥玄膺穴，降下至口内，其甜如蜜，吞下十二重楼，即是气嗓管，如服食降至心下一寸二分为绛宫，稍停再降至下丹田，脐下一寸三分，真炁穴，温养于中。此为采大药

忽於定中紛紛出　此是陽神要天行　出胎口訣要師傳

子卯午酉轉分明　胎炁還是由此生　十月慧胎照寂靈

圓　百脉俱停　食性已結　智能生慧　自有六通之驗

內　再逆運河車　入上中丹田　溫養於中　養的炁足胎

闕　免去許多危險　此時精炁神　身心意　聚在真炁穴

卽無此疼痛　因此勸人早下手　保養精氣神　及至過

不可動　如心意一動　便落於後天　故中年下手速修者

一般　身中骨髓痛如針刺　寔在難言　雖在痛時　心意

法輪時　與中年人　大不相同　因年老者通身如　爆豆

大周天　眞舍利子　降至下丹田　如年老者　採大藥轉

三二

大周天，真舍利子降至下丹田。如年老者，采大藥转法轮时与中年人大不相同，因年老者通身如爆豆一般，身中骨髓痛如针刺，实在难言。虽在痛时，心意不可动，如心意一动，便落于后天。故中年下手速修者，即无此疼痛。因此劝人早下手，保养精炁神，及至过关免去许多危险。此时精炁神、身心意，聚在真炁穴内，再逆运河车，入上中丹田，温养于中，养的炁足胎圆，百脉俱停，食性已结，智能生慧，自有六通之验。子卯午酉转分明，胎炁还是由此生，十月慧胎照寂灵，忽于定中纷纷出，此是阳神要天行，出胎口诀要师传，

口傳心授六字言　出陽神是由祖竅出天門也　神一出急

收回　以訪外魔來試　再明白乳哺　以神還虛　三年可

得陽神老成　亦得九年面壁　煉神還虛　即一天仙也

此段論煉眞陽舍利之精以後　先講大槪　自前至此　指

五穀百味化爲津液　津液潤於周身　進左心耳　化爲紅

血　紅血潤於周身　入任脈管內　漸化爲陰精　色白而

粘　陰精又行到外腎　化爲陽精　再升到內腎　是爲陽

精　陽精內有精蟲　七返九轉精蟲化爲舍利子　舍利子

由陽火　陰符　煉爲胎烝　胎烝用口傳眞法出頂　是爲

這箇〇　復用三昧眞火煉之　化爲陽神　就是先天之我

三里占央　卷一 　〔三〕

口传心授六字言。出阳神是由祖窍出天门也。神一出急收回，以防外魔来
试。再明白乳哺，以神还虚，三年可得阳神老成，亦得九年面壁，炼神还虚，
即一天仙也。此段论炼真阳舍利之精以后，先讲大概。自前至此，指五谷百
味化为津液，津液润于周身，进左心耳，化为红血，红血润于周身，入任脉
管内，渐化为阴精，色白而粘，阴精又行到外肾，化为阳精，再升到内肾，是
为阳精，阳精内有精虫。七返九转精虫化为舍利子，舍利子由阳火、阴符、
炼为胎烝，胎烝用口传真法出顶，是为这个〇。复用三昧真火炼之，化为阳
神，就是先天之我，

生理学言 卷一 三

是爲真我 如專顧後天之我 乃是幻身 如煉真我

尚未登峯造極 已能保其後天之我 可以延年益壽 長

久住世 名爲人仙 仍是有生死 而先天之我 則無生

死 各大衛生家 盡不及早出頭研究 爲社會人類造幸

福泥

第二章 煉氣總論

第一節 論後天吸呼之氣

吾人吸呼在母腹時 母一吸胎兒一吸 母一呼胎兒一呼

此乃先天吸呼 及離母腹 团的一聲 兩箇黑眼球分

開 因在母腹時 黑眼珠合併 即是閉眼 乃是性命合

是为真我。如专顾后天之我，乃是幻身，如炼真我，尚未登峰造极，已能保其后天之我，可以延年益寿，长久住世，名为人仙，仍是有生死，而先天之我，则无生死。各大卫生家，尽不及早出头研究，为社会人类造幸福呢？

第二章 炼气总论

第一节 论后天吸呼之气

吾人吸呼在母腹时，母一吸胎儿一吸，母一呼胎儿一呼，此乃先天吸呼。及离母腹，团的一声，两个黑眼球分开，因在母腹时，黑眼珠合并，即是斗眼，乃是性命合

一離母腹後　性命分開　即由口鼻吸呼後天之氣　氣入腹內　則性歸於心　發於二目　命歸於腎　發於淫相距八寸四分　自生至死　終不能合並一處　真大衛生家　能將性命合和　歸到一處　久住人間　因不知真衛生之法　性命不能合一　而未能反作父母未生前　每日竟將性命分開　是人道也　性者心也發於二目　每日尋找酒色財氣　而心為形役　則性有來有去　命者腎也發於淫根　每日被妻妾外家娼妓歌伶手淫所害　恩枷情鎖　將命耗空殆盡　則命有生有死　真性向上耗　真命向下耗　以有限之形軀　受無涯鑿喪　而又欲延生

一。离母腹后，性命分开，即由口鼻吸呼后天之气，气入腹内，则性归于心发于二目，命归于肾发于淫(根)，相距八寸四分，自生至死，终不能合并一处。真大卫生家，能将性命合和，归到一处，久住人间。因不知真卫生之法，性命不能合一，而未能反作父母未生前，每日竟将性命分开，是人道也。性者心也发于二目，每日寻找酒色财气，而心为形役，则性有来有去。命者肾也，发于淫根，每日被妻妾外家娼妓歌伶手淫所害，恩枷情锁，将命耗空殆尽，则命有生有死。真性向上耗，真命向下耗，以有限之形躯，受无涯凿丧，而又欲延生，

子作坊　住宅後面非常寬濶　專爲堆積大糞　我與衛生

設如住宅門前有穢土臭溝　房左又有中厠　房右洗皮

在真好　如果金錢不甚充裕　若講此種衛生　恐難辦到

不強　然則吾人衣食住三者　全要潔淨　多受空氣　寔

節　衣服清潔　居室常流通空氣　以此強健身體　焉得

氣　吸者要吸收空中養氣　呼者呼出內裡炭氣　飲食有

即後天吸呼氣也　中外衛生等書記載　全是後天吸呼

氣養性命　離母腹後　藉後天吸呼氣養性命　口鼻之氣

嗚呼哀哉　神離形軀　而人死矣　蓋人在母腹　賴先天

夫豈可得　又將中間保性命之腺一斷　財色勢力全無

夫岂可得？又将中间保性命之腺一断，财色势力全无，呜呼哀哉，神离形躯，而人死矣。盖人在母腹，赖先天气养性命，离母腹后，藉后天吸呼气养性命，口鼻之气，即后天吸呼气也。中外卫生等书记载，全是后天吸呼气，吸者要吸收空中氧气，呼者呼出内里碳气，饮食有节，衣服清洁，居室常流通空气，以此强健身体，焉得不强？然则吾人衣食住三者，全要洁净，多受空气，实在真好。如果金钱不甚充裕，若讲此种卫生，恐难办到。设如住宅门前有秽土臭沟，房左又有中厕，房右洗皮子作坊，住宅后面非常宽阔，专为堆积大粪。我与卫生

家研究　我的住宅不佳　於衛生有害　真衛生家答曰

閣下以臭味難聞　就是於衛生有害　然則洗皮作工的人

糞廠的眾人　及在臭溝傍的人　身體極其強壯　反比

閣下身體強壯十倍　其理安在　真衛生曰　洗皮工人

糞廠眾人　因其內裡真氣足　染成習慣　微生蟲吸內即

死　內裡養氣渾足　故不易感受病症　若然外國洋人

每遇夏季　盡往山中廟內避暑　大講衛生　身體宜強健

此是真衛生否　答曰此是有錢之人　小講衛生　亦有

益處　不能在世幾百年　然而真衛生　究由何處起始

應先由後天吸呼氣起首　纔能將身體　煉的強壯　飲食

家研究，我的住宅不佳，于卫生有害。真卫生家答曰：阁下以臭味难闻，就是于卫生有害，然则洗皮作工的人，粪厂的众人，及在臭沟旁的人，身体极其强壮，反比阁下身体强壮十倍，其理安在？真卫生曰：洗皮工人，粪厂众人，因其内里真气足，染成习惯，微生虫吸内即死，内里养气浑足，故不易感受病症。若然外国洋人，每遇夏季，尽往山中庙内避暑，大讲卫生，身体宜强健，此是真卫生否？答曰：此是有钱之人，小讲卫生，亦有益处，不能在世几百年。然而真卫生，究由何处起始？应先由后天吸呼气起首，才能将身体炼的强壮，饮食

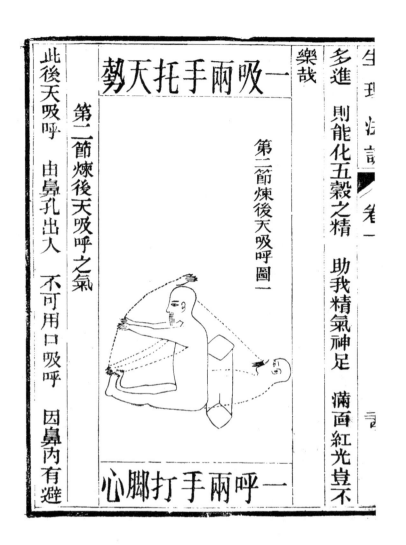

一吸兩手托天勢

一呼兩手打腳心

第二節煉後天吸呼圖一

第二節煉後天吸呼之氣

此後天吸呼 由鼻孔出入 不可用口吸呼 因鼻內有避

樂哉

多進 則能化五穀之精 助我精氣神足 滿面紅光豈不

多进，则能化五谷之精，助我精气神足，满面红光岂不乐哉？

第二节 炼后天吸呼之气

此后天吸呼，由鼻孔出入，不可用口吸呼，因鼻内有避

塵毛　當由鼻吸呼　適合衛生之法　煆煉身體　最宜臨
睡時　起床時　端坐床上　兩腿直伸　兩腳尖並齊　胸
部微向前俯　下部宜鎮定　一要頭頸正直　二要耳不聞
聲　三要眼視兩足尖之中心　四要閉口舌頂上膁　五要
心意不可思想他事　由鼻內一吸　吸至炁穴　即是丹田
雙手掌過頂　托天勢　眼向上看　身體向後一鐺氣
散於週身　鼻內一呼氣　身坐起　呼出內裡炁穴內濁氣
雙手掌向前伸　正打腳心　眼要向腳尖中心看　如此
七回　不可用力　務宜隨自己真意　吸進空中養氣　呼
出身內炭氣　久之便覺筋肉發達　血液流通　自然身強

尘毛，当由鼻吸呼，适合卫生之法。煆炼身体，最宜临睡时、起床时，端坐床上，两腿直伸，两脚尖并齐，胸部微向前俯，下部宜镇定。一要头颈正直，二要耳不闻声，三要眼视两足尖之中心，四要闭口舌顶上膁，五要心意不可思想他事，由鼻内一吸，吸至炁穴，即是丹田，双手掌过顶，托天势，眼向上看，身体向后一躺，气散于周身。鼻内一呼气，身坐起，呼出内里炁穴内浊气，双手掌向前伸，正打脚心，眼要向脚尖中心看。如此七回，不可用力，务宜随自己真意。吸进空中氧气，呼出身内碳气，久之便觉筋肉发达，血液流通，自然身强

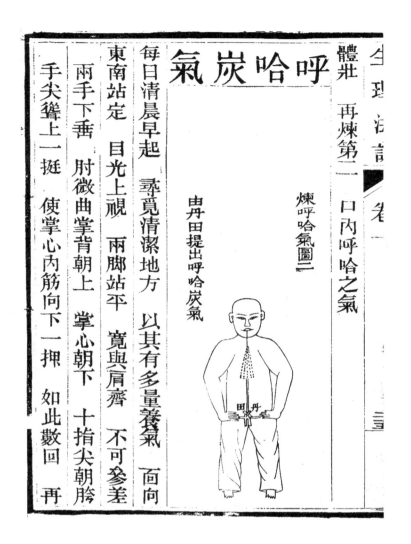

呼哈炭氣

體壯　再煉第二　口內呼哈之氣

煉呼哈氣圖二

每日清晨早起　尋覓清潔地方　以其有多量養氣　面向

東南站定　目光上視　兩脚站平　寬與肩齊　不可參差

兩手下垂　肘微曲掌背朝上　掌心朝下　十指尖朝胯

手尖聳上一挺　使掌心內筋向下一押　如此數回　再

串丹田提出呼哈炭氣

体壮,再炼第二,口内呼哈之气。

　　每日清晨早起,寻觅清洁地方,以其有多量氧气,面向东南站定。目光上视,两脚站平,宽与肩齐,不可参差,两手下垂,肘微屈掌背朝上,掌心朝下,十指尖朝胯。手尖耸上一挺,使掌心内筋向下一押。如此数回,再

開口微夕哈出炭氣七口　再微夕呼出炭酸氣七口　口鼻

不可使勁　將身內炭氣呼出　再行走百十步　此呼哈吸

養之內氣　與人性命　有密切關係　呼哈出炭氣　吸收

空中養氣　與吾身體搆造　由小腦通知週身　消化排泄

骨骼筋骨皮膚　全憑養氣運用　此功煉完　內裡缺少

養氣　再按第三圖　吸收空中養氣以補之

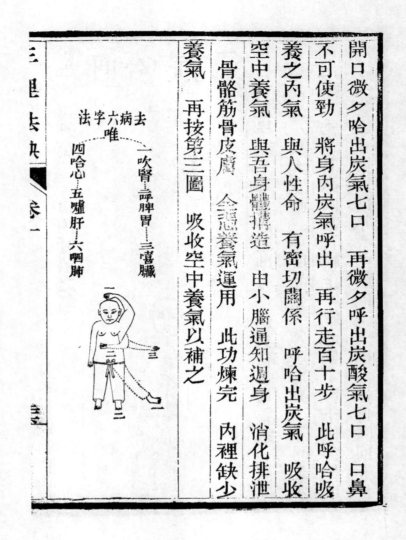

去病六字法唯

一吹腎　二呼脾胃　三嘻臟

四哈心　五噓肝　六呬肺

開口微夕哈出碳气七口，再微夕呼出碳酸气七口，口鼻不可使劲。将身内碳气呼出，再行走百十步。此呼哈吸养之内气，与人性命有密切关系，呼哈出碳气，吸收空中氧气。与吾身体构造，由小脑通知周身，消化排泄，骨骼筋骨皮肤，全凭氧气运用。此功炼完，内里缺少氧气，再按第三图，吸收空中氧气以补之。

吾人之吸呼　由母腹囤的一聲　後天吸呼　由口鼻吸進

實與人之性命　大有密切關係　有吸呼則生　無吸呼

則死　吾人身體構造　由小腦通知週身　全在吸呼運用

吸喝進空中養氣　養我身體強健　壯我筋骨皮肉　面

上氣色純正　呼省出我腹內炭氣　諸班雜病不能侵　人

身無病　飲食多進　焉有不壽　煉後天吸呼者　前頁呼

哈之氣煉完　內中虧欠養氣　隨卽補之　面向東南　兩

足分開　氣要平和　不可心急　閉口鼻內一吸右手掌向

上過頂　單手托天勢　右腳向外一大丁字步　站定　目

向上視　鼻內向裡一吸氣　吸到小腹下一定　鼻內一

吾人之吸呼,由母腹囤的一声,后天吸呼,由口鼻吸进。实与人之性命,大有密切关系。有吸呼则生,无吸呼则死。吾人身体构造,由小脑通知周身,全在吸呼运用。吸喝进空中氧气,养我身体强健,壮我筋骨皮肉,面上气色纯正;呼省出我腹内碳气,诸般杂病不能侵,人身无病,饮食多进,焉有不寿?炼后天吸呼者,前页呼哈之气炼完,内中亏欠氧气,随即补之。面向东南,两足分开,气要平和,不可心急。闭口鼻内一吸右手掌向上过顶,单手托天势,右脚向外一大丁字步,站定,目向上视。鼻内向里一吸气,吸到小腹下一定,鼻内一

呼　急將腳歸並圖二　右手放下歸圖二　由胃前二　右

單手掌　向外一甩　至圖三鼻內呼氣　由丹田向外一呼

出　一定　目隨右手掌走看　如圖一吸一呼　如此七回

爲左右吸呼氣法　煉完　口內自有津液　存在舌根後

潤潤吞下　入於前任脉管內　化爲陰精　此爲煉後天吸

呼之氣法　與衛生大有裨益

　　第三節論內外吸呼之息

吾人內外吸呼之氣息　先天之炁　後天之氣　二氣有大

分別　先天炁由父母之身舊有也　父母精血中一點真炁

呼，急将脚归并图二。右手放下归图二，由胃前二，右单手掌，向外一甩，至图三鼻内呼气，由丹田向外一呼出，一定，目随右手掌走看。如图一吸一呼，如此七回。再左边单手，照右边行吸呼气同样之法，行七回，此为左右吸呼气法。炼完，口内自有津液，存在舌根后，润润吞下，入于前任脉管内，化为阴精，此为炼后天吸呼之气法，与卫生大有裨益。

第三节　论内外吸呼之息

　　吾人内外吸呼之气息，先天之炁，后天之气，二气有大分别。先天炁由父母之身旧有也，父母精血中一点真炁，

生理法言　卷一

落在子宮　因此有真炁精　纏得成胎　此真陽精　乃
有形之物　真陽炁是無形之物　真陽之精　內裡有精蟲
無有真陽之炁　精蟲不能生動　大衛生家　研究真理
人之性命　就在此真陽炁內　好比雞子　若無雄雞
真炁　決不成小雞　若果驗看雞卵內真炁　將雞卵煮熟
剖開皮內裡有圓圈空　正在雞卵頂上　無有雞清　乃
是雄雞之真炁　若無此炁　小雞不能生動　此先天祖炁
乃由父身舊有　若按有形言　就是送精那點真炁　人
死斷炁　斷的這點真炁　真炁一斷　吸呼立無　此真炁
即先天真陽之炁　故名曰先天炁　後天氣者　係由母腹

落在子宫，因此有真炁精，才得成胎。此真阳精，乃有形之物，真阳炁是无形之物。真阳之精，内里有精虫。无有真阳之炁，精虫不能生动。大卫生家，研究真理，人之性命，就在此真阳炁内。好比鸡子，若无雄鸡真炁，决不成小鸡。若果验看鸡卵内真炁，将鸡卵煮熟，剖开皮内里有圆圈空，正在鸡卵顶上，无有鸡清，乃是雄鸡之真炁，若无此炁，小鸡不能生动。此先天祖炁，乃由父身旧有，若按有形言，就是送精那点真炁。人死断炁，断的这点真炁，真炁一断，吸呼立无。此真炁即先天真阳之炁，故名曰先天炁。后天气者，系由母腹

降生　空氣由口鼻進內　與後天性命接連　要將性命合

在一處　返回父母未生前之吸呼　母一吸子一吸　母一

呼子一呼　此是父母未生前之呼吸　今按衛生研究　卽

是心腎相交水火旣濟之理　坎離交媾之功　乾坤子午交

媾者　採外藥也　亦卽還精補腦之訣　坎離水火交媾者

採內藥也　心腎相交採外藥後升前降　有形無相　採內

藥左旋右轉　有相無形　採此內外之藥有大分別　不可

一概而論

降生，空气由口鼻进内，与后天性命接连。要将性命合在一处，返回父母未生前之吸呼，母一吸子一吸，母一呼子一呼，此是父母未生前之吸呼。今按卫生研究，即是心肾相交水火既济之理，坎离交媾之功。乾坤子午交媾者，采外药也，亦即还精补脑之诀；坎离水火交媾者，采内药也。心肾相交采外药后升前降，有形无相；采内药左旋右转，有相无形。采此内外之药有大分别，不可一概而论。

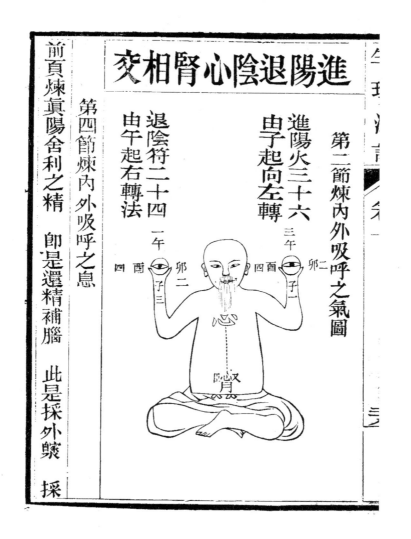

進陽退陰心腎相交

第二節煉內外吸呼之氣圖

進陽火三十六 由子起向左轉

退陰符二十四 由午起右轉法

第四節煉內外吸呼之息

前頁煉眞陽舍利之精　即是還精補腦　此是採外躁　採

第四节　炼内外吸呼之气

前页炼真阳舍利之精,即是还精补脑,此是采外鞁,采

一回外緛　當煉一次進陽火　退陰符　進陽火者　眼由子起左轉至卯到午落酉　此轉一回　如此四個九回　是爲三十六進陽火　轉一箇九　眼要一定中　身內若是精足　兩隻眼歸併　立見這箇○　若是精不足　無有這箇○　身體仍是不足之徵　當再補精　退陰符者開關兩隻眼定住　由午起　右轉至卯到子落酉　此爲轉一回　如此轉六回　一定中　要轉四箇六回　是爲二十四　退陰符　進陽退陰若是有這箇○　即是先天炁　那點祖炁巳將腦髓補足之証　名爲性靈真炁　由祖竅前　收歸於我真炁穴內　藏命之中心　二炁和合　名爲凝神入炁穴

一回外緛，当炼一次进阳火、退阴符。进阳火者，眼由子起左转至卯到午落酉，此转一回，如此四个九回，是为三十六进阳火。转一个九，眼要一定中，身内若是精足，两只眼归并，立见这个○。若是精不足，无有这个○，身体仍是不足之征，当再补精。退阴符者开关两只眼定住，由午起，右转至卯到子落酉，此为转一回，如此转六回，一定中，要转四个六回，是为二十四退阴符。进阳退阴若是有这个○，即是先天炁，那点祖炁，已将脑髓补足之证，名为性灵真炁，由祖窍前，收归于我真炁穴内藏命之中心，二炁和合，名为凝神入炁穴。

此是长胎入定住息之所。外边口鼻吸呼微之出入，不可闭气，则内里真息一上一下，真意息一上不可过心，下不可过肾。如上要过心，真炁冲动心上包络油神经脉，准得疯病。外面口鼻吸呼之气少一分，内里真息炁多一分。如此久之，外面口鼻吸呼无有，不是闭气，无有气，乃是内里真息十分。故外面吸呼气全无，内里真息微之上下冲动，不知何时，真吸呼入于真炁穴内，忽然大定得矣。精神哲学云：胎从伏炁中结，炁从有胎中息，知神炁可长生。故又云：真玄真牝，自吸自呼，非口非鼻，无去无来，无出无入，返本还源，斯为真息。丹

經云　服氣不伏炁　伏炁不服氣　服氣不長生　長生須

伏炁　此卽煉內外吸呼之息炁也　眞衛生家　若煉此功

准能長生在世　壽活大年　永享世界之福矣

第五節　論先天不息之息

千峯老人曰　這箇不息之息　卽是先天眞一之炁　父母

未生前那點眞炁　未交之前　先有此眞陽之炁　旣交之

後　精血相抱先天眞一之炁　撞入母腹　純陰之內　變

化爲這箇① 儒謂之仁　亦曰無極　釋曰珠　又謂之圓

明　道謂之丹　亦曰靈光　三教定名　雖有不同　皆指

先天眞一之炁而言　眞衛生家研究這箇①炁　而新定名

经云：服气不伏炁，伏炁不服气，服气不长生，长生须伏炁。此即炼内外吸呼之息炁也。真卫生家，若炼此功，准能长生在世，寿活大年，永享世界之福矣。

第五节　论先天不息之息

千峰老人曰：这个不息之息，即是先天真一之炁，父母未生前那点真炁。未交之前，先有此真阳之炁。既交之后，精血相抱先天真一之炁，撞入母腹，纯阴之内，变化为这个①，儒谓之仁，亦曰无极；释曰珠，又谓之圆明；道谓之丹，亦曰灵光。三教定名，虽有不同，皆指先天真一之炁而言。真卫生家研究这个①炁，而新定名

曰祖炁　該炁爲百炁之祖　性命之根　上結靈關　下結
氣海　周身上下　無處不通　五氣朝元之中心　八脉九
竅之總處　然而此竅在吾人身中　何處藏之　噫非是不
敢說　留與眞衛生家　見面秘談可也　知此祖竅者　內
藏祖炁　方可爲眞衛生侶伴　不知者仍是僞伴也　然此
祖竅　內藏祖炁　果在何處　今雖不言亦知　就在身上
天之下　地之上　日之西　月之東　玄關之後　谷神
之前　正居當中　伏藏元神祖炁　故爲萬法都門之中心
不息之息　卽先天祖炁　皆由於後天精炁神所産　顧
人之性命　全賴後天精炁神　産出眞炁　有之則生　無

曰祖炁：该炁为百炁之祖，性命之根，上结灵关，下结气海，周身上下，无处不通，五气朝元之中心，八脉九窍之总处。然而此窍在吾人身中，何处藏之？噫！非是不敢说，留与真卫生家见面秘谈可也。知此祖窍者，内藏祖炁，方可为真卫生侣伴，不知者仍是伪伴也。然此祖窍，内藏祖炁，果在何处？今虽不言亦知，就在身上，天之下，地之上，日之西，月之东，玄关之后，谷神之前，正居当中，伏藏元神祖炁，故为万法都门之中心。不息之息，即先天祖炁，皆由于后天精炁神所产。顾人之性命，全赖后天精炁神产出真炁，有之则生，无

之則死　應以何法　可能將眞炁煉足　方云保住性命
總得煉先天不息之炁　即可矣
第六節煉先天不息之息
吾人心定則言寡　言寡則養氣　氣足眞炁升　炁升則虛
而切實　元炁養足　而命可保　應何以法養之　每日靜
坐　先由鼻內一吸氣　內裡眞息　由尾底骨一升至頭頂
鼻內一呼氣　由腹內向下一降　內裡眞息　由尾底骨
又升至頭頂　如此由尾底骨至頭頂爲督脈　由頭頂至
生死竅爲任脈　如此久煉　鼻內後天吸呼無氣　不出不
入　內裡眞息一上一下　自呼自吸　自升自降　此時要

之则死。应以何法可能将真炁炼足，方云保住性命？总得炼先天不息之炁，即可矣。

第六节 炼先天不息之息

吾人心定则言寡，言寡则养气，气足真炁升，炁升则虚而切实，元炁养足，而命可保。应以何法养之？每日静坐，先由鼻内一吸气，内里真息，由尾骶骨一升至头顶；鼻内一呼气，由腹内向下一降，内里真息，由尾骶骨又升至头顶。如此由尾骶骨至头顶为督脉，由头顶至生死窍为任脉。如此久炼，鼻内后天吸呼无气，不出不入，内里真息一上一下，自呼自吸，自升自降。此时要

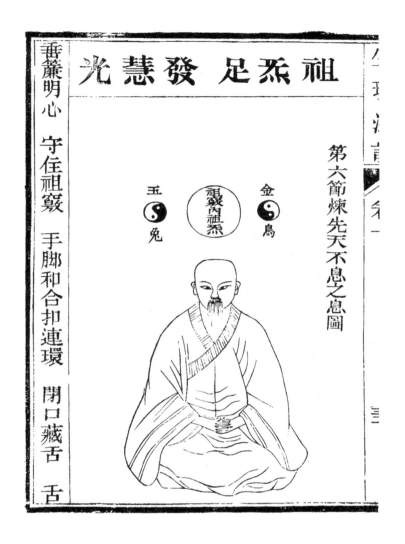

垂帘明心，守住祖窍，手脚和合扣连环，闭口藏舌，舌

頂上腭　四門謹閉　守正中　吾人腦中有仁　左右有二
小管　左曰太極右曰冲靈　上通天谷　下通湧泉穴　內
息之真意炁　後升前降　久之太極冲靈　兩小管內真意
炁　下降至炁海　不可過腎　上騰不過心　二炁相接
以養元神　元神者谷神也　谷神養足即丹也　再煉成丹
然後煉陽神出現　陽神者聚則成形　散則成氣　竅無
涯之元炁　續有限之形軀　形觀其竅　神妙在中　無意
而忘　息常住於中宮　名曰絳宮　心下一寸二分　端拱
明心　慧光紛飛　心如死灰　毫無思慮　此時雖然不行
大功　胎息聖火自來　萬不可閉目移念　如有念慮　陰

頂上腭，四門謹閉，守正中。吾人腦中有仁，左右有二小管，左曰太極右曰冲靈，上通天谷，下通湧泉穴。內息之真意炁，後升前降，久之太極冲靈，兩小管內真意炁，下降至炁海，不可過腎，上騰不過心。二炁相接，以養元神。元神者谷神也，谷神養足即丹也，再煉成丹。然後煉陽神出現，陽神者聚則成形，散則成氣。竅無涯之元炁，續有限之形軀，形觀其竅，神妙在中，無意而忘。息常駐于中宮，名曰絳宮，心下一寸二分，端拱明心，慧光紛飛，心如死灰，毫無思慮。此時雖然不行大功，胎息聖火自來，萬不可閉目移念。如有念慮，陰

神出胎　居於正中　無念無想　是養胎息也　回憶吾師

盼蟾子言　有火無候勿添油　忘機忘時有妙玄　若忘原

是忘禪定　忘到純陽盈月現　不可以忘睡昏沉　此我師

之言盡矣　定中有一輪明月　懸於當空　此功用久　自

有一輪紅日　生於月中　此為日月合併　急當用法收藏

於中　而定靜之中　息炁寂滅　忽然間天花亂墜　急用

出胎口訣　至此煉不息之炁之法　可謂至矣盡矣　真衛

生請出來　余將此訣法　全泄　在生理學上　定多增加

幾頁光榮歷史

第三章　煉神總論

神出胎，居于正中，无念无想，是养胎息也。回忆吾师盼蟾子言："有火无候勿添油，忘机忘时有妙玄。若忘原是忘禅定，忘到纯阳盈月现。不可以忘睡昏沉。"此我师之言尽矣。定中有一轮明月，悬于当空，此功用久，自有一轮红日，生于月中，此为日月合并，急当用法收藏于中。而定静之中，息炁寂灭，忽然间天花乱坠，急用出胎口诀，至此炼不息之炁之法，可谓至矣尽矣。真卫生请出来，余将此诀法全泄，在生理学上，定多增加几页光荣历史。

第一節論後天身體之神

吾人身體之神在二目　人初結胎時　在母腹中　天一生

水先生黑睛　瞳人屬腎　地二生火而有兩眥屬心　天三

生木　而有黑珠屬肝　地四生金　而有白珠屬肺　天五

生土　而有上下胞胎屬脾　以此可知　五臟精華　皆聚

於二目　故二目為人身體靈神也　真陽藏於二目　大衛

生注意　公共出頭研究真衛生真理　全身精氣神　皆在

二目　吾人身體屬陰　就是這點陽耳　這點真陽　吾人

全副精神皆以此而煉　生理學云人之二目　由父母初得

胎時　先生二目至七日　用顯微鏡看　內有黑睛　生理

第三章　炼神总论

第一节　论后天身体之神

　　吾人身体之神在二目，人初结胎时，在母腹中，天一生水先生黑睛，瞳人属肾；地二生火，而有两眦属心；天三生木，而有黑珠属肝；地四生金，而有白珠属肺；天五生土，而有上下胞胎属脾。以此可知，五脏精华，皆聚于二目，故二目为人身体灵神也，真阳藏于二目。大卫生注意，公共出头研究真卫生真理，全身精气神，皆在二目，吾人身体属阴，就是这点阳耳，这点真阳，吾人全副精神皆以此而炼。生理学云：人之二目，由父母初得胎时，先生二目，至七日用显微镜看，内有黑睛。

學云　淚管在上部　爲平葡萄狀　內有排泄泄淚管　十
四條　此是潤眼珠之淚管　又鼻空中下口　爲鼻淚管
下通五臟　大有作用　詳於後頁　此後天之神　就有眼
珠　吾人自降生以後　二目神室清潔　黑睛真黑　白珠
青白　神光焖之不昧　待至破身之後　眼內之神無光
白珠混黃不清　黑睛昏花　滿身神氣　漸漸消散　和法
將神光煉回　煉的白珠青白　黑睛有神　狀如童子之目
一樣　茲列圖於後

　　第二節　煉後天身體之神

按此煉後天身體之神　卽是精神之神　首先煉衛生却病

生理学云：泪管在上部，为平葡萄状，内有排泄泄泪管十四条，此是润眼珠之泪管。又鼻空中下口，为鼻泪管，下通五脏，大有作用，详于后页。此后天之神，就有眼珠。吾人自降生以后，二目神室清洁，黑睛真黑，白珠青白，神光炯之不昧。待至破身之后，眼内之神无光，白珠混黄不清，黑睛昏花，满身神气，渐渐消散。和法将神光炼回，炼的白珠青白，黑睛有神，状如童子之目一样，兹列图于后。

第二节　炼后天身体之神

按此炼后天身体之神，即是精神之神。首先炼卫生却病

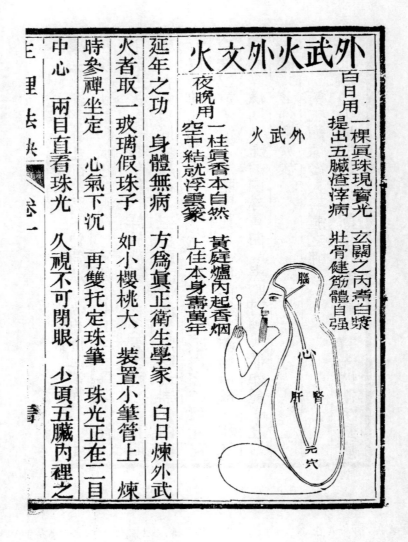

外武火　外交火

白日用一棵真珠現寶光
提出五臟渣滓病
玄關之內煮白漿
壯骨健筋體自強

外武火

夜晚用一柱真香本自然
窍甯結就浮雲篆
上住本身壽萬年
黃庭爐內起香烟
白日煉外武

延年之功　身體無病　方為真正衛生學家
火者取一玻璃假珠子　如小櫻桃大　裝置小筆管上　煉
時參禪坐定　心氣下沉　再雙托定珠筆　珠光正在二目
中心　兩目直看珠光　久視不可閉眼　少頃五臟內裡之

延年之功，身体无病，方为真正卫生学家。白日炼外武火者，取一玻璃假珠子，如小樱桃大，装置小笔管上。炼时参禅坐定，心气下沉，再双手托定珠笔，珠光正在二目中心，两目直看珠光，久视不可闭眼。少顷，五脏内里之

宜閉目養神　心氣下降　吸呼隨意出入　任其自然　此

此爲夜晚煉外武火　病液既流出後　速用外文火之功

珠管　二目定視香火　兩目合並　視久渣滓液水流出

若夜晚煉時　照白天用功法相同　惟用一炷香頭　代替

提出五臟渣滓病　　壯骨健筋體自强

一棵真珠現寶光　　玄關之內煮白漿

增長　則身體自然强壯故曰

之淚無味　以法將病液提出　當時身體立覺輕爽　精神

水味鼻而鹹酸　流至口中涩鹹難聞　平時因傷心而哭出

病　由淚管提出　名曰渣滓　病既化爲液水流出　其液

病，由泪管提出，名曰渣滓。病既化为液水流出，其液水味鼻而咸酸，流至口中涩咸难闻，平时因伤心而哭出之泪无味。以法将病液提出，当时身体立觉轻爽，精神增长，则身体自然强壮。故曰：

一颗真珠现宝光，玄关之内煮白浆。

提出五脏渣滓病，壮骨健筋体自强。

若夜晚炼时，照白天用功法相同，惟用一炷香头代替珠管。二目定视香火，两目合并，视久渣滓液水流出，此为夜晚炼外武火。病液既流出后，速用外文火之功。宜闭目养神，心气下降，吸呼随意出入，任其自然，此

為外文火　外武火

外武火煉三成　外文火當煉七成

日日苦煉　將眼神之神　煉的光灼灼　則神光出現　白

眼珠青白　黑眼珠黑光明亮　彷彿懷抱幼童之目　若是

久煉　能化五穀飲食之精　而助陽精增長　百病不生

故

功課經曰

一炷真香本自然　黃庭爐內起香煙

空中結就浮雲篆　上炷本身壽高年

第三節論先後天神之神

吾人先天之神　在腦蒂中心　總得與精合並歸一　纔是

性命真神．真神即真性也　吾人後天之神在二目．非得

为外文火,外武火。外武火炼三成,外文火当炼七成。日日苦炼,将眼神之神,炼的光灼灼,则神光出现,白眼珠青白,黑眼珠黑光明亮,仿佛怀抱幼童之目。若是久炼,能化五谷饮食之精,而助阳精增长,百病不生。故功课经曰:

一炷真香本自然,黄庭炉内起香烟。

空中结就浮云箓,上炷本身寿高年。

第三节 论先后天精神之神

吾人先天之神,在脑蒂中心,总得与精合并归一,才是性命真神,真神即真性也。吾人后天之神在二目,非得

進陽火退陰符　不能現出先天眞神　此眞神名曰玄關

就是這箇〇　丹經云玄關一竅無定位　黄庭一路皆玄關

玄關內是我保命眞神也　自後天之神煉足　纔能養我

先天不死之神　不死之神養足　卽是眞陽之神　眞陽之

神煉足　可以出胎　性命由我　不由閻羅　眞衛生家

煉先後二天之神　先由後天　發而皆中節　便是人性之

神返回含而未發　便是先天之性神　由無心得來　方

爲眞神　將先天眞神　煉的光灼灼　最先出白光　後見

金機飛電　神室生白　由白光忽然間　浩月當空　卽是

我的眞神出現　非得精氣神三品全足　突有這箇神光

进阳火退阴符,不能现出先天真神。此真神名日玄关,就是这个〇。丹经云:"玄关一窍无定位,黄庭一路皆玄关",玄关内是我保命真神也。自后天之神炼足,才能养我先天不死之神。不死之神养足,即是真阳之神。真阳之神炼足,可以出胎,性命由我,不由阎罗。真卫生家,炼先、后二天之神,先由后天,发而皆中节,便是人性之神;返回含而未发,便是先天之性神,由无心得来,方为真神。将先天真神,炼的光灼灼,最先出白光,后见金机飞电,神室生白。由白光忽然间,皓月当空,即是我的真神出现,非得精气神三品全足,突有这个神光。

玉皇心印經云　上藥三品　神與氣精　恍恍惚惚　杳杳
冥冥　此為藥苗發生　大衛生家總得由後天之神　返回
先天之神　纔能保住性命　萬不可自作聰明　妄參末議
指東說西　由丹經雜書　記聞之學　假充有道　實則
未遇真師　終久性命大事難保　直到垂危之際　始悟性
命耽悞　再向理論　不料傳汝之師　早經羽化仙遊　無
處問津　由下手煉起　自己知道真偽　在真處着手　真
衛生家　何不細心訪求

第四節煉先天後天精神之神

《玉皇心印經》云："上藥三品，神与炁精，恍恍惚惚，杳杳冥冥。"此为药苗发生，大卫生家总得由后天之神，返回先天之神，才能保住性命。万不可自作聪明，妄参末议，指东说西，由丹经杂书，记闻之学，假充有道，实则未遇真师，终久性命大事难保。直到垂危之际，始悟性命耽误，再向理论，不料传汝之师，早经羽化仙游，无处问津。由下手炼起，自己知道真伪，在真处着手。真卫生家，何不细心访求？

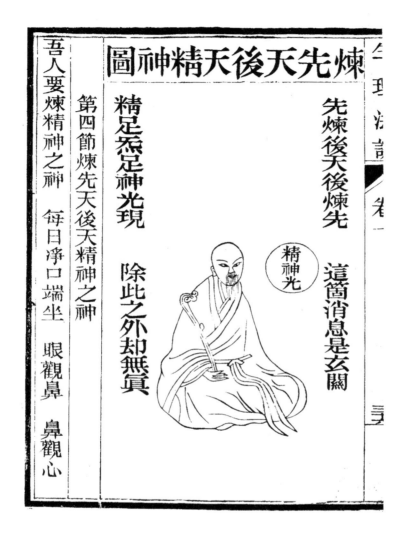

吾人要煉精神之神　每日净口端坐　眼觀鼻　鼻觀心

第四節煉先天後天精神之神

精足炁足神光現　　除此之外却無真

先煉後天後煉先　　這箇消息是玄關

圖神精天後天先煉

精神光

第四节 炼先天后天精神之神

吾人要炼精神之神,每日净口端坐,眼观鼻,鼻观心,心莫起一念，万虑皆空，存神定意，耳不听声，一心内守，调息绵绵，渐渐呼出，似有似无，自然心火下降，肾水上升。舌尖倒顶上腭天池穴，舌下生出津液，吞下味甜如蜜，腹响如雷。恍惚之间，心空意定，先由两腿两肘空起，斯时无他无我之时，不知身在何处。忽然元炁自动，阳物勃举，此即是先天真炁发动。真炁顺出者为精能生人，逆回者为炁能长生，正在生死窍分别耳。真精逆回补脑，与真神和合归一，真神真精，合而归一，名曰真性发现。真神是真性之帅，神定性定。急用二目炼神行炁之法，由子一左转，卯二，午三，酉四，

両眼轉一圈　如此左轉九回　歸中眼定看内裡之光
定久光無　再轉九回　如此四箇九回　爲進陽火　又有
午一　向右轉　卯二　子三　酉四　兩眼轉一圈　如此
右轉六回歸中　兩眼合併看光　恍惚内裡有個光　此光
站不住　速如電光快　轉四個六回　爲退陰符　此爲一
周天　煉神合炁之法　採繋之後　精炁與神合一之時
故云煉先天後天精神之神

第五節論先天不神之神

此不神之神　由精氣神和合歸並而成　爲這箇〇　即先
天眞一之炁　故言道者　無的可說　强名曰道　實理是

两眼转一圈。如此左转九回，归中眼定看内里之光，定久光无。再转九回，如此四个九回，为进阳火。又有午一，向右转，卯二，子三，酉四，两眼转一圈。如此右转六回归中，两眼合并看光，恍惚内里有个光，此光站不住，速如电光快。转四个六回，为退阴符。此为一周天，炼神合炁之法。采繋之后，精炁与神合一之时，故云炼先天后天精神之神。

第五节 论先天不神之神

此不神之神，由精气神和合归并而成，为这个〇，即先天真一之炁。故言道者，无的可说，强名曰道，实理是

一陽未出洞　萬物發生時　由古至今　若不了然先天眞

一之妙　眞可謂之傍門　所以知一者萬事畢　一就是這

箇○　亦卽是不神之神　神炁足可以養命　高麗全君精

神哲學云　保精以養氣　保氣以養神　所以精氣神　爲

修眞上躋金丹　哲理之要素也　丹經云　精養靈根氣養

神　此眞之外却無眞　古今遺下延年躋　須覓明師正已

身　孟子曰　吾善養浩然之氣　其爲氣也　至大至剛

以直養而無害　則塞於天地之間　此養神氣　非但有功

於儒門　而亦爲衛生之要訣也　西哲栢拉圖云　世界之

大精神　同化晏合而同屬　不減無疑也　吾人若煉先天

一阳未出洞,万物发生时。由古至今,若不了然先天真一之妙,真可谓之旁门。所以知一者万事毕,一就是这个○,亦即是不神之神。神炁足可以养命。高丽全君精神哲学云:保精以养炁,保炁以养神,所以精炁神,为修真上跻金丹哲理之要素也。丹经云:精养灵根炁养神,此真之外却无真。古今遗下延年跻,须觅明师正己身。孟子曰:吾善养浩然之气,其为气也,至大至刚,以直养而无害,则塞于天地之间。此养神气,非但有功于儒门,而亦为卫生之要诀也。西哲柏拉图云:世界之大精神,同化晏合而同属,不减无疑也。吾人若炼先天

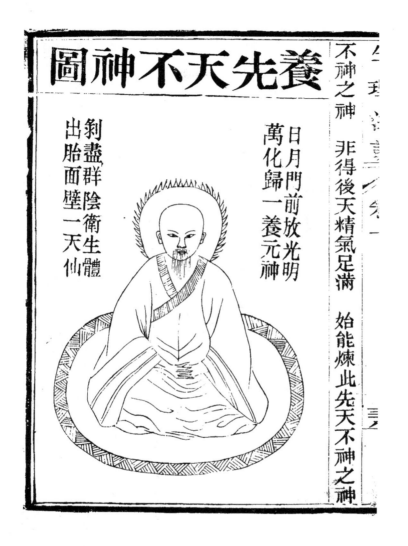

養先天不神圖

剝盡群陰衛生體
出胎面壁一天仙

日月門前放光明
萬化歸一養元神

不神之神　非得後天精氣足滿　始能煉此先天不神之神

不神之神，非得后天精气足满，始能炼此先天不神之神。

而人之性命最要者　精氣神也　無之卽無主也　任爾千
門萬戶　舍此精氣神外　斷定不是眞道　不明眞衛生之
理　若能精化氣　炁化爲神　神足可以出胎　非天仙而
何　吾人腦髓之仁　藏元神之府也　心下一寸二分爲絳
宮　藏元炁之府也　臍下一寸三分　腎前臍後　前七後
三　正中爲眞炁穴　藏元精之府也　元精元炁元神　合
在一處　謂之不神之神　就是這箇○　煉不神靜坐　將
腎中精炁提上中宮　溫養於內　將腦中神炁　與精炁合
歸一處　當時六景出現　目有金光　耳有龍吟虎嘯之聲
六脈不動　吸呼不出入　馬陰藏相　虛室生白　此六

　　而人之性命最要者，精气神也，无之即无主也。任尔千门万户，舍此精气神外，断定不是真道，不明真卫生之理。若能精化气，炁化为神，神足可以出胎，非天仙而何？吾人脑髓之仁，藏元神之府也；心下一寸二分为绛宫，藏元炁之府也；脐下一寸三分，肾前脐后，前七后三，正中为真炁穴，藏元精之府也。元精元炁元神，合在一处，谓之不神之神，就是这个○。炼不神静坐，将将肾中精炁提上中宫，温养于内，将脑中神炁，与精炁合归一处，当时六景出现，目有金光，耳有龙吟虎啸之声，六脉不动，吸呼不出入，马阴藏相，虚室生白。此六

景出現　神通廣大　白雪紛紛滿室　意轉六字眞言　廟
門開　不神之陽神　從祖竅上天谷而出頂門也　眞衛生
家　不得眞師出胎　決不能出　胎一出速收回　寧而待
之七日再出　此陽神與我一樣　此卽是先天不神之神出
現　方可稱爲眞衛生　留身之實功　若按東西各國　生
理學內云　專注重大小腦神經而言之　腦體足滿　爲心
神作用　吾人之大小腦　髓髓相連結　脊髓兩側　有神
經三十二對　分佈於週身　恰如珠網　此爲神經系統
爲精神活動之中央機關也　此不過取其最要者而已　各
衛生等書　通是後天精氣神作用　僅可小長生　實不能

景出现,神通广大,白雪纷纷满室,意转六字真言,庙门开,不神之阳神,从祖窍上天谷而出顶门也。真卫生家,不得真师出胎,决不能出。胎一出速收回,宁而待之七日再出,此阳神与我一样,此即是先天不神之神出现,方可称为真卫生留身之实功。若按东西各国生理学内云,专注重大小脑神经而言之,脑体足满,为心神作用。吾人之大小脑、延髓相连结,脊髓两侧有神经三十二对,分布于周身,恰如珠网,此为神经系统,为精神活动之中央机关也,此不过取其最要者而已。各卫生等书通是后天精气神作用,仅可小长生,实不能

大長生也　燕平趙氏避塵道號順一子，奉請諸大衛生家

公同研究衛生真理　此書所論精炁神生理學　精不是

交媾之精　氣不是吸呼之炁　神亦非是思慮之神　三者

均係仙佛古時運煉之功　如能久用　強健腦神　益吾身

體　苟無精炁神充滿　又安能有一日之生存乎

中華民國九年起至

中華民國十八年舊曆七月十六日燕平趙避塵著

大长生也。燕平赵氏避尘道号顺一子，奉请诸大卫生家，公同研究卫生真理，此书所论精炁神生理学，精不是交媾之精，炁不是吸呼之气，神亦非是思虑之神，三者均系仙佛古时运炼之功。如能久用，强健脑神，益吾身体。苟无精炁神充满，又安能有一日之生存乎？

中华民国九年起至

中华民国十八年旧历七月十六日燕平赵避尘著

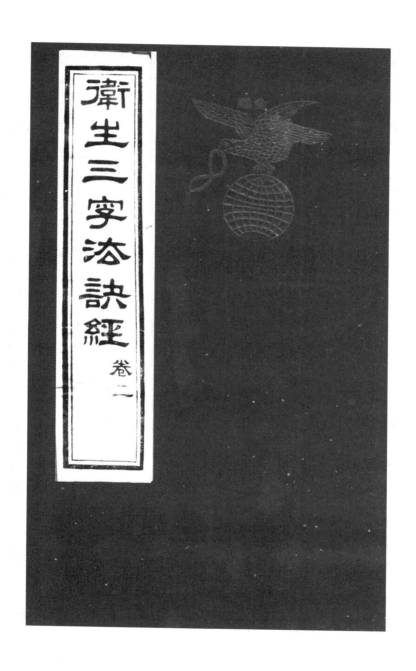

衛生三字法訣經

卷二

衛生三字法訣經

民國二十二年刻板

章印書印
原暂不公開

每本壹圓

不准翻印

板存石駙馬大街八十八號慈善會

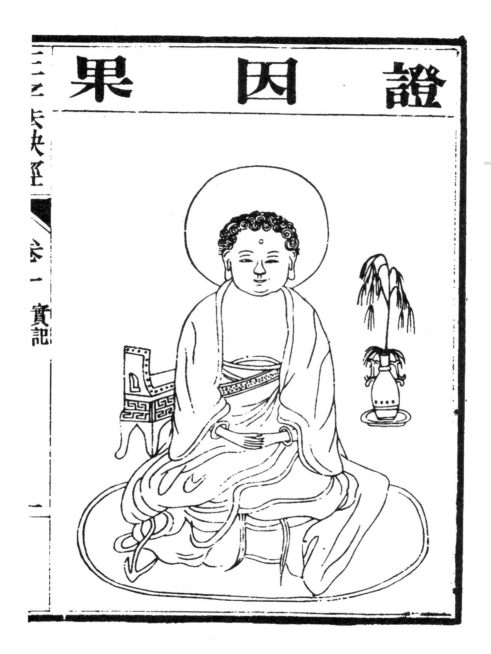

千峰老人全集【繁简对照本】

證定
民國五年二月上旬胞兄趙魁一　身居靜室　勤習禪
定　忽有村人─韓某造訪　且曰　僧人洞天　擬售
北廟　索價甚廉　不過六十元　請君代為署券　可

因
乎　兄曰　爾購廟何用　韓曰　拆而變賣　一轉移
間　即可獲利　兄曰　爾不拆廟　亦不愁吃飯　爾

果
尚未受凍餒　奈何因一時小利　落終身拆廟惡名
韓曰廟無人買　僧將絕食　兄曰余願出價六十元

述
買此廟而不拆可乎　於是約集村眾三十二人　將僧
人洞天賣廟之事說知　公同議決　將此廟買歸大官

記
眾出資立券　並由大眾　各憑緣法　向外募化　指

证因果述记

　　民国五年二月上旬,胞兄赵魁一,身居静室,勤习禅定。忽有村人韩某造访,且曰:"僧人洞天,拟售北庙,索价甚廉,不过六十元,请君代为署券,可乎?"兄曰:"尔购庙何用?"韩曰:"拆而变卖,一转移间,即可获利。"兄曰:"尔不拆庙,亦不愁吃饭,尔尚未受冻馁,奈何因一时小利,落终身拆庙恶名。"韩曰:"庙无人买,僧将绝食。"兄曰:"余愿出价六十元,买此庙而不拆可乎!"于是约集村众三十二人,将僧人洞天卖庙之事说知,公同议决,将此庙买归大官众。出资立券,并由大众,各凭缘法,向外募化,指

日动工　从新修理　讵料开工未久　即因无款而中止

是时余方经营商业　回家省兄　闻知停工之事　遂修书

亟嘱胞兄持赴天津　谒见李善人　述明来意　李即慨允

命胞兄持六十元先回　工程事归李一人担负　明春即

鸠工选材　大兴土木　村众见胞兄成此大功　未免因嫉

生恨扬言汝一人募来之款　我大官众不用　胞兄即将募

来六十元　修理东西配殿台座　以备明春立架之用　村

众谤言四起　疑胞兄有藉庙生财之意　内中有刘某者　

约来村正副　加入团体　耸动村众　投县控告　且曰

路费及城内食宿　可由村中公款项下开支　大家进城

日动工,从新修理。讵料开工未久,即因无款而中止。

是时余方经营商业,回家省兄,闻知停工之事,遂修书亟嘱胞兄持赴天津,谒见李善人,述明来意,李即慨允,命胞兄持六十元先回,工程事归李一人担负。

明春即鸠工选材,大兴土木。

村众见胞兄成此大功,未免因嫉生恨,扬言汝一人募来之款,我大官众不用。胞兄即将募来六十元,修理东西配殿台座,以备明春立架之用。村众谤言四起,疑胞兄有藉庙生财之意。

内中有刘某者,约来村正副,加入团体,耸动村众,投县控告,且曰:"路费及城内食宿,可由村中公款项下开支,大家进城,

隨走一遭 何樂而不爲 眾欣然允諾 遂蜂擁至縣 寓
義園居 呼酒點菜 興高彩烈 斯時忽有一巨紳 亦來
雅座用饍 村眾起立謙讓 巨紳慢不爲禮 稍領其首而
已 紳饍畢即向縣署而去 村眾曰 此人與趙氏弟兄交
好 必係來署請託 吾等官司恐不能得好 蓋歸休 俟
布置妥協 再來控告 眾贊成 此舉其用去十八元有餘
由本村公項開支 余胞兄 述說此事 氣得頭大如斗
相大頭翁 乃於夜半子時 焚香出口念五字經且曰
我弟子修廟 若有一毫利己私心 請神明降罰 若村眾
執迷不悟 亦請神明黙爲佑導 免來欺我 跪念不起

随走一遭，何乐而不为。"众欣然允诺。遂蜂拥至县，寓义园居，呼酒点菜，兴高采烈。斯时忽有一巨绅，亦来雅座用膳，村众起立谦让，巨绅慢不为礼，稍领其首而已。绅膳毕，即向县署而去。村众曰："此人与赵氏弟兄交好，必系来署请托，吾等官司恐不能得好。盖归休？俟布置妥协，再来控告。"众赞成。此举共用去十八元有余，由本村公项开支。

余胞兄，闻说此事，气得头大如斗，像大头翁。乃于夜半子时，焚香出口念《五字经》，且曰："我弟子修庙，若有一毫利己私心，请神明降罚。若村众执迷不悟，亦请神明默为佑导，免来欺我。"跪念不起，

斯時一陳昏迷　恍惚之間　猛見大士現身　給胞兄笊籬
一把　教向水中撈取　取出證因果三字　當此之際
忽由身後來一猛虎　照頭一口　兄痛極而呼曰　虎咬我
矣奔命而逃　家嫂聞兄夢魘驚呼　取燈來視　見兄周身
血迹般然　細視之　由鼻孔流出　次日頭疾全消　與常
人無異　蓋全愈矣　居無何　村眾息訟　由是出外訪道
得遇小平島　彭茂昌老師　授以天命　雲遊四方度弟
子今在東三省開度　道運宏開　至今　民國二十二年八
月中破廟仍在　亦無人修理　當時阻撓此事之人　皆得
顯報天道無親　賞罰惡　信非虛矣　千峯老人趙避塵謹

斯时一阵昏迷,恍惚之间,猛见大士现身,给胞兄笊篱一把,教向水中捞取。取出"证因果"三字。当此之际,忽由身后来一猛虎,照头一口。兄痛极而呼曰:"虎咬我矣。"奔命而逃。家嫂闻兄梦魇惊呼,取灯来视,见兄周身血迹般然。细视之,由鼻孔流出。次日头疾全消,与常人无异,盖全愈矣。

居无何,村众息讼。由是出外访道,得遇小平岛彭茂昌老师,授以天命,云游四方度弟子,今在东三省开度,道运宏开。

至今民国二十二年八月中,破庙仍在,亦无人修理。当时阻挠此事之人,皆得显报。天道无亲,赏善罚恶,信非虚矣。

千峰老人赵避尘谨

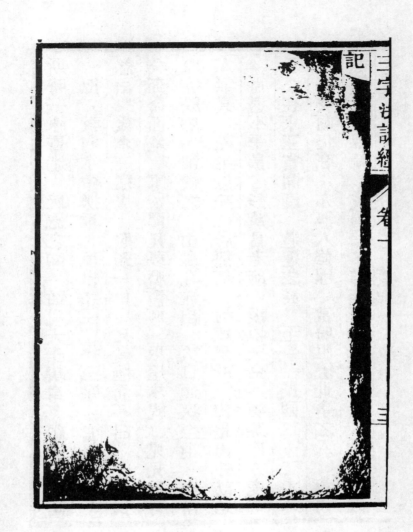

记

人生於世　莫不好生而惡死　樂康強而憎夭　於是衛生
之道　尚焉　然考諸世人　究不免身形羸弱憔悴　多病
之人　何也　蓋徒知口唱衛生之歌　而不知其所以修持
之道　詎有濟乎　夫萬物之生　秉乎陰陽　其知道者
修持練養一本陰陽　是以延年而益壽　否則縱欲所好
無稍節制　年未半百　而衰弱是皆不少　為修持而夭折
自取者也　趙君魁一　京兆昌平陽坊人也　先生自幼好
道　嘗思世人不能久享康強之樂　且多早年夭折　於是
遨遊四方　訪友求師　苦不得其真傳　迨至大連灣　小
平島　名常仙　姓彭名茂昌　字輯五　道號合中　又號

人生于世，莫不好生而恶死，乐康强而憎夭，于是卫生之道尚焉。然考诸世人，究不免身形羸弱，憔悴多病之人，何也？盖徒知口唱卫生之歌，而不知其所以修持之道，讵有济乎？

夫万物之生，秉乎阴阳。其知道者，修持炼养一本阴阳，是以延年而益寿。否则纵欲所好，无稍节制，年未半百，而衰弱是皆不少，为修持而夭折自取者也。赵君魁一，京兆昌平阳坊人也。先生自幼好道，尝思世人不能久享康强之乐，且多早年夭折，于是遨游四方，访友求师，苦不得其真传。迨至大连湾小平岛，名常仙，姓彭名茂昌，字辑五，道号合中，又号

渡陽子 口傳心授 深得持身秘術 並非旁門 亦非左道 實爲人生再造之至寶 試常習之 有百益而無一損 先生年七十餘 其身體之堅強 狀貌之雄偉 宛如童年 先生既得此道之益 尤欲廣諸世人 恐慕斯道者 不得其門而入 於是先生手作三字法訣經 俾閱者了然其旨趣 先生之用意 可謂大矣

自愧不文 又未深得先生意旨 妄贅數語於簡端 見哂於君子 所不計也

中華民國七年六月望日燕平平西府師範學堂范新圍謹序

此序是余胞兄魁一在平西府舖內作三字法訣經後隨序註

渡阳子,口授心传,深得持身秘术。并非旁门,亦非左道,实为人生再造之至宝。试常习之,有百益而无一损。先生年七十余,其身体之坚强,状貌之雄伟,宛如童年。先生既得此道之益,尤欲广诸世人。恐慕斯道者,不得其门而入,于是先生手作《三字法诀经》,俾阅者了然其旨趣。先生之用意,可谓大矣。

作既成,嘱余为序。余自愧不文,又未深得先生意旨,妄赘数语于简端,见哂于君子所不计也。

中华民国七年六月望日,燕平平西府师范学堂范新圆谨序(此序是余胞兄魁一在平西府铺内作《三字法诀经》后随序注)

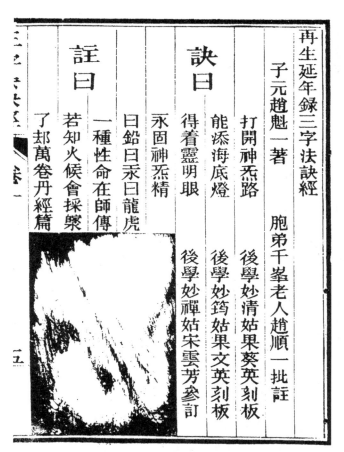

再生延年录三字法诀经

子元赵魁一著

胞弟千峰老人赵顺一批注

后学妙清姑果葵英刻板

后学妙筠姑果文英刻板

后学妙禅姑宋云芳参订

诀曰

打开神炁路　能添海底灯

得着灵明眼　永固神炁精

注曰

日铅日汞日龙虎　一种性命在师传

若知火候会采繄　了却万卷丹经篇

三字法訣經 卷一　王

要學道　余胞兄魁一子曰　要學道總得真心好道　世界一切之事　全不掛心　只知有道耳

憑指教　無明師指教　丹經道書摘兩句話頭　謂之得道　按心自問　道可成否　你還要傳人

性命根　即是祖竅　正在二目之中心　內裡有一管通腦髓正中　有個祖炁胞　是性命根

生死竅　即是命門　正在肛門前外腎後正中是也　又為陰蹻脉　八脉之總根　採藥之處也

用手指　用手指點住生死竅　是精生炁發之時　身體歪斜臥之　名為採藥　不教精炁撞出來

要学道　余胞兄魁一子曰："要学道总得真心好道，世界一切之事，全不挂心，只知有道耳。"

凭指教　无明师指教，丹经道书摘两句话头，谓之得道。按心自问，道可成否？你还要传人？

性命根　即是祖窍，正在二目之中心，内里有一管通脑髓正中，有个祖炁胞，是性命根。

生死窍　即是命门，正在肛门前外肾后正中是也，又为阴蹻脉，八脉之总根，采药之处也。

用手指　用手指点住生死窍，是精生炁发之时，身体歪斜卧之，名为采药，不教精气撞出来。

得顛倒　顛倒者順逆耳　精炁順出生人　逆回作丹　就在中間顛倒顛　此是下手採藥也

在中間　命者腎也發於淫根　余胞兄慈悲　明指命門在肛門前外腎後　正中間　是命門也

朝上跑　是精中真炁　逆回朝上跑　由督脉尾閭關上升　過夾脊關　至玉枕關　到泥丸宮內

若長生　總得性命雙修　纔能長生　內有下手轉手了手撒手之法訣　速覓明師　保住性命

學不老　下手採藥小週天功法　若能常煉　準能長生不老　學者訪着明師　會下手採藥不會

得颠倒　颠倒者,顺逆耳。精炁顺出生人,逆回作丹,就在中间颠倒颠。此是下手采药也。

在中间　命者肾也,发于淫根。余胞兄慈悲,明指命门在肛门前外肾后正中间,是命门也。

朝上跑　是精中真炁,逆回朝上跑,由督脉尾闾关上升,过夹脊关,至玉枕关,到泥丸宫内。

若长生　总得性命双修,才能长生,内有下手、转手、了手、撒手之法诀,速觅明师,保住性命。

学不老　下手采药小周天功法,若能常炼,准能长生不老。学者访着明师,会下手采药不会?

返遷精　精不能自遷　總得下手調取　調到繫產神知　精炁要撞出之時　逆回返遷補腦也

快補腦　足　還精補腦之法訣　有明師傳授　得知火候　二候不至　不能採繫　採者受大傷

功夫到　叅禪打坐久靜而動　是功夫到也　動者活　子時動也　速轉法輪　而真陽自縮回也

轉成少　法輪轉七次陽不囘　再用雙吹之法吹七次　真陽遷是不縮囘　下手採繫　何轉成少

初煉丹　垂簾明心守祖竅　手脚和合扣連遷　閉口藏舌舌頂腭　神炁不空玄關生　是煉神炁

返还精　精不能自还，总得下手调取，调到繫产神知，精炁要撞出之时，逆回返还补脑也。

快补脑　还精补脑之法诀，有明师传授，得知火候足。二候不至，不能采繫，采者受大伤。

功夫到　参禅打坐久静而动，是功夫到也。动者活子时动也，速转法轮，而真阳自缩回也。

转成少　法轮转七次阳不回，再用双吹之法吹七次，真阳还是不缩回，下手采繫，可转成少。

初炼丹　垂帘明心守祖窍，手脚和合扣连环；闭口藏舌舌顶颚，神炁不空玄关生。是炼神炁。

两相抱　嬰兒姹　相對照　用水火　廻光照

合一相抱故無病　陰陽合一為兩相抱　滓出淨　嬰姹合並養泰和　左陽右陰是嬰兒姹女　火相對照　病可出　修者身上有病如何修道　提出五臟邪火　此是病　日月歸並陰陽合一　此非是水火既濟　二目合並為廻光照　遠觀其物物無其物

出母腹陰陽分開纔生病　吾人在母腹中是陰陽　是文火七成煉　是陰陽和合內裡渣　再用文火養收五臟竅　先將病提出　神　化為渣滓流出　是外文武二火　用神火　閉遠視竅　開五臟竅

回光照　二目合并为回光照,远观其物物无其物,日月归并阴阳合一,闭远视窍,开五脏窍。

用水火　此非是水火既济,是外文、武二火。用神火提出五脏邪火,此是病,化为渣滓流出。

相对照　修者身上有病如何修道?先将病提出,神火相对照,病可出。再用文火养收五脏窍。

嬰兒姹　左阳右阴是婴儿姹女,是阴阳和合内里渣滓出净。婴姹合并养泰和,是文火七成炼。

两相抱　阴阳合一为两相抱。吾人在母腹中是阴阳合一相抱,故无病,出母腹阴阳分开才生病。

三字注訣經 卷一

天地中　天之下地之上日之西月之東　正中有個陰陽交合處　各位仙佛由此煉出　飛昇也

玄關竅　玄關無定位黃庭一路為玄關　不在深山不在身內　精炁神足　發現二目前○為玄關

十字街　十字街方寸地是性竅也　即是祖竅　丘祖云　十字街前一座樓　樓上點燈不用油

老母教　老母即是瑤池金母　乃是先天炁化生　仙佛綱鑑云諸佛祖之母也　吾人也是他子女

方寸地　此地天多寒不冷　多熱不出汗　是寶地也　諸佛祖不準明指　怕出險　請問有何險

天地中　天之下、地之上、日之西、月之东，正中有个阴阳交合处，各位仙佛由此炼出飞升也。

玄关窍　玄关无定位，黄庭一路为玄关，不在深山，不在身内，精炁神足，发现二目前○为玄关。

十字街　十字街、方寸地是性窍也，即是祖窍。丘祖云："十字街前一座楼，楼上点灯不用油。"

老母教　老母即是瑶池金母，乃是先天炁化生，《仙佛纲鉴》云：诸佛祖之母也。吾人也是他子女。

方寸地　此地天多寒不冷，多热不出汗，是宝地也。诸佛祖不准明指，怕出险，请问有何险？

灵明窍　此窍非凡窍，天地共合成。名为神炁穴，内有坎离精。是脑中仁、祖炁胞，下通命。

四会田　四相和合之地，五炁朝元之田，是性窍也。灵明是性命合成窍，此窍仙佛不准明指。

人难找　性命二窍之门，人难找，无明师不知此窍。采槃在生死窍，炼慧光在祖窍，即是神炁。

名目多　此性命二窍，散在丹经书上名目多，就是神炁而矣。神是性，炁是命，神炁合一为双修。

口难学　除此神炁之外无的可说，其他全是蒙混世人进门耳，好拜他为师，真功无有，先持斋。

要求師　紙上找　逞機伶　找不着　瞎揣摸

瞎揣摸　無受過師傳　由道書摘下幾句話　要傳人　瞎揣摸說　會性命雙修訣　真訣法實無有

找不着　嘴會說道話　訣法不懂　弟子要學下手訣　書內找訣法又無有　故此教弟子吸轉空氣

逞機伶　傳人　請問您師是那位　留的何書為證據　拿錢找人拜門偷道　得訣回稟改頭換面再傳人

紙上找　傳小周天我偷來的傳人　後過大關六根震　動五龍捧聖我全不會　又在紙上找找不着

要求師　求師是正理　孔子如來老君全有師　無師傳人是朦人　傳人是朦人　佛祖真訣法　不是胎代來的

瞎揣摸　无受过师传，由道书摘下几句话，要传人。瞎揣摸说"会性命双修诀"，真诀法实无有。

找不着　嘴会说道话，诀法不懂，弟子要学下手诀，书内找诀法又无有，故此教弟子吸转空气。

逞机伶　拿钱找人拜门偷道，得诀回去改头换面再传人。请问您师是那位？留的何书为证据？

纸上找　传小周天我偷来的传人，后过大关六根震动、五龙捧圣我全不会，又在纸上找，找不着。

要求师　求师是正理，孔子、如来、老君全有师，无师传人是蒙人。佛祖真诀法，不是胎带来的。

怕人笑 有心再投师,又怕人笑话。性命学不可错,你今错传人,以后错传多少人?其罪大矣!

小攒风 修道师越多愈好,攒风想偷道不求师自会,这门闻两句法语,那门闻两句偈语算会道。

偷着学 大道非是偷学的。投明师门下,若轻师慢法,得不着真诀。全诀全法,非是偷学的。

任你偷 师看你心不真,全诀法不传你,任凭你偷。诀在师心内,偷不去,有德不用偷准传你。

办不到 我先拿钱买师全诀法,我会后传阔人,准发财。师看出你的行为,得全诀就办不到。

悞傳匪　師一不留神　將訣法悞傳匪人　師受天譴　匪人得道更遭天譴　糊作非爲連命無有了

謗壞道　匪人得道　作出邪淫之事　男女鼎爐之法　謗壞真道　真道一人身中　自有真陰真陽

信口說　信口胡說　花言巧語　此道能保守精不泄　若得女鼎　能過大關　除女鼎外不能成仙

遭天報　以女鼎說法　準遭天報　余大師兄假聰明　以女鼎爲爐　得了大病　骨瘦如柴肚黑死

欺祖師　不聽師話　爲欺祖師　自想採女陰可長生　壯身補瘦了　肚子黑如石板　五十歲死了

误传匪　师一不留神，将诀法误传匪人，师受天谴，匪人得道更遭天谴，胡作非为连命无有了。

谤坏道　匪人得道，作出邪淫之事，男女鼎炉之法，谤坏真道。真道一人身中，自有真阴真阳。

信口说　信口胡说，花言巧语，此道能保守精不泄，若得女鼎，能过大关，除女鼎外不能成仙。

遭天报　以女鼎说法，准遭天报。余大师兄假聪明，以女鼎为炉，得了大病，骨瘦如柴肚黑死。

欺祖师　不听师话，为欺祖师。自想采女阴可长生，壮身补瘦了，肚子黑如石板，五十岁死了。

灭正道　行邪法为灭正道。你死不要紧，恐后学照你行，男女和合为采鍫。正道是一人采鍫。

不畏天　自己心邪不行正道，还怨天不传真，又怨祖德小，不想你自己行的是邪法，你怨谁。

说无效　自古至今无有好色的神仙，也无带病神仙。你不行正道，说无效，你又怨师传道不真。

大限来　胖人肉不能补你身上，采女阴者得病准死，如同吃蜜饯砒硝，蜜好吃，砒硝毒一发准死。

跑不了　净想采女阴，壮你身，作这样伤天害理事，女身也弱了，你也快死了，大限到，跑不了。

眼前邊　真道者神炁而矣　假道內有多少難處　返說真道不真　國家將他蒙來的財收歸國有

劫數到　自已還是不知悔過　眼前邊劫數要到了　將你朦人財產　連你的性命　大家分散了

我看你　我看你報不報　由古至今無有二三十位姨太太神仙　也無有吃自精糞的神仙　朦人

報不報　拿人施助財　養姨太太　還說神交淨生女　眾位不明白與他叩頭　吃精糞門學他何用

多伶俐　非是我伶俐　因他要作國師　又要成神仙　我是他弟子　大小有個差事　我能養家小

眼前边　真道者神炁而矣。假道内有多少难处,返说真道不真,国家将他蒙来的财收归国有。

劫数到　自己还是不知悔过,眼前边劫数要到了,将你蒙人财产,连你的性命,大家分散了。

我看你　我看你报不报,由古至今无有二三十位姨太太神仙,也无有吃自精粪的神仙,蒙人!

报不报　拿人施助财,养姨太太,还说神交净生女,众位不明白,与他叩头。吃精粪门学他何用?

多伶俐　非是我伶俐,因他要作国师,又要成神仙,我是他弟子,大小有个差事,我能养家小。

在下掉　渣質病　白漿熬　半邊鍋　也難逃

也難逃　我朦來的財幾十萬　現在我就是神仙　如戲臺上神仙一樣　死後財誰花　也難逃罪

半邊鍋　半邊鍋內煑玄黃　是煉性功　四相和合五　行攢簇　金木合並之工　是外文武二火也

白漿熬　用外武火　將病提出　通身暢快爲白漿熬　紅血化爲白血　內裡有渣質　在內裡是病

渣質病　渣質是五臟內生的病　喜傷心怒傷肝　哀傷肺懼傷膽愛傷神惡傷情欲傷脾此七全是病

在下掉　用外文武火工　將病提出　由兩眼往下掉　非是眼淚　是渣質病　速覓明師　煉出來

也难逃　我朦来的财几十万，现在我就是神仙，如戏台上神仙一样，死后财谁花，也难逃罪。

半边锅　半边锅里煮玄黄，是炼性功。四相和合，五行攒簇，金木合并之工，是外文、武二火也。

白浆熬　红血化为白血，内里有渣质，在内里是病。用外武火，将病提出，通身畅快，为白浆熬。

渣质病　渣质是五脏内生的病，喜伤心，怒伤肝，哀伤肺，惧伤胆，爱伤神，恶伤情，欲伤脾，此七全是病。

往下掉　用外文、武火工，将病提出，由两眼往下掉，非是眼泪，是渣质病。速觅明师，炼出来。

千峰老人全集【繁简对照本】

精神長　武火煉完　渣質出淨　分外精神　長百部
內病提出　元竅展開　開通氣血　精神長

展元竅　關元一竅展開　上逼大眼角　關元真煮　將五臟之病衝出　不是眼淚　是零聚的病

玉柱流　是鼻孔內上有玄膺穴　玉柱下流　舌閉天池穴　開通玄膺穴　化爲甘露過十二重樓

玄中妙　上玄中妙　是甘露下降口訣　如何下降　閉天池　開玄膺　玄膺在口內巧舌後邊是

靜水瓶　開玄膺靜水瓶下倒　將甘露吞下過十二重樓　這吞甘露法　覓師傳　無師嚥下食嗓

精神长　武火炼完,渣质出净,分外精神,长百倍。内病提出,元窍展开,开通气血,精神长。

展元窍　关元一窍展开,上通大眼角,关元真煮,将五脏之病冲出,不是眼泪,是零聚的病。

玉柱流　是鼻孔内上有玄膺穴,玉柱下流,舌闭天池穴,开通玄膺穴,化为甘露过十二重楼。

玄中妙　上玄中妙,是甘露下降口诀。如何下降?闭天池,开玄膺。玄膺在口内巧舌后边是。

静水瓶　开玄膺静水瓶下倒,将甘露吞下过十二重楼,这吞甘露法,觅师传,无师咽下食嗓。

朝下倒　這吞法　將甘露存在舌根後　正要噴出時　用意望下一吞　咕嚕一聲　吞過十二重樓

似蜜甜　吞下甘露　似蜜甜　當時腹響如雷　由肺管進心竅過絳宮至丹田　化為陰精壯我身

延年蘂　甘露化成陰精　卽是延年蘂　由丹田降到外腎內　化為陽精　逆升尿泡口外為精囊

澆枯樹　精囊足　再採外蘂　調到蘂産神知逆回澆枯骨樹　以精補精　遺我童身　為澆枯樹

立見效　此下手之訣法　立見效驗　將腦補足　靈明智慧全有　速訪明師　求指下手採蘂訣

三三長生經　卷一

三二

朝下倒　这吞法,将甘露存在舌根后,正要喷出时,用意望下一吞,咕噜一声,吞过十二重楼。

似蜜甜　吞下甘露,似蜜甜,当时腹响如雷,由肺管进心窍过绛宫至丹田,化为阴精壮我身。

延年蘂　甘露化成阴精,即是延年蘂。由丹田降到外肾内,化为阳精,逆升尿泡口外为精囊。

浇枯树　精囊足,再采外蘂,调到蘂产神知,逆回浇枯骨树,以精补精,还我童身,为浇枯树。

立见效　此下手之诀法,立见效验,将脑补足,灵明智慧全有。速访明师,求指下手采蘂诀。

三字法訣經　卷一　三

接靈明

初煉性　下手煉命　性命合一爲性命雙修　由採鷟煉出慧光　接我靈明竅　開我祖竅　下口肛門

玉磬報

祖竅一開　上眼耳鼻雙竅全開　陽關單竅全閉　真炁上升　耳聽玉磬報聲

金門炸

耳內猛聽噹的一聲　是金門炸也　這響動　是真炁衝開氣管之聲　內裡聲小　耳聽聲大

風雷到

開關展竅　先風雷到　二目合並下照丹田　心神意氣　下降坤腹　久而久之真炁發動

龍又吟

精足自有龍吟　精在管內發生動　耳聽嗷嗷之聲　即是精動　走精管內之聲是龍吟

接灵明　初炼性，下手炼命，性命合一为性命双修。由采鷟炼出慧光，接我灵明窍，开我祖窍。

玉磬报　祖窍一开，上眼、耳、鼻双窍全开，下口、肛门、阳关单窍全闭，真炁上升，耳听玉磬报声。

金门炸　耳内猛听当的一声，是金门炸也。这响动是真炁冲开气管之声，内里声小，耳听声大。

风雷到　开关展窍，先风雷到。二目合并下照丹田，心神意气，下降坤腹，久而久之真炁发动。

龙又吟　精足自有龙吟，精在管内发生动，耳听嗡嗷之声，即是精动，走精管内之声是龙吟。

虎又啸　炁行自然虎啸，炁在管内行动，耳听风声，即是炁走，行炁管内之风气响动，是虎啸。

无弦曲　前龙吟虎啸声，后耳听声细小，是精炁不足走的慢，声音细小好听，故为无弦神曲。

开七窍　口上人中望上，眼耳鼻，是双窍，与祖窍共七窍，属阳。人中下，口、肛门、阳关是单窍，属阴。

仙乐鸣　通身窍开通，仙乐齐鸣，在耳内，好似笙吹细乐，百班好听，身体如在云端空不空。

听个到　听无所听，为听个到，是精炁开通，无淤塞，精炁来往，无有防害，此是炁管通矣。

三字洞訣經　卷二

<table>
<tr>
<td>到子時</td>
<td>血脈調</td>
<td>武火三</td>
<td>養根苗</td>
<td>文火七</td>
</tr>
<tr>
<td>到子時不能採槃</td>
<td>文武二火煉完</td>
<td>用外武火</td>
<td>生長黃芽</td>
<td>煉完武火</td>
</tr>
<tr>
<td>轉法輪不回</td>
<td>通身血脈調和</td>
<td>繼能合並</td>
<td>微微回閉精炁管</td>
<td>再煉外文火</td>
</tr>
<tr>
<td>用無孔雙吹法吹之不縮回</td>
<td>久靜而動</td>
<td>煉出渣質</td>
<td>此為外文火</td>
<td>是閉目而內睜</td>
</tr>
<tr>
<td>又一起為二候。是正子時</td>
<td>忽然真陽自舉</td>
<td>合三成</td>
<td></td>
<td>心神意氣</td>
</tr>
<tr>
<td></td>
<td>用轉法輪轉之</td>
<td>得</td>
<td>兩黑眼珠合並為回光照</td>
<td>下降丹田</td>
</tr>
<tr>
<td></td>
<td>真陽縮回</td>
<td></td>
<td>眼不能自合</td>
<td>無他無我</td>
</tr>
<tr>
<td></td>
<td></td>
<td></td>
<td>這七成文火</td>
<td>煉成七</td>
</tr>
<tr>
<td></td>
<td></td>
<td></td>
<td>是養根苗</td>
<td></td>
</tr>
<tr>
<td></td>
<td></td>
<td></td>
<td>養我靈根</td>
<td></td>
</tr>
<tr>
<td></td>
<td></td>
<td></td>
<td>時刻</td>
<td></td>
</tr>
</table>

三

文火七　炼完武火,再炼外文火,是闭目而内睁,心神意气,下降丹田,无他无我,炼成七。

养根苗　这七成文火,是养根苗。养我灵根,时刻生长黄芽。微微回闭精炁管,此为外文火。

武火三　两黑眼珠合并为回光照,眼不能自合,得用外武火,才能合并,炼出渣质,合三成。

血脉调　文武二火炼完,通身血脉调和,久静而动,忽然真阳自举,用转法轮转之,真阳缩回。

到子时　到子时不能采槃,转法轮不回,用无孔双吹法吹之不缩回,又一起为二候,是正子时。

快采槑　槑不足不能采　到二候正子時能采槑　速
下手　勒陽關調外槑　調到槑産神知　精出時

急下手　下手點住生死竅　不教精炁撞出來　速用巽
風、橐籥、闔闢、六候　將精收囬　逆升乾頂上

海底摸　槑采囬逆升乾頂　手還在海底點住生死竅
用封固吸呼　將精管口封住　精炁不能泄

覓明師　速覓明師　訪求真道　師不懂煉精煉炁煉
神　是假道　與丹經道書不合　也是假道

訪求教　真道口訣與道書一樣　得訣後好看書　師
爺師祖所留何書　訪真了　再叩頭求教

快采槑　槑不足不能采,到二候正子时能采槑。速下手,勒阳关,调外槑,调到槑产神知,精出时,

急下手　下手点住生死窍,不教精炁撞出来,速用巽风、橐籥、阖辟、六候,将精收回,逆升乾顶上。

海底摸　槑采回逆升乾顶,手还在海底点住生死窍,用封固吸呼,将精管口封住,精炁不能泄。

觅明师　速觅明师,访求真道。师不懂炼精、炼炁、炼神,是假道;与丹经道书不合,也是假道。

访求教　真道口诀与道书一样,得诀后好看书,师爷、师祖所留何书,访真了,再叩头求教。

戊己门　戊、己者二土也，戊土属阳，己土属阴，阴阳合一刀圭成就。戊字丿己字乛，合成一刀。

阴阳窍　性者心也，发于二目；命者肾也，发于淫根。此心肾为阴阳二窍，相隔八寸四分远。

生死关　生死就在阴阳和不合者，阴阳合一能长生，不合者身枯速死。合是心肾相交，坎离交媾。

长生道　若会心肾相交，即是长生道。非是肉团心遇腰子相交，乃是神炁交，是真道能长生。

不好说　不好说是火候也。丹经云：神仙不肯分明说，说得分明笑杀人。千峰老人曰：即调取外药也。

行的妙　是心中性炁，与肾中命炁，和合归一，为心肾交合，非是心想入肾为交合，要真交合。

慧剑斩　慧剑者神光手指也，又为擒白虎。宝剑扠在三江口，管保黄河水逆流。我谭师口诀：

虎一跳　初采槑，虎一跳。就在此处要师传，无师传授，准得病。自知我会采槑，不知火候，

用手指　是白采槑，不能作丹。用手指，点住生死窍，不教精出来，又无火候，日久恐得病。

回头跑　精炁上升为回头跑，无巽风、六候、沐浴，不能长生，采的精化不了炁，得病治不了。

要长生 上窍降甘露,闭天池穴,开玄膺穴;中窍出胎闭六脉,开天灵;下窍采橐,闭任开督。你懂么?

在此窍 在生死窍采橐,下手点住生死窍,闭任脉,开督脉,精来多少度,用巽风收回多少度。

下地狱 是贪色多之故,每日苦奔养家小,财不够一人发的,夜晚还得应酬婆娘,又想纳妾。

不用教 贪色,人不用拜老师自会,有钱又想长生,心想念经烧香可长生,经是佛作的,他不听。

顺行来 连如来佛,是印度太子,本国不能保,还保你上西天?你不知真道,就知顺行,不用教。

千峰老人全集【繁简对照本】

生人道　精炁神顺行生人道，逆回是仙道，就在顺逆之分别，由你自作。有财色心，修不了道。

三件事　顺行能生人，逆回能成仙，烧香念佛想上西天，三件事由你自挑，贪财色修不了道。

由你挑　天上无有好色神仙，修道亦是好色，实不知其法，佛祖专候此机动，不等念转收回。

口对口　闭住天池穴，开通玄膺穴口，谨对重楼口，为口对口，非是人的口对口，你误想邪法。

窍对窍　闭住任脉，开通督脉。督脉根为生死窍，谨对尾闾关窍。用手指点住生死窍，为窍对窍。

搭上碴　非是人見人用手口搭碴對號　此是玄膺穴與氣嗓管連合上　為搭上碴真寶由此下降

對上號　是督脈絃與尾底骨神精系連合　為對上號　精中真炁　由此上升於泥丸宮　為採取外藥

安身命　若會此訣法　安住身命　真精足　用炁養成舍利子　金光二現　止火採大藥過大闗

聖嬰到　中　用子卯午酉子口訣　是舍利也　舍利足不足　可用神火住於爐中　看舍利子足不足

金烏生　陰陽二光合一　金烏是真陽中之光　玉兔是真陰之光　用下照坤田　養我舍利子足

搭上碴　非是人见人用手口搭碴对号,此是玄膺穴与气嗓管连合上,为搭上碴,真宝由此下降。

对上号　是督脉弦与尾骶骨神精系连合,为对上号,精中真炁,由此上升于泥丸宫,为采取外药。

安身命　若会此诀法,安住身命,真精足,用炁养成舍利子,金光二现,止火采大药过大关。

圣婴到　是舍利也。舍利足不足,可用神火住于炉中,用子卯午酉子口诀,看舍利子足不足。

金乌生　金乌是真阳中之光,玉兔是真阴之光,用阴阳二光合一,下照坤田,养我舍利子足。

把寶撈　近海底　別教跑　得着他　玉兔找

玉兔找　金烏玉兔發出慧光　見慧不用實在難　久
静淫根漲動　謹防夜內走失　速用閉精法

得着他　正在睡熱時　無念無夢　猛然之間真寶現
得着他　下手取囘　若是移失　千功妄廢

別教跑　無念真經要出來　是你精要足不足精要走
別教他跑了　若是遺失　使何築基煉已也

近海底　養丹以精炁為寶　失去豈不惜哉　近海底
下手擒住　用子卯午酉四正六候收囘本宮。

把寶撈　人身寶物精炁神　不教他失　把寶撈囘來
滋養我舍利子足　好養聖胎　是大丈夫身

玉兔找　金乌玉兔发出慧光，见慧不用实在难。久静淫根涨动，谨防夜内走失，速用闭精法。

得着他　正在睡熟时，无念无梦，猛然之间真宝现。得着他，下手取回，若是遗失，千功妄废。

别教跑　无念真精要出来，是你精要足不足，精要走，别教他跑了，若是遗失，使何筑基炼己也？

近海底　养丹以精炁为宝，失去岂不惜哉。近海底下手擒住，用子卯午酉四正、六候收回本宫。

把宝捞　人身宝物精炁神，不教他失，把宝捞回来，滋养我舍利子足，好养圣胎，是大丈夫身。

三字法訣經　卷一

頑沙內　此寶如同在頑沙內　若是得着他　恨費事　此寶是何物　是舍利足　發出金光是真種

把金找　金者西方也　丹經云西南路上月華榮　大道還從此處生　若得金光一現　速備法器

由此得　由此得金光二現　當止火採藥　若不止火　有大危險　我也受過此害　無法從新再修

天上寶　得金光三現　採大藥過關　總得祖上有德　本身有大功德　纔能得着天上寶過後三關

種稻田　種地得有真種子　若無真種　不能種田地　春前不下種　秋後無收成　真種是舍利子

頑沙內　此宝如同在顽沙内，若是得着他，很费事。此宝是何物？是舍利足，发出金光是真种。

把金找　金者西方也，丹经云：西南路上月华荣，大道还从此处生。若得金光一现，速备法器。

由此得　由此得金光二现，当止火采繫，若不止火，有大危险。我也受过此害，无法，从新再修。

天上宝　得金光三现，采大繫过关，总得祖上有德，本身有大功德，才能得着天上宝，过后三关。

种稻田　种地得有真种子，若无真种，不能种田地，春前不下种，秋后无收成。真种是舍利子。

用殼粟　使種子皮壳種地　出不來苗　如同採糵吸
空氣一樣　下手採糵採出眞種　是眞採糵

如無粟　種地無有種子　種點種子皮　出不來田苗
地白種　瞎費力氣　採糵無眞種　是一理

瞎胡鬧　念個咒在打坐　與先天老爺磕頭　吸呼氣
爲採糵　這裡是玄關　那邊是性竅瞎胡鬧。

要煉丹　眞道無的說　就是神炁而矣　神者性也
炁者命也　是一陰一陽　和合歸一是眞道

還得寶　得寶者眞種也　眞種是和合歸一煉出來的
若不下手　得不着眞種　修道修的是眞種

用壳粟 使种子皮壳种地,出不来苗,如同采糵吸空气一样,下手采糵采出真种,是真采糵。

如无粟 种地无有种子,种点种子皮,出不来田苗,地白种,瞎费力气。采糵无真种,是一理。

瞎胡闹 念个咒在打坐,与先天老爷磕头,吸呼气为采糵,这里是玄关,那边是性窍,瞎胡闹。

要炼丹 真道无的说,就是神炁而矣。神者性也,炁者命也,是一阴一阳,和合归一是真道。

还得宝 得宝者真种也。真种是和合归一炼出来的,若不下手,得不着真种。修道修的是真种。

三字法訣經　卷一

瞎搜尋　這書上找兩句　那書上找兩句　你瞎搜尋　無師傳不知道　你矇人說會道　長矇不行

精神耗　黑夜白天想　我無受過師傳　又想為人師　本來想得財　學兩句道皮話　先教他空坐

若頑空　打坐不知作何用　淨教閉目諸事不思不想　心空身空萬事空　此空坐幹甚麼的有何用

枉老耄　耗你的時日　空坐一天不見效　又坐一月　一年十年老不成　將你耗老　你師早死了

轉空氣　轉空氣說是採嫪　不是真道　真道真精動　用法輪自轉採回　真精逆回　上升泥丸宮

瞎搜寻　这书上找两句，那书上找两句，你瞎搜寻，无师传不知道。你蒙人说会道，长蒙不行。

精神耗　黑夜白天想，我无受过师传，又想为人师。本来想得财，学两句道皮话，先教他空坐。

若顽空　打坐不知作何用，净教闭目诸事不思不想，心空身空万事空，此空坐，干什么的？有何用？

枉老耄　耗你的时日，空坐一天不见效，又坐一月、一年、十年老不成，将你耗老，你师早死了。

转空气　转空气说是采嫪，不是真道，真道真精动，用法轮自转采回，真精逆回，上升泥丸宫。

千峰老人全集【繁简对照本】

炼枯槁　佛門是童身無爲法　煉有爲不是道　其理最眞　和尚可是童身　若破身煉無爲白煉
磕响頭　身亦破先煉斷淫　將身補足　後再煉無爲　磕响頭燒高香　大聲念佛　又認和尚師父
空祷告　教師父祷告你　上西天成佛　教你每日念幾千聲佛　死後有佛來接你上西天　這等
佛祖爺　婆婆媽媽言語　哄弄愚夫愚婦　是衣食禪　經是佛作的　念他聽　就來接你上西天成
豈肯保　佛　你師父作的事　你念他聽　就會成佛　你師無訣法傳你　故教你念經念佛朦眼前

炼枯槁　佛门是童身无为法，炼有为不是道，其理最真。和尚可是童身，若破身炼无为，白炼。

磕响头　身已破先炼断淫，将身补足，后再炼无为。磕响头烧高香，大声念佛，又认和尚师父。

空祷告　教师父祷告你，上西天成佛，教你每日念几千声佛，死后有佛来接你上西天。这等

佛祖爷　婆婆妈妈言语，哄弄愚夫愚妇，是衣食禅。经是佛作的，念他听，就来接你上西天成

岂肯保　佛？你师父作的事，你念他听，就会成佛？你师无诀法传你，故教你念经念佛，蒙眼前。

炼长生　不算难　非容易　快受传　要延年

三字法訣經　卷上

要延年　眞道先講延年益壽　即今大衞生之法也　修道修不成　得身體強壯　無有色癆神仙

快受傳　既明白修道　是強壯身體　快求明師傳受　欲往山下路　且問去來人　你師身不強壯

非容易　你還去學他　眞訣法者　下手和合眞種升　轉手修舍利　了手養道胎　撒手出胎面壁

不算難　遇明師不算難　即是煉精化炁　炁化養神　神足還虛　除此之外却無眞　學者細心悟

煉長生　長生者人仙也　會下手訣法　即是長生道　寶丈和尚在世一千七百十二年此是長生道

要延年　真道先讲延年益寿，即今大卫生之法也。修道修不成，得身体强壮，无有色痨神仙。

快受传　既明白修道，是强壮身体，快求明师传授。欲往山下路，且问去来人。你师身不强壮，

非容易　你还去学他？真诀法者，下手和合真种升，转手修舍利，了手养道胎，撒手出胎面壁。

不算难　遇明师不算难。即是炼精化炁，炁化养神，神足还虚，除此之外却无真。学者细心悟。

炼长生　长生者人仙也。会下手诀法，即是长生道。宝掌和尚在世一千七百十二年，此是长生道。

身體健　人身有精則生　無精則死　精者是養性命
之根　精足身體健　精不足用補精法補之

下手法　補精訣法　是下手也　真機不動是無情也
老年人無情機不動　五祖求四祖道曰你年

太玄關　老無情轉轉修　六祖曰有情來下種　又曰
淫性即佛性　人無真情不能修　祖師留"敲

半邊鍋　竹鬪龜　女用敲琴引鳳　引起真情在太玄
關　由此以精補精可長生　半邊鍋是性功

白漿煉　白漿煉是用功　前用法器　此不用法器
二曰自然合並　當時渣滓出來　為白漿煉

身体健　人身有精则生,无精则死,精者是养性命之根,精足身体健,精不足用补精法补之。

下手法　补精诀法,是下手也。真机不动是无情也,老年人无情机不动。五祖求四祖,道信曰:你年

太玄关　老无情,转转修。六祖曰:有情来下种。又曰:淫性即佛性。人无真情不能修。祖师留"敲

半边锅　竹斗龟",女用"敲琴引凤",引起真情,在太玄关,由此以精补精可长生。半边锅是性功,

白浆炼　白浆炼是用功。前用法器,此不用法器。二目自然合并,当时渣滓出来,为白浆炼。

千峰老人全集【繁简对照本】

雙林樹　雙林樹下是根源　用二目下照坤田　自然
丹田發熱　此真情生也　故龍牙禪師云

是根源　人情濃厚道情微　道用人情世豈知　空有
人情無道用　人情能得幾多時　此個情字

文武火　非色情之情　是命門淫根之情　萬世之下
有明師人證之　余是呂祖嫡傳　不敢錯傳

三七遍　如有錯言　身入拔舌地獄　真情到時速用
內文武火三七遍　將真情收歸我有好修身

陰陽炁　生萬物　是陰陽炁所生　春氣不到不發
天地萬物　修道亦是一理　無真春陰陽不合

双林树　双林树下是根源，用二目下照坤田，自然丹田发热，此真情生也。
故龙牙禅师云：

是根源　人情浓厚道情微，道用人情世岂知。空有人情无道用，人情能得几多时。此个情字，

文武火　非色情之情，是命门淫根之情，万世之下有明师，人证之。余是吕祖嫡传，不敢错传，

三七遍　如有错言，身入拔舌地狱。真情到时，速用内文、武火三、七遍，将真情收归我有，好修身。

阴阳炁　天地万物，是阴阳炁所生。春气不到不发生万物，修道亦是一理，无真春，阴阳不合。

坤田　是鼎熬煎出陽炁　虛

室生白　與坤田陰炁和合　二六時中長照

陰陽二炁合一　真機發動　通身快樂　妙

不可言　速轉法輪　內有文武火收囘真炁

修性命　立志要堅　真炁發動　心難主持

任他三教英雄毫傑　不得真傳　被他所喪

既濟者　炁動附於外形　真陽自舉　此時

凝神入於炁穴　炁得神翁收　聚久炁上升

不過心　又下降不過腎　久動久靜惚然入

於竅中竅　此大定得矣　此爲坎離交媾

鼎熬煎　二目合并下照坤田,是鼎熬煎出阳炁,虚室生白,与坤田阴炁和合,二六时中长照。

修性命　阴阳二炁合一,真机发动,通身快乐,妙不可言,速转法轮,内有文、武火,收回真炁。

志要坚　修性命,立志要坚。真炁发动,心难主持,任他三教英雄豪杰,不得真传,被他所丧。

炼既济　既济者,炁动附于外形,真阳自举,此时凝神入于炁穴,炁得神翁收,聚久炁上升

坎离填　不过心,又下降不过肾,久动久静,惚然入于窍中窍,此大定得矣。此为坎离交媾。

十字街　這十字街方寸地　是祖竅　若用意守　是後天　爲着相　不用意是頑空　知而不守

方寸關　法　千峯老人曰　大道性命雙修　龍虎降伏之法　因前世風緣一會人　今有女童真

心神意　之家　不能訪道　果妙清姑　果妙筠姑　坐于高房內室　富貴　因父果仲蓮母余素霞好

是後天　道　串通消息　得余之全訣　因功成就　自己點心錢　出資刻板　願人人得道　位

這箇關　位長生　得訣後不能修者　以是身體強壯　災病全無　是二女真之愿也　學者細悟之

十字街　这十字街方寸地，是祖窍，若用意守，是后天，为着相，不用意是顽空，知而不守。

方寸关　千峰老人曰：大道性命双修，龙虎降伏之法，因前世凤缘一会人，今有女童真

心神意　果妙清姑、果妙筠姑，坐于高房内室，富贵之家，不能访道，因父果仲莲、母余素霞好

是后天　道，串通消息，得余之全诀，因功成就，自己点心钱，出资刻板，愿人人得道，位

这个关　位长生。得诀后不能修者，以是身体强壮，灾病全无，是二女真之愿也。学者细悟之。

明師傳　明師傳的法訣　看與丹經道書　合于不合　訣法眞者　下手必是性命雙修　行一步自

百日功　有一步效驗　百日功可將精囊補足　爲築基　又在自己虧欠多少　少者百日可補足

得應驗　補足後得應驗　丹田發熱　虛室生白　由臍至目一路皆虛白　此是虧欠之精足矣

黄婆引　用眞意引入於丹田　戊己二土陰陽炁合一　自然週身融和　穌綿快樂　癢生毫竅　身

配姻緣　心不知　眞陽惚然自舉　丹田暖融融　忽然神炁交合　千竅萬脈開　天地人我不知

明师传　明师传的法诀,看与丹经道书,合于不合? 诀法真者,下手必是性命双修,行一步自

百日功　有一步效验。百日功可将精囊补足,为筑基。又在自己亏欠多少,少者百日可补足。

得应验　补足后得应验,丹田发热,虚室生白,由脐至目一路皆虚白,此是亏欠之精足矣。

黄婆引　用真意引入于丹田,戊己二土阴阳炁合一,自然周身融和,苏绵快乐,痒生毫窍,身

配姻缘　心不知,真阳忽然自举,丹田暖融融,忽然神炁交合,千窍万脉开,天地人我不知。

女孩兒　丹田真炁屬陰　爲女孩兒是真陰　心中真炁屬陽　爲嬰兒是真陽　真陰陽交合　如

兩團圓　同夫妻交合而團圓　其中景象　難以形容

這美景　此時不覺　入於窈冥之鄉　渾渾淪淪莫知　所知　而又非無爲　又不是頑空　窈冥之

不能言　中　神不肯舍炁　炁不肯離神　自然而然　紐結一團　其中造化　不能言　似施未見其施　似泄未見其泄　妙不可言　此所謂

自己明　一陽初動　有無窮消息　少刻自己心腹明　用功到此　自己明　實則言說不出來好處

女孩儿　丹田真炁属阴,为女孩儿,是真阴。心中真炁属阳,为婴儿,是真阳。真阴阳交合,如

两团圆　同夫妻交合而团圆,其中景象,难以形容。此时不觉入于窈冥之乡,浑浑沦沦莫知

这美景　所知,而又非无为,又不是顽空。窈冥之中,神不肯舍炁,炁不肯离神,自然而然

不能言　纽结一团,其中造化,不能言,似施未见其施,似泄未见其泄,妙不可言。此所谓

自己明　一阳初动,有无穷消息。少刻自己心腹明。用功到此,自己明,实则言说不出来好处。

不能傳 不能傳者 是說不出口來 實在難言景象
正在眞炁動 腎管毛際之間 癢生快樂

自己精 不能禁止 說不出來的好處 所謂炁滿任
督自開 用師傳口訣 採囬逆行 進陽火

自媾煉 退陰符 古云丹田直上泥丸頂 自在河車
已百遭 起於生死竅為督脈 止於生死竅

雲雨事 為任脈 必假巽風而催之 其精逆升於頂
復又巽風而降之 其性炁降落於丹田 緊

自追歡 重謂之武火 微暖謂之文火 在自用 是
自己雲雨自追歡 是你一人 非是二人也

不能传 不能传者,是说不出口来,实在难言景象。正在真炁动,肾管毛际之间,痒生快乐,

自己精 不能禁止,说不出来的好处,所谓炁满任督自开,用师传口诀,采回逆行,进阳火,

自媾炼 退阴符。古云:丹田直上泥丸顶,自在河车已百遭。起于生死窍为督脉,止于生死窍

云雨事 为任脉。必假巽风而催之,其精逆升于顶,复又巽风而降之,其性炁降落于丹田。紧

自追欢 重谓之武火,微暖谓之文火,在自用,是自己云雨自追欢,是你一人,非是二人也。

神光照　會採擊發出慧光　為神光照　若不會採擊

界三千

得自在

本如然

先展竅

目前光是白的　為陰神　神光能現身　陽
神也　陰光為五通之鬼　能見人不能現身　上中下丹田為三界　下丹田煉精　中丹田
煉炁　上丹田煉神　煉精化炁　煉炁化神　煉神還虛　此得大自在　最簡最易不算難
然　將竅展開　八脈開通　氣血流通不塞　本自如
修道者非難事　自然而然之法也
這展竅是八脈之工　前通任脈後通督
通帶脈中通衝　下通陽關上通心　上前通

神光照　会采擊发出慧光,为神光照,若不会采擊目前光是白的,为阴神。神光能现身,阳

界三千　神也,阴光为五通之鬼,能见人不能现身。上、中、下丹田为三界,下丹田炼精,中丹田

得自在　炼炁,上丹田炼神。炼精化炁,炼炁化神,炼神还虚,此得大自在,最简最易,不算难。

本如然　修道者非难事,自然而然之法也,本自如然。将窍展开,八脉开通,气血流通不塞。

先展窍　这展窍是八脉之工,前通任脉后通督,横通带脉中通冲,下通阳关上通心,上前通

後開關　臍後通腎　開通八脈得師傳　將八脈開通
再採鰲開關　開關者尾間關夾脊關玉枕關

霹靂響　三關一開　八脈屬陽　五炁要朝元　三花
聚於頂　真炁撞開祖竅　猛聽一聲似雷響

震天關　震開天關祖竅　由此真慧生出　見事明白
問一答十　未聞未見之事　一聞便知道

龍又叫　此龍叫虎歡　非是龍吟虎嘯　至此兩耳內
聲音　大不相同　左耳內聽唬唬風聲　左

虎又歡　耳聽嗷嗷叫聲　此是八脈九竅全開通　精
炁穿過週身炁管　遍血液流通全身無塞党

后开关　脐后通肾,开通八脉得师传。将八脉开通再采鳌开关。开关者尾间关、夹脊关、玉枕关。

霹雷响　三关一开,八脉属阳,五炁要朝元,三花聚于顶,真炁撞开祖窍,猛听一声似雷响。

震天关　震开天关祖窍,由此真慧生出,见事明白,问一答十,未闻未见之事,一闻便知道。

龙又叫　此龙叫虎欢,非是龙吟虎啸。至此两耳内声音,大不相同,左耳内听唬唬风声,右

虎又欢　耳听嗷嗷叫声,此是八脉九窍全开通,精炁穿过周身炁管,逼血液流通全身无塞挡。

仙樂鳴　音　仙樂鳴　是耳聽龍叫虎歡之後　又細聲細
彷彿是笛笙之音　是精炁管要足之故

聽個全　之聲　余胞兄魁一子慈悲　恐後學一聽龍吟虎嘯
認為精炁足悞也　非到細聽細氣是

人裏人　精管足也　人裏人者　是百千人中出一人
破身補到童子身　是少有也　防夜內危險

真實玄　破身人精足一粗心　夜內失去真寶　內有
真實玄　是無心中陽根漲動　是精管內炁

三脚鐺　發動　精若足陽根不動　既漲動　還得在
三脚鐺採取　補還虧欠之精　三脚鐺是命門

仙乐鸣　仙乐鸣，是耳听龙叫虎欢之后，又细声细音，仿佛是笛笙之音，是精炁管要足之故。

听个全　余胞兄魁一子慈悲，恐后学一听龙吟虎啸之声，认为精炁足，误也。非到细听细气是

人里人　精管足也。人里人者，是百千人中出一人，破身补到童子身，是少有也，防夜内危险。

真实玄　破身人精足一粗心，夜内失去真宝。内有真实玄，是无心中阳根涨动，是精管内炁

三脚铛　发动，精若足阳根不动，既涨动，还得在三脚铛采取，补还亏欠之精。三脚铛是命门。

采先天　先天者真炁也，万物是炁中生，人生有炁则生，无炁则死，人死断炁断的是此炁也。

搭碴号　搭碴号是闭天池穴，开玄膺穴，先天真炁由玄膺穴，下降至丹田，养我真炁发生。

身命安　安身立命是修道正功，既有心修道，绝不能作恶事，所以修道，是立国无形之法律。

赐甘露　舌尖倒顶天池穴，真正先天甘露，由玄膺穴降下。丹经云：甘露不可多得，一点是真宝。

如蜜甜　真甘露是由脑仁中降下，由祖窍至玄膺穴，过十二重楼，其味甜如蜜，非是舌下津液。

急速找　食化爲津液　液化爲血　血化爲陰精　精入外腎化陽精　順出生人　逆回陽精補　陰

壽延年　腦化爲甘露　降下丹田是眞種　急速找師　求得眞種　準能延年益壽　可成在世人、仙

覓明師　余有位弟子　忘了他名字　訪道十六七年　認師十餘位　傳的口訣　不與丹經道書一

訪求玄　樣　回家將道書　用火全燒了曰　仙佛既　留書　就有眞訣在世　如今無有眞訣　即

實容易　是矇人　後至民國二十二年　得余訣法曰　丹經云蹈破鉄鞋無處覓　得來全不費功夫

急速找　食化为津液,液化为血,血化为阴精,阴精入外肾化阳精,顺出生人,逆回阳精补

寿延年　脑化为甘露,降下丹田是真种。急速找师,求得真种,准能延年益寿,可成在世人仙。

觅明师　余有位弟子,忘了他名字,访道十六七年,认师十余位,传的口诀,不与丹经道书一

访求玄　样,回家将道书用火全烧了,曰:仙佛既留书,就有真诀在世,如今无有真诀,即

实容易　是蒙人。后至民国二十二年,得余诀法,曰:丹经云:蹈破铁鞋无处觅,得来全不费功夫。

真不難　考查真道假道　在丹經道書考查　訣法與
書同者　是真道　不同者　是偽道　要自

借後天　己細心考查　真道由你破身　補到不破身
是借後天五穀飲食之精　採囬返成先天

返先天　乃是先天之真精　內裡有舍利子　將舍利
子養足　金光三現　採大藥　過三關之法

凡延年　修功至此准能延年益壽　可爲世界人仙也
人仙者　世人有病我無病　世人軟弱我強

借身煉　壯　世人吃藥我不吃　世人有死我不死
是真衛生之法也　借後凡身煉成先天真身

真不难　考查真道假道,在丹经道书考查,诀法与书同者,是真道,不同者,是伪道,要自

借后天　己细心考查。真道由你破身,补到不破身,是借后天五谷饮食之精,采回返成先天精。

返先天　乃是先天之真精,内里有舍利子,将舍利子养足,金光三现,采大藥、过三关之法。

凡延年　修功至此准能延年益寿,可为世界人仙也。人仙者,世人有病我无病,世人软弱我强

借身炼　壮,世人吃药我不吃,世人有死我不死,是真卫生之法也,借后天凡身炼成先天真身。

三字法訣經 卷一

按次序　余胞兄魁一子曰　恐後學修道　不按次序
教學者　速求明師　按次序下手修煉用功

真師傳　真師傳者　一步自有一步好處　先修性
後煉命　性命合一是雙修　性命不合是假

差一絲　道　差一點者　不能得先天真一之炁　真
炁不生　如何修的了道　真道是神炁真歸

謬萬千　一也　差毫厘不作丹　何匡教你念經燒香
磕頭念咒製病為修道　此不是修道　是心

祛六賊　好　與性命無干　修性命者是　祛六賊
眼耳鼻舌身意　此為六賊　要除去六賊
也

按次序　余胞兄魁一子曰：恐后学修道，不按次序教学者。速求明师，按次序下手修炼用功。

真师传　真师传者，一步自有一步好处。先修性，后炼命，性命合一是双修，性命不合是假

差一丝　道。差一点者，不能得先天真一之炁，真炁不生，如何修的了道？真道是神炁真归

谬万千　一也，差毫厘不作丹。何况教你念经、烧香、磕头、念咒治病为修道，此不是修道，是心

祛六贼　好，与性命无干。修性命者是：祛六贼，眼、耳、鼻、舌、身、意，此为六贼，要除去六贼也。

炼三田 炼三田是上丹田 是头顶能炼神 中丹田

有为法 是绛宫能炼炁 下丹田是炁穴能炼精 精 炁神合一 可得无为法炼之 炼炁者你要 看见即是有为 非是交媾精 炼炁者真炁

不成丹 不出窍 即是无为法 非口鼻吸呼气 炼 神者回光内照之神 为不神之神 非是磕

脱不了 头烧香之神 你要炼交媾之精 又炼口鼻 之气 求神磕头之神 这三样 你脱不了

阎君唤 阎君唤你 非是师误你 听迷信师造谣言 死后升极乐世界 教西方接去 人死不会

炼三田　炼三田是：上丹田，是头顶能炼神；中丹田，是绛宫能炼炁；下丹田，是炁穴能炼精。精

有为法　炁神合一，可得无为法炼之。炼精者，你要看见，即是有为，非是交媾精；炼炁者，真炁

不成丹　不出窍，即是无为法，非口鼻吸呼气；炼神者，回光内照之神，为不神之神，非是磕

脱不了　头烧香之神。你要炼交媾之精，又炼口鼻之气，求神磕头之神，这三样，你脱不了

阎君唤　阎君唤你。非是师误你，听迷信师造谣言，死后升极乐世界，教西方接去，人死不会

卫生三字法诀经

六八七

海上方　說話　由你造謠言　三教之內有眞傳　又名教外別傳　自己細心去找　海上方　能

躲陰間　保性命　余師爺柳華陽來北平　遇余弟子玄孝子李文龍見過四次　余師二百多歲

人難活　一百多歲實有的　現今全未死　身體返到強壯　有照相爲憑　你未見過歲數大的人

三萬天　說無有　你不修道　難活三萬天　你知有眞道　認師父又害羞　錯過機會　想修道

失人身　無有了　再找眞師晚了　是你假明白之過　余奉師父天命　來北平度八百位分文不要

海上方 说话,由你造谣言。三教之内有真传,又名教外别传,自己细心去找,海上方,能

躲阴间 保性命。余师爷柳华阳来北平,遇余弟子玄孝子李文龙见过四次。余师二百多岁,

人难活 一百多岁实有的,现今全未死,身体返到强壮,有照相为凭。你未见过岁数大的人,

三万天 说无有。你不修道,难活三万天。你知有真道,认师父又害羞,错过机会,想修道

失人身 无有了,再找真师晚了,是你假明白之过。余奉师父天命,来北平度八百位,分文不要,

千峰老人全集【繁简对照本】

六八八

豈不難　餘者多度　是余之功也　將書著完　入山
用大功　再想學道度你　晚了　余受師天

要怕死　命度人　不教發誓願　點竅教人明白　不
受分文　吃飯有賣圖錢足用　用錢學不出

快訪玄　眞道來　要是眞心學道　世界準有　你快
訪玄妙先天道　實在能保性命延年益壽

積法財　積法財　是補你身內虧欠之精　非是積財
還財賬　是你自己精虧的太多　積的精足

把賬還　好還賬　不足不能還　精足會下手　好還
精虧賬　不會下手口訣　不能還補精的賬

岂不难 余者多度,是余之功也。将书著完,入山用大功,再想学道度你,
晚了。余受师天

要怕死 命度人,不教发誓愿,点窍教人明白,不受分文,吃饭有卖图钱足
用,用钱学不出

快访玄 真道来。要是真心学道,世界准有,你快访玄妙先天道,实在能保
性命延年益寿。

积法财 积法财,是补你身内亏欠之精,非是积财还财账,是你自己精亏
的太多,积的精足,

把账还 好还账,不足不能还,精足会下手,好还精亏账,不会下手口诀,
不能还补精的账。

千峰老人全集【繁简对照本】

補虧空　投師訪友　學來下手口訣　內有巽風橐籥　闔闢六候　纏能還的了賬　補的了虧空精　老僧

把油添　得真師　會把油添　光明如來佛曰：老僧會接無根樹　能續無油海底燈　此是命功

週身上　男子週身通屬陰　惟有這一點真陽之炁　將這一點陽炁　化為通身純陽之體是正功

陽一點　這點真陽之炁　成佛生人強壯生死軟弱有

找着他　煉的通身純陽之體　即是仙佛　無有這點炁準死　少者軟弱有病　就在自己用功耳

补亏空　投师访友，学来下手口诀，内有巽风、橐籥、阖辟、六候，才能还的了账，补的了亏空精。

把油添　得真师，会把油添。光明如来佛曰：老僧会接无根树，能续无油海底灯。此是命功。

周身上　男子周身通属阴，惟有这一点真阳之炁。将这一点阳炁，化为通身纯阳之体，是正功。

阳一点　这点真阳之炁，成佛、生人、强壮、生死、软弱、有病、无病，全在真阳之炁多少，要找着真炁，

找着他　炼的通身纯阳之体，即是仙佛，无有这点炁准死，少者软弱有病，就在自己用功耳。

立延年　用功勤者　準身體強狀　身無災病　數年
不知藥味　飲食口口香　真正衛生立延年

真造化　真造化者　是採外鰾也　以精化炁能補身
身體補足　吃的飲食好　是自己的真造化

在眼前　在眼前者　我身比你好　每日心內淨是藥
諸事不想　無他無我時　眼前現出真玄關

生我門　丹經云　生我之門死我戶　幾個惺惺幾個
悟　夜來鉄漢自思量　生死全在自己作

死我關　死竅也　精順出是死我關　逆回是生我門
生我之門　即是死我之關　是何處　是生

立延年　用功勤者,准身体强壮,身无灾病,数年不知药味,饮食口口香,真正卫生立延年。

真造化　真造化者,是采外鰾也,以精化炁能补身,身体补足,吃的饮食好,是自己的真造化。

在眼前　在眼前者,我身比你好,每日心内净是乐,诸事不想,无他无我时,眼前现出真玄关。

生我门　丹经云:生我之门死我户,几个惺惺几个悟。夜来铁汉自思量,生死全在自己作。

死我关　生我之门,即是死我之关,是何处?是生死窍也。精顺出是死我关,逆回是生我门。

一氣趕　此一氣趕　非是口鼻吸呼氣　是真人吸呼
於踵於蒂之氣　此踵蒂消息　引動先天真

海外邊　烸動　你上我下　我上你下　是四個吸呼
不用口鼻　若用口鼻　非是真道　學者腦

誰找着　海外邊去找　誰找着消息　不問先天與後
天　若能用消息二字者　准能延年延命添

壽命添　添壽命者　是添真烸耳　真烸升降一回
即是添命一回　要你自己勤修勤煉壽命長

初修煉　由初下手修煉　至到踵蒂消息引動真烸轉
謹防夜內危險　因你真烸動　恐有走失患

一气赶　此一气赶,非是口鼻吸呼气,是真人吸呼于踵于蒂之气。此踵蒂消息,引动先天真

海外边　烸动,你上我下,我上你下,是四个吸呼,不用口鼻,若用口鼻,非是真道。学者脑

谁找着　海外边去找,谁找着消息?不问先天与后天,若能用消息二字者,准能延年寿命添。

寿命添　添寿命者,是添真烸耳。真烸升降一回,即是添命一回,要你自己勤修勤炼寿命长。

初修炼　由初下手修炼,至到踵蒂消息,引动真烸转,谨防夜内危险。因你真烸动,恐有走失患。

前三玄　上玄是祖窍，中玄是绛宫，下玄是太玄关，即是生死窍。由上玄下
照真炁穴，久久用

次在用　功，先天真炁发动，上不过心，下不过肾，久动而又静，静极又发
动先天真炁，无路

后三关　可走，自有后三关可通，不会五龙捧圣口诀、吸舐撮闭、三车转运
之法，后三关过

归土釜　不去。此诀法著在《性命法诀》十二步内。归土釜是戊己二土，合
成一处，是刀圭

纳脐前　成就，真阴真阳一合，是甚么合一？是日月合一，归一处，纳脐前，
是养成舍利也。

得胎息　何為胎息　是玄牝自呼自吸　如魚吞水
非口非鼻　無出無入　返本還圓　是胎息

得秘傳　覓師訪友　求指真訣　得受秘傳　準成仙
不知真玄真牝者　是內裡真炁　出玄入牝

得真息　若不知此訣法　不必收弟子　恐悮後學者
真息是內裡消息之呼吸也　非是口鼻呼吸

在下田　氣　是真炁存在下丹田　用踵蔕之氣吹嘘
逼運真炁發動　二氣炁結連　為調真息息

莫過心　由衝上升不過心　用真意一定　真炁不動
無路可通　復又下降至不過腎　用意定住

得胎息　何为胎息？是玄牝自呼自吸,如鱼吞水,非口非鼻,无出无入,返本还源,是胎息。

得秘传　觅师访友,求指真诀,得受秘传,准成仙。不知真玄真牝者,是内里真炁,出玄入牝。

得真息　若不知此诀法,不必收弟子,恐误后学者。真息是内里消息之呼吸也,非是口鼻呼吸

在下田　气,是真炁存在下丹田,用踵蒂之气吹嘘,逼运真炁发动,二气炁结连,为调真息息。

莫过心　由冲上升不过心,用真意一定,真炁不动,无路可通,复又下降至不过肾,用意定住。

至肾间　肾间。丹经云：混沌生前混沌圆，个中消息不容传；劈开窍内窍中窍，踏破天中天外天。

大自在　此真炁入窍中窍，惚然大定得矣，天地人我莫知所知，如在云端一般，得大自在。

不能言　不能言，又曰真空无为，非是枯坐为无为，此是慧光当空之无为，若心内有个无为，

浑身气　则着相，若心内无个无为是顽空。请问：枯坐者何用？炼空者何用？炼空而且空是

渺冥间　真空何用？无受过明师传授，自高自大，哄弄后学，自误而又误人，按心自问不愧哉？

三字法訣經　卷一

默默用　浩月當空不着相　爲默默用　無他無我時　惚然渾身真炁動　渺冥之間發生　由丹田

通泥丸　通泥丸如火之熱　用念動而向太空口訣　可出天門　大脉動者不能出天門　得閉六

如火熱　脉天靈開　胎可出　真炁廣望上翻　也出不去　閉六脉者　靜極生乎動機　一點真

向上翻　陽炁　由炁穴上升於絳宮　二炁氣凝結合　一在絳宮　養道胎之所　將道胎養足　靜

出天門　鼻無出入氣　則六脉自閉　天靈穴開矣　而又靜　滅而又滅　胎圓炁足　天花亂墜

默默用　浩月当空不着相，为默默用，无他无我时，惚然浑身真炁动，渺冥之间发生，由丹田

通泥丸　通泥丸如火之热，用念动而向太空口诀，可出天门。六脉动者不能出天门，得闭六

如火热　脉天灵开，胎可出，真炁广望上翻，也出不去。闭六脉者，静极生乎动机，一点真

向上翻　阳气，由炁穴上升于绛宫，二炁气凝结合一在绛宫，养道胎之所，将道胎养足，静

出天门　而又静，灭而又灭，胎圆炁足，天花乱坠，鼻无出入气，则六脉自闭，天灵穴开矣。

把他看　天靈穴開　胎炁還不出　非得用念動而向太空口訣　真形不能現　現真形者　性中
慧光　命中金光　二光合一　由中現出真　一現速收回　不可遠離　要看守着他

莫遠走

丟家園　若會出胎　不懂收回　丟了家園　是大危險　收回胎者　用眼子卯午酉子一轉一閉目　送歸祖竅下降丹田　其胎形化炁自回

倘縱放　倘縱放不是玩　胎形在軀外　或見佛祖菩薩美意之景　切不可認他　此乃魔之變化

不是玩　若認他着魔所誘　迷失自軀　無歸宿矣

把他看　天灵穴开,胎炁还不出,非得用念动而向太空口诀,真形不能现。现真形者,性中

莫远走　慧光,命中金光,二光合一,由中现出真形,一现速收回,不可远离,要看守着他。

丢家园　若会出胎,不懂收回,丢了家园,是大危险。收回胎者,用眼子卯午酉子一转一闭

倘纵放　目,送归祖窍下降丹田,其胎形化炁自回。倘纵放不是玩,胎形在躯外,或见佛祖菩

不是玩　萨美意之景,切不可认他,此乃魔之变化,若认他,着魔所诱,迷失自躯,无归宿矣。

容堅固　胎形堅固，七日一出，急速收回。若出胎離身三五尺遠，慎勿驚恐，一切莫認，等

慢慢轉　一金光，以念入於祖竅，是化胎形之妙法。收胎形時，要慢慢的轉，是子卯午酉子，

到那時　眼一閉，意望下一降，胎化炁，滋養胎圓。真形道胎，一離身軀，是兩箇我，一箇是

脫塵凡　父母的我，一箇是自己性命煉出來的我。請問：自己我是甚麼煉的？若明師必實說。

三大會　三大會，非是龍華蟠桃三期，是真迷信會。頭會是閉任脈開督脈，命與性會能補身；

容坚固　胎形坚固，七日一出，急速收回。若出胎离身三五尺远，慎勿惊恐，一切莫认，等

慢慢转　一金光，以念入于祖窍，是化胎形之妙法。收胎形时，要慢慢的转，是子卯午酉子，

到那时　眼一闭，意望下一降，胎化炁，滋养胎圆。真形道胎，一离身躯，是两个我，一个是

脱尘凡　父母的我，一个是自己性命炼出来的我。请问：自己我是甚么炼的？若明师必实说。

三大会　三大会，非是龙华蟠桃三期，是真迷信会。头会是闭任脉开督脉，命与性会能补身；

千峰老人全集【繁简对照本】

全了然　二會是　閉天池開玄膺　炁與氣會能養神　三會是　閉六脉開天靈　神光出會能現身

秘移爐　移爐換鼎　是煉虛空粉碎的工夫　在少林寺煉虛空粉碎九年　這虛空是釋教

把鼎換　空而以空　無爲法也　若心內有箇虛空　是着相　若心內無箇虛空　是落空　乃是

轉太虛　自然而然　非是有然而然者　故曰虛空轉太虛　是無爲變的　還虛還至極處　無凡

無爲變　無聖無晝無夜　一性太虛　所以天地有壞　這箇不壞　修的也是這箇　煉的也是這箇

三尸集卷一　三三三

全了然　二会是闭天池开玄膺,炁与气会能养神;三会是闭六脉开天灵,神光出会能现身。

秘移炉　移炉换鼎,是炼虚空粉碎的工夫。达摩祖在少林寺炼虚空粉碎九年,这虚空是释教

把鼎换　空而以空,无为法也。若心内有个虚空,是着相,若心内无个虚空,是落空,乃是

转太虚　自然而然,非是有然而然者,故曰虚空转太虚,是无为变的。还虚还至极处,无凡

无为变　无圣、无昼无夜,一性太虚,所以天地有坏,这个不坏,修的也是这个,炼的也是这个,

前所作　成的也是這箇　前所作的　是我身破了　再煉至不破　請問　這破身是甚麼破了

俱茫然　我拿甚麼煉的又不破　若是明師有的可說　李師祖曰　陽關一閉準長生　由一閉再得

神還虛　自閉　至此說前所作俱茫然　到今全不用　直有神還虛之功法是無邊　將性復歸中

法無邊　宮之秘訣　且中宮者　如來謂之毗盧性海　一切不染　依滅盡定而寂滅之　如有慧

破虛空　光現　以翕聚藏之　如有一切魔障　以翕聚而磨之　定而又定　久而性光化為虛空

前所作　成的也是这个。前所作的，是我身破了，再炼至不破。请问：这破身是甚么破了？

俱茫然　我拿甚么炼的又不破？若是明师，有的可说。李师祖曰：阳关一闭准长生。由一闭再得

神还虚　自闭。至此说前所作俱茫然，到今全不用，只有神还虚之功法是无边，将性复归中

法无边　宫之秘诀。且中宫者，如来谓之毗卢性海，一切不染，依灭尽定而寂灭之。如有慧

破虚空　光现，以翕聚藏之，如有一切魔障，以翕聚而磨之，定而又定，久而性光化为虚空。

得眞傳　何爲眞傳　下手轉手了手撒手　之法訣也
初傳就是下手性命雙修之訣　餘者是傍門

有爲相　眞道者　是由有爲有象　煉至無爲無象
眞寶出現　因何煉有爲　因你身破煉有爲

全更換　若是童身　全更換煉無爲之法　童身本有
陽精足炁　不用補精法補之　從觀空而空

嬰兒現　煉起　卽今禪門之功　金光三現　舍利子
光現　卽姹女出　引動嬰兒現　卽是金光

有法傳　童眞採大藥　不過七日靜工　十月之期
卽可出神　爲神仙樂事　無眞師傳你不會

得真传　何为真传？下手、转手、了手、撒手之法诀也。初传就是下手性命双修之诀，余者是旁门。

有为相　真道者，是由有为有象，炼至无为无象，真宝出现，因何炼有为？因你身破炼有为，

全更换　若是童身，全更换炼无为之法。童身本有阳精足炁，不用补精法补之，从观空而空

婴儿现　炼起，即今禅门之功。金光三现，舍利子光现，即姹女出，引动婴儿现，即是金光。

有法传　童真采大药，不过七日静工，十月之期，即可出神，为神仙乐事，无真师传你不会。

千峰老人全集【繁简对照本】

躲輪廻　童身會採大藥　即是神仙　躲的了輪廻　壽同天　迦葉佛住世七百　寶掌和尚住

壽同天　世一千七百十二年　妙筠姑果文英問曰　這二位仙佛千年後還得死　今無有活神仙

任逍遙　千峯老人答曰　諸仙佛至今若死　墳在何處　如果真死了　你還與仙佛燒香磕頭

法身現　無根之談不可胡說　佛的真靈不死　修道修的真靈之炁　成道成的真靈之炁　聚者

你快上　可現法身　散者是靈炁　你上無底船　是採大藥也　求師點傳五龍捧聖吸舐撮閉三

躲轮回　童身会采大藥,即是神仙,躲的了轮回,寿同天。迦叶佛住世七百,宝掌和尚住

寿同天　世一千七百十二年。妙筠姑果文英问曰:这二位仙佛千年后还得死,今无有活神仙?

任逍遥　千峰老人答曰:诸仙佛至今若死,坟在何处?如果真死了,你还与仙佛烧香磕头?

法身现　无根之谈不可胡说。佛的真灵不死,修道修的真灵之炁,成道成的真灵之炁,聚者

你快上　可现法身,散者是灵炁。你上无底船,是采大藥也,求师点传五龙捧圣、吸舐撮闭、三

無底船　車遷上之法訣　是無底船也　若無眞師傳
眞寶由船底漏下　是一凡夫耳　天上無有

自己精　泄漏的神仙　以上是童身煉的無爲之法
破身人是煉有爲　是煉精化炁　炁足養神

自己還　是自己一人煉精　以精逆升補自己腦髓
精動正走半路　用下手訣法　採回補腦

自交媾　自己精自交媾　若用男女交媾之精　是旁
門外道邪法　不可學他　學他準能傷性命

産兒男　男女交是後天生子女　一人交身內自有陰
陽合　是先天能產胎兒　即是我有形法身

无底船　车迁上之法诀,是无底船也。若无真师传,真宝由船底漏下,是一凡夫耳。天上无有

自己精　泄漏的神仙。以上是童身炼的无为之法。破身人是炼有为,是炼精化炁,炁足养神,

自己还　是自己一人炼精,以精逆升补自己脑髓,精动正走半路,用下手诀法,采回补脑。

自交媾　自己精自交媾,若用男女交媾之精,是旁门外道邪法,不可学他,学他准能伤性命。

产儿男　男女交是后天生子女,一人交身内自有阴阳合,是先天能产胎儿,即是我有形法身。

骑上鹤　骑鹤者，是闭阳关也。此法诀不是不明传，留我千峰弟子，过大关养道之用，彼施我

遨游遍　财养道，我施彼闭阳关道成，我千峰佛堂通会。得着闭阳关，走遍天下访道。丹经云：

此方法　阅尽丹经万万篇，莫后一着无人传。阳关一闭准长生，千佛万祖单传贤。请问明师

岂轻传　你会么？此方法岂轻传？《天仙证理·直论浅说》云：阳精元炁，闭之则生，耗之则死。

得着他　我主宰闭之，及足满则自闭矣。凡长生必由于一闭，得一闭，如此便得真长生，

大遷丹 不能閉 便不得真長生 李祖云 人人得
閉 人人長生 無有異者 煉到自閉 可
氣凝結 得大遷丹 氣凝結 非是口鼻吸呼氣 又
不是閉氣 是踵蒂之氣 真陽縮如十二三
防危險 歲小孩一樣 謹防危險 要時刻溫養於他
溫者由靜而動 即是淫根動 養者速轉法
溫養他 輪收養我有 沐浴難 實在不難 轉法輪
時內有定靜 即是沐浴 非是枯坐不想為
沐浴難 小孩是的 沐浴 由此久煉 將真陽煉的縮如兩三歲
淫根還有微動 有微動 不能

大还丹 不能闭,便不得真长生。李祖云:人人得闭,人人长生,无有异者。
炼到自闭,可

气凝结 得大还丹。气凝结,非是口鼻吸呼气,又不是闭气,是踵蒂之气。
真阳缩如十二三

防危险 岁小孩一样,谨防危险,要时刻温养于他。温者由静而动,即是淫
根动,养者速转法

温养他 轮收养我有。沐浴难,实在不难,转法轮时内有定静,即是沐浴,
非是枯坐不想为

沐浴难 沐浴。由此久炼,将真阳炼的缩如两三岁小孩似的,淫根还有微
动,有微动,不能

三字法訣禪　卷二

怕驚動	用侣伴	那時節	週身軟	脱胎時
成道之所　無有外魔　有正神護佑　預備　法器木座木來年雄黄古鏡桃木劍防身器械	有侣伴　纔能脱的了胎　怕人驚動　擇一　静地名山　不近墳垃有陰氣　山廟要古人	如同動物脱皮一理　小蟲脱壳會飛　人能　煉的脱胎　能化神　也得週身軟弱　總得	孩降生　眞陽在肚内　不過母親下身　爲　返回未生前　淫根不動　要脱胎總得神化	脱胎神化　加工細煉　煉的返回父母未生　前　眞陽縮回肚内　爲馬陰藏相　所以小

脱胎时 脱胎神化。加功细炼,炼的返回父母未生前,真阳缩回肚内,为马阴藏相。所以小

周身软 孩降生,真阳在肚内,不过母亲下身,为返回未生前。淫根不动,要脱胎总得神化,

那时节 如同动物脱皮一理,小虫脱壳会飞,人能炼的脱胎,能化神,也得周身软弱,总得

用侣伴 有侣伴,才能脱的了胎。怕人惊动,择一静地名山,不近坟丘有阴气,山庙要古人

怕惊动 成道之所,无有外魔,有正神护佑。预备法器:木座、木来年、雄黄、古镜、桃木剑、防身器械,

入深山　坐下必要和厚　不生煩心　道侶要誓立同
心　方敢用此大功　稍有一樣不真　用功

男懷胎　之人豈不損壞　照此煉功　能得胎炁　所
以男兒懷胎　笑殺人　無見過不明白　請

無人見　問明師　胎是何物　果是真師必有的實說
非是肚子大爲有胎　又不　似婦人懷胎

恍惚惚　全是蒙人　真胎者是內裡舍利子足滿
炁發生目前　恍惚渺冥間　內有真種　此

渺冥間　真種　種在乾家能作胎　將乾坤兩家合歸
一處　由中生出有形之體　此體也是真炁

入深山　坐下必要和厚，不生烦心，道侣要誓立同心，方敢用此大功。稍有
一样不真，用功

男怀胎　之人岂不损坏？照此炼功，能得胎炁，所以男儿怀胎，笑杀人，无
见过不明白。请

无人见　问明师：胎是何物？果是真师必有的实说。非是肚子大为有胎，又
不似妇人怀胎，

恍惚惚　全是蒙人。真胎者是内里舍利子足满，真炁发生目前，恍惚渺冥
间，内有真种。此

渺冥间　真种，种在乾家能作胎，将乾坤两家合归一处，由中生出有形之
体，此体也，是真炁

一紀內　煉的　將胎炁養一紀聖胎全　這聖胎得二
炁滋養胎圓性定　謂之成形出定　智慧廣
大　無所不見　無所不知出有入無能成形

聖胎全　散則無踪　廣周法界　神鬼侍護　故稱
為聖胎全　靜中又動　是胎炁動　由丹田

靜又動　升出金光　是真命光　遇上性光　是慧光
二光合一　由中生出　有形法身　貌似我

財出現　與我一樣　散者是炁　聚者成形　就是炁

你不知　你不知道　胎是炁成　人身炁成　萬物通
是真炁成　先天後天　通是一理　勿要胡

一纪内　炼的。将胎炁养一纪圣胎全,这圣胎得二炁滋养胎圆性定,谓之成形出定,智慧广

圣胎全　大,无所不见,无所不知,出有入无,能成形,散则无踪,广周沙界,神鬼侍护,故称

静又动　为圣胎全。静中又动,是胎炁动,由丹田升出金光,是真命光,遇上性光,是慧光,

才出现　二光合一,由中生出有形法身,貌似我,与我一样,散者是炁,聚者成形,就是炁。

你不知　你不知道,胎是炁成,人身炁成,万物通是真炁成,先天后天,通是一理,勿要胡

盲修炼　说:多磕头,多念佛,多念经,即是行好,与人磕头为归依。指望死后西方有佛来接

夏日虫　你,是你望想,接你有何用?经是佛作的,何用你念他听?烧香磕头是引善心,佛不

冰未见　用香头。佛作经卷,是自所作的事,所用的工,是作佛的证据,你念他会成佛?他

瞎运气　不接你上西天,你要用真功夫。是用何功?著在书内为凭证,千百年后自有公论。你

丹田转　不要瞎修瞎炼,夏日虫冰未见,你无看见过真修人。佛不是念经成的,也不是烧香

心腎交　成的佛　請你自想　不可滅心說　那位是　燒香念經成的佛　燒香念經念佛　是修善

黄庭旋　行好　與修道無干　我也會閉目參禪打坐　心想著心降到腎內　為心腎交　日久了我

不能成　在黄庭轉氣　還會後升前降三百六十回為大週天　我受過三皈五戒　發過大誓願可

空作踐　是真道　無有真口訣不能成道　轉空氣三百六十回　不是真道　真道真精動時　將

免不了　真精用巽風吸升呼降一回　為三百六十度　精升腦髓　是真道　你轉空氣為道免不了

心肾交　成的佛,请你自想,不可灭心说。那位是烧香念经成的佛?烧香念经念佛,是修善

黄庭旋　行好,与修道无干。我也会闭目参禅打坐,心想着心降到肾内,为心肾交,日久了我

不成能　在黄庭转气,还会后升前降三百六十回为大周天。我受过三皈五戒,发过大誓愿可

空作践　是真道?无有真口诀不能成道,转空气三百六十回,不是真道。真道真精动时,将

免不了　真精用巽风吸升呼降一回,为三百六十度,精升脑髓,是真道。你转空气为道,免不了

阎君唤 阎君唤,你净盲修瞎炼,心想成佛作祖又不办成佛之事,烧香磕头想成道,又想西

伶俐鬼 方来接你,你有何好处有何能耐,想成佛?躲不了阎君唤,到六十多岁,要死了,假

真可叹 伶俐鬼,东庙烧香,西庙祷告,又吃斋又念佛,真可叹晚了。想长生,不会真法诀,

不偏倚 只可等死。然而我问问明师,我这岁数,修的了修不了?有炁在可修,先传你不偏

中正参 倚中正参,将病提出。用敲竹斗龟法,将真阳唤起,炼的火候,采鞦补我身。将身

三字法訣經　卷

得大藥　補足　金光三現　用六根震動　五龍捧聖　吸舐撮閉　三車遷上之法訣　纔能得大藥

本如然　大藥過關後　將真種　種在坎宮　用三千　法升至中田　養成道胎　是自在安然之功

烹雙土　烹雙土是戊己二土　戊己成刀　二土成圭　是一真陰　一真陽　合並歸一　是二土合

五行攢　五行攢是五炁朝元之法　心氣一陰陽　肝氣一陰陽　脾氣一陰陽　肺氣一陰陽　腎

水銀死　將五炁朝元於頂　氣一陰陽　此十氣　合五氣　得着真法訣　此法著在性命法訣書內

得大藥　补足,金光三现,用六根震动、五龙捧圣、吸舐撮闭、三车迁上之法诀,才能得大药。

本如然　大药过关后,将真种种在坎宫,用三迁法升至中田,养成道胎,是自在安然之功。

烹双土　烹双土是戊己二土,戊己成刀,二土成圭,是一真阴、一真阳,合并归一,是二土合。

五行攒　五行攒是五炁朝元之法,心气一阴阳,肝气一阴阳,脾气一阴阳,肺气一阴阳,肾

水银死　气一阴阳,此十气,合五气,得着真法诀将五炁朝元于顶,此法著在《性命法诀》书内。

不用鉛　用鉛不用鉛　須向鉛上作　又到用鉛時　用鉛還是錯　戚數大的人　鉛汞生的不多

怕盲人　如同冬天花　花開總得真　無真火花不開　暖合花發生　火小花不開　火大了花枯干

識不全　年高春不生　無真精不生　眞春到若失了　老命保不成　修道無眞春　修到老落常空

我着了　我怕盲修人　知修不知眞　你若是找着了　立能壽延春　壽高再進步　採補是你一人

立延年　將身補足了　陽縮馬藏相　煉到母未生前　金光三現中　採鰥過大關　師受法訣記清

不用铅　用铅不用铅,须向铅上作。又到用铅时,用铅还是错。岁数大的人,铅汞生的不多,

怕盲人　如同冬天花,花开总得真,无真火花不开,暖合花发生,火小花不开,火大了花枯干。

识不全　年高春不生,无春精不生,真春到若失了,老命保不成,修道无真春,修到老落场空。

找着了　我怕盲修人,知修不知真。你若是找着了,立能寿延春。寿高再进步,采补是你一人。

立延年　将身补足了,阳缩马藏相,炼到母未生前,金光三现中,采緊过大关,师授法诀记清。

三字法訣經　卷一

功夫久　功夫煉久了　真種這纔生　上升到中宮養　舍利養足成　舍利發金光　神光顯慧光生

神光現　神炁二光合　由中聖胎生　念動而向太空　無法胎不出　胎出速收回　養一七再出遊

內裏方　內方是祖竅　養性慧光生　慧生魔不可用　魔生我磨魔　子卯午酉轉　魔無舍利子足

外邊圓　外圓是玄關　發生真炁光　舍利足放金光　不足光不生　此寶不存身　又不是山裡出

修道法　修道法訣在　莫向外邊巡　離身寶不在　無真煉不出真　內真外也真　通通的不離身

功夫久　功夫炼久了，真种这才生，上升到中宫养，舍利养足成，舍利发金光，神光显，慧光生，

神光现　神炁二光合，由中圣胎生，念动而向太空，无法胎不出，胎出速收回，养一七再出游。

内里方　内方是祖窍，养性慧光生，慧生魔不可用，魔生我磨魔，子卯午酉转，魔无舍利子足。

外边圆　外圆是玄关，发生真炁光，舍利足放金光，不足光不生。此宝不存身，又不是山里出，

修道法　莫向外边巡，离身宝不在，无真炼不出真，修道法诀在，内真外也真，通通的不离身。

顺逆间　余胞兄明指　采鼇非是一回　鼇越采身越强壮　补到童身为止　不可教顺出　逆回

在中间　成仙要足　在中间　即是生死窍　在肛门前外肾后　正中是也　此处千佛万祖单传

颠倒颠　余今写出　速求明师指默　无师传不作丹　你会下手　不会内里用法　决作不了大丹

逆行流　这元炁逆行时　如同猛虎出林一般　勇猛之极　若会降龙伏虎法诀　伏的住猛虎不

急水滩　出林　猛虎力大　如急水流动　虎力一撞　一撞要出林　用剑诀伏住　内里用巽风、橐

顺逆间　余胞兄明指，采鼇非是一回，鼇越采身越强壮，补到童身为止，不可教顺出，逆回

在中间　成仙要足。在中间，即是生死窍，在肛门前外肾后，正中是也。此处千佛万祖单传，

颠倒颠　余今写出，速求明师指点，无师传不作丹。你会下手，不会内里用法，决作不了大丹。

逆行流　这元炁逆行时，如同猛虎出林一般，勇猛之极。若会降龙伏虎法诀，伏的住猛虎不

急水滩　出林。猛虎力大，如急水流动，虎力一撞、一撞要出林，用剑诀伏住，内里用巽风、橐

眞種子 **海底翻** **不管他** **掌住船** **猫捕鼠**

籲闔闢六候法　無師傳不懂　猛虎出林時

用靈猫捕鼠　猫一爪捉住鼠　不能教他動

右照顧　全在師傳　大道最秘　誰敢全泄

轉　如同撑船拿拕一班　手鼻頭目上下左

余今明說　罪作我一人　手點住生死竅

鼻吸呼氣爲巽風　頭目子卯午酉轉　上下

左右是行住起止沐浴　爲六候　心無邪念

掌住拕　莫動看　不管他　海底翻　翻者

是眞種也　即是元炁

纏能結的了丹　眞火在性命法訣第六步內

猫捕鼠　籲、闔辟、六候法，无师传不懂。猛虎出林时用灵猫捕鼠，猫一爪捉住鼠，不能教他动

掌住船　转，如同撑船掌舵一般，手鼻头目上下左右照顾，全在师传。大道最秘，谁敢全泄？

不管他　余今明说，罪作我一人。手点住生死窍，鼻吸呼气为巽风，头目子卯午酉转，上下

海底翻　左右是行住起止沐浴，为六候。心无邪念掌住舵，莫动看，不管他。海底翻，翻者

真种子　是真种也，即是元炁。用真火煅炼真种子，才能结的了丹。真火在《性命法诀》第六步内。

纏結丹　用進陽火　退陰符　纏能結丹　若是會採
槩　不會陽火陰符　白採槩　不能用大功

達磨祖　祖師生於南天竺國　得法訣東遊　國王以
巨舟重寶　來中國度道　水行三年至廣州

無字傳　字真經　是精烎穿過後三關之訣　用意引
登岸　先結梁王不契　後結魏普度　傳無

將蘆葦　不用意引　全不對　用折蘆渡江法訣渡之
折者採也　蘆者精烎也　渡者運行烎路也

中掐斷　督　手閉住生死竅　由督脈一箭射透九重
江者髓竅通烎之路也　由中掐斷　閉任開

才结丹　用进阳火，退阴符，才能结丹。若是会采槩，不会阳火阴符，白采槩，不能用大功。

达摩祖　祖师生于南天竺国，得法诀东游，国王以巨舟重宝，来中国度道，水行三年至广州

无字传　登岸，先结梁王不契，后结魏普度。传无字真经，是精烎穿过后三关之诀，用意引，

将芦苇　不用意引，全不对，用折芦渡江法诀渡之。折者采也，芦者精烎也，渡者运行烎路也，

中掐断　江者髓窍通烎之路也，由中掐断，闭任开督，手闭住生死窍，由督脉一箭射透九重

炼胎法　在此篇　得真精　不應驗　若有字

煉胎法　得來全訣全法　今註之於書　傳留世界

在此篇　之法訣也　後來著書摘用者　不要忘了我　成不了仙佛　準能身體強壯　實有大衛生

得真精　據　能得真精　能保性命　能補我身強壯　人　當初實有保命口訣　實有真正法訣憑

不應驗　奉師天命　接引後學　顯我中國三教大聖　今　誰敢全泄　余不避天譴　明著之於書

若有字　鐵鼓　炁與神同行之法也　由後尾閭關　逆升乾頂　復又下降坤爐　此天機由古至

若有字　铁鼓，炁与神同行之法也，由后尾闾关，逆升乾顶，复又下降坤炉。此天机由古至

不应验　今，谁敢全泄？余不避天谴，明著之于书，奉师天命，接引后学，显我中国三教大圣

得真精　人，当初实有保命口诀，实有真正法诀凭据，能得真精，能保性命，能补我身强壮。

在此篇　成不了仙佛，准能身体强壮，实有大卫生之法诀也。后来著书摘用者，不要忘了我

炼胎法　今日泪笔传出。余受师千辛万苦几十年，得来全诀全法，今注之于书，传留世界，

種金蓮　在火內　妙中玄　玄中妙　非等閑

機發動　遇身融和快樂　真陽全然不舉	功之法　久久行持　竅內滿足　一靜則天	無中生有　除此之外　盡屬傍門　終無所	妙中玄　是以意守定　爐中火種　意炁雙	我願人人全會　若無德人　得着仙佛訣法
	成　此舍利子在火內　要種金蓮　前所用	銘　變化爲舍利子　實爲性命雙修　久則	溫養之功　命既歸宮　時刻以吸呼吹噓	準能延年益壽　這懷胎法　非等閑的用法
			懷胎是養舍利　是玄中妙的功夫　其功是	

非等閑　我愿人人全会。若无德人，得着仙佛法诀，准能延年益寿。这怀胎法，非等闲的用法，

玄中妙　怀胎是养舍利，是玄中妙的功夫，其功是温养之功，命既归宫，时刻以吸呼吹嘘。

妙中玄　妙中玄，是以意守定，炉中火种，意炁双镕，变化为舍利子，实为性命双修，久则

在火内　无中生有。除此之外，尽属旁门，终无所成。此舍利子在火内，要种金莲，前所用

种金莲　功之法，久久行持，窍内满足，一静则天机发动，周身融和快乐，真阳全然不举。

三字法訣經 卷一

凝一處　陰陽凝和一處　數足物靈　由真炁穴內發
出一股真炁　速急採運過後三關　歸於中

陰陽返　宮。此是真陰真陽　返歸中宮　結成舍利

勿忘助　要勿忘勿助　後天之息　本似乎有　而不
着於有　故曰勿忘　道胎既結　意在乎其
中　寂然不動　又不可隨其昏昧　心須長

本天然　覺長悟　故曰勿助　自然之功　一念不生
本自天然　真性虛無　浩月當空　自知覺

恩養他　要恩養他　養的靜極　又生乎動機　有一
點真陽炁　升到中宮　與胎炁和合而為一

凝一处　阴阳凝和一处，数足物灵，由真炁穴内发出一股真炁，速急采运过后三关，归于中

阴阳返　宫。此是真阴真阳，返归中宫，结成舍利，要勿忘勿助。后天之息，本似乎有，而不

勿忘助　着于有，故曰勿忘；道胎既结，意在乎其中，寂然不动，又不可随其昏昧，心须长

本天然　觉长悟，故曰勿助。自然之功，一念不生，本自天然，真性虚无，浩月当空，自知觉。

恩养他　要恩养他，养的静极，又生乎动机，有一点真阳炁，升到中宫，与胎炁和合而为一。

五行全　五行全 是金木水火土 即是五气也 将
五气上朝於顶 五气合成一炁 归圆自然
沐浴身　温养於他 这温养即是沐浴身 是无他无
我之时 非是枯坐顽空 是空而不空是沐
津液填　浴身 久而久之 口内津液 不知不觉满
口 用法吞之 若不会吞 进食嗓出大小
明三教　二便 其功废矣 其津液吞下 入炁穴内
滋养舍利 三教通是这样传法 这津液是
是一般　一样 吞法不一样 受师传者 一吞咕噜
一响 下降丹田 会采黟的为金液 不会

五行全　五行全,是金木水火土,即是五气也,将五气上朝于顶,五气合成一炁,归圆自然

沐浴身　温养于他。这温养即是沐浴身,是无他无我之时,非是枯坐顽空,是空而不空是沐

津液填　浴身。久而久之,口内津液,不知不觉满口,用法吞之。若不会吞,进食嗓出大小

明三教　二便,其功废矣。其津液吞下,入炁穴内滋养舍利,三教通是这样传法。这津液是

是一般　一样,吞法不一样,受师传者,一吞咕噜一响,下降丹田,会采黟的为金液,不会

十字街　採纍的為玉液　津液是養胎之寶　十字街
是出胎由十字街中心出　上通天靈穴而出

老母喚　老母喚是出胎口訣　不懂念動而向太空法
胎出不來　實工是轉動五炁　衝開天靈穴

金門開　金門開即是天靈穴開　能閉六脈天靈既開
六脈不動　非是一日之功　精炁神足後六

繞出現　脈閉天靈開　形體出現　面前佔立是我
一現速收回　用收胎口訣收之　學者細悟

要學道　余胞兄由幼年好道　一生無作過事業　就
知出外訪道　遇真偽師三千餘位　會下手

十字街　采纍的为玉液。津液是养胎之宝。十字街是出胎,由十字街中心
出,上通天灵穴而出。

老母唤　老母唤是出胎口诀,不懂念动而向太空法,胎出不来。实工是转
动五炁,冲开天灵穴。

金门开　金门开即是天灵穴开,能闭六脉天灵即开,六脉不动,非是一日
之功,精炁神足后六

才出现　脉闭天灵开,形体出现,面前站立是我,一见速收回,用收胎口诀
收之,学者细悟。

要学道　余胞兄由幼年好道,一生无作过事业,就知出外访道,遇真伪师
三十余位,会下手

學身健　性命雙修者　四五位也　至今我兄身體強
壯　髮鬚黑齒全　壯如鐵羅漢　不食鹽

煉金丹　余嫂苑清一今年八十五歲　由四十餘歲學
道　大關巳過　慧光自生　諸事自知所以

最的端　坤功好修　通身屬陽　內一點是眞陰　易
修易煉　余度坤生百十位　內有煉大功者

我恩師　樂善坤佛堂度師劉葛仲芳　帮度師劉鳳璋
瑞善坤佛堂度師鄭王淑賢　帮度師鄭瑞生

大連灣　余胞兄光緒年間　與恩師磕頭　先傳受性
命雙修下手之訣　後師領理門公所當家

学身健　性命双修者,四五位也。至今我兄身体强壮,发须黑、齿全,壮如铁罗汉,不食盐。

炼金丹　余嫂苑清一今年八十五岁,由四十余岁学道,大关已过,慧光自生,诸事自知所以。

最的端　坤功好修,通身属阳,内一点是真阴,易修易炼。余度坤生百十位,内有炼大功者,

我恩师　乐善坤佛堂度师刘葛仲芳,帮度师刘凤璋;瑞善坤佛堂度师郑王淑贤,帮度师郑瑞生。

大连湾　余胞兄光绪年间,与恩师磕头。先传授性命双修下手之诀,后师领理门公所当家,

三字法詩經　卷一

小平島　在大連灣　小平島山上　一善堂公所　余
兄前隨師多年　度道講衛生真理　勸人戒

名長仙　煙酒　永不再犯　吸煙傷肺　壽不能延年　酒亂性作不了大事　後至民國五年　余兄

莫言姓　得受天命　師屬曰　爾度道勿說師姓名　不度自好勝心人　不度自顯好名人　不度

十豆三　自稱已能人　不度迷信妄想人　不度重財輕義人　不度有始無終人　不度口善心惡

茂昌師　人　不度奉師哄道人　不度祖上無德人　此九不度　還有九準度　準度丈夫智真人

小平岛　在大连湾,小平岛山上,一善堂公所。余兄前随师多年,度道讲卫生真理,劝人戒

名长仙　烟酒,永不再犯,吸烟伤肺,寿不能延年,酒乱性作不了大事。后至民国五年,余兄

莫言姓　得受天命,师嘱曰:尔度道勿说师姓名,不度自好胜心人,不度自显好名人,不度

十豆三　自称己能人,不度迷信妄想人,不度重财轻义人,不度有始无终人,不度口善心恶

茂昌师　人,不度奉师哄道人,不度祖上无德人,此九不度。还有九准度:准度丈夫智真人,

住固安　準度搜求秘文人　準度忠孝仁義人　準度慈善濟物人　準度全戒五葷人　準度尊師

三字法　重法人　準度立誓願深人　準度多求名師人　準度助師成道人　此九準度　若不遵

俱指全　三字法訣經　俱指全　採黎功法說的明白　師言　身受五雷之刼　受余兄度者實不易

趙魁一　大週天功與出胎　余兄不敢全泄恐受天譴　趙魁一號子元　二胞弟與一　三胞弟順一

無誆言　無誆言　是我眾師授我全訣法　明著於書　內有閉陽關　未著於書　大道真訣不敢泄

住固安 准度搜求秘文人,准度忠孝仁义人,准度慈善济物人,准度全戒五荤人,准度尊师

三字法 重法人,准度立誓愿深人,准度多求名师人,准度助师成道人,此九准度。若不遵

俱指全 师言,身受五雷之劫。受余兄度者实不易。《三字法诀经》,俱指全,采黎功法说的明白,

赵魁一 大周天功与出胎,余兄不敢全泄,恐受天谴。赵魁一号子元,二胞弟兴一,三胞弟顺一。

无诓言 无诓言,是我众师授我全诀法,明著于书,内有闭阳关,未著于书,大道真诀不敢泄。

三字法訣經　卷一　吳

古道書	堪嘆世人學偽道　不遇明師瞎胡鬧
	精炁三寶耗散了　金木水火不能交
經萬卷	那裡是你真祖竅　玄關靈慧是甚麼
	炁安爐鼎怎麼轉　無孔雙吹吹何處
細閱對	開通八脉怎麼走　手腳麻木怎開通
	下手採藥在何處　巽風六候闔闢輪
俱一般	甚麼教作進陽火　提出渣滓文火功
	神中武火怎麼煉　退陰二四怎用功
真正道	翕聚祖炁甚麼轉　收回慧光怎麼收
	蟄藏之法甚麼藏　甚麼不過心合腎

古道书不能交。 堪叹世人学伪道，不遇明师瞎胡闹。精炁三宝耗散了，金木水火不能交。

经万卷吹何处？ 哪里是你真祖窍？玄关灵慧是甚么？炁安炉鼎怎么转？无孔双吹吹何处？

细阅对阖辟轮。 开通八脉怎么走？手脚麻木怎开通？下手采药在何处？巽风六候阖辟轮。

俱一般怎用功？ 神中武火怎么炼？提出渣滓文火功。甚么教作进阳火？退阴二四怎用功？

真正道心合肾？ 翕聚祖炁甚么转？收回慧光怎么收？蛰藏之法甚么藏？甚么不过心合肾？

得延年　要長生　須借凡　憑妙訣　真師傳

踵蒂消息怎麼吸　四個吸呼不用鼻
閉住精炁用何法　龍虎二穴怎逼心
舍利足時怎知道　西南華榮怎見着
五炁朝圓歸何處　三花聚頂怎用功
六根震動怎麼震　五龍捧聖是甚麼
三千之法怎千上　胎到中宮怎溫養
陽神出現會不會　廟門不開怎顯身
這箇機關千變化　明明朗朗一天仙
若是真師傳妙訣　凡胎焉能作神仙
有形有相皆有壞　無形無相不是仙

得延年 踵蒂消息怎么吸? 四个吸呼不用鼻。闭住精炁用何法? 龙虎二穴
怎通心?

要长生 舍利足时怎知道? 西南华荣怎见着? 五炁朝元归何处? 三花聚顶
怎用功?

须借凡 六根震动怎么震? 五龙捧圣是甚么? 三迁之法怎迁上? 胎到中宫
怎温养?

凭妙诀 阳神出现会不会? 庙门不开怎显身? 这个机关千变化,明明朗朗
一天仙。

真师传 若是真师传妙诀,凡胎焉能作神仙? 有形有相皆有坏,无形无相
不是仙。

想陽壽　由破補足成圓體　圓體實足能成仙　補的成的是何物　無形無相真炁圓

不多年　聚者成形散者炁　千佛萬祖皆單傳　人的陽壽不多年　七八十歲螢火之光死了

失人身　勸你速修道　將你破身人　補的陽炁足了　好延年益壽　千年鐵樹開花易　一失人身

萬劫難　萬劫難　今生得個人身　不可錯過死了　急速投師　求指性命雙修真功　真功是何

想人生　神炁而矣　神歸炁中能養身　炁歸神內能補身　想人生在塵世上　無非是衣食住

千峰老人全集【繁簡對照本】

想阳寿　由破补足成圆体,圆体实足能成仙。补的成的是何物?无形无相真炁圆。

不多年　聚者成形散者炁,千佛万祖皆单传。人的阳寿不多年,七八十岁萤火之光死了。

失人身　劝你速修道,将你破身人,补的阳炁足了,好延年益寿。千年铁树开花易,一失人身

万劫难　万劫难。今生得个人身,不可错过死了,急速投师,求指性命双修真功。真功是何?

想人生　神炁而矣。神归炁中能养身,炁归神内能补身。想人生在尘世上,无非是衣、食、住。

尘世上　有了衣、食、住，又想荣华富贵。有了荣华富贵，又想高官得做、有地盘，有了高官、地盘，

修了道　命就无了。请你细细想，不如修道好，可逃出性命，万古千秋是仙佛，世人敬奉你，

祖生光　祖上也生光。各庙塑吕洞宾、关圣帝、七祖像，不塑霸王、李自成、张宪忠像，秦始皇长城在，

无德行　不见秦始皇庙。世人不与乱世人修庙烧香，因你不保护商民，不作德行事，故不敬你。

遇不上　就有明师，你也遇不上，遇上不传你，因你不作德，真诀不能传你，恐受五雷天谴。

欲強家　強家發財有分的　古人云我兒比我好　要財作甚麼　我兒不如我　要財作甚麼　財

學人上　是惹禍根苗　要學呂祖七真各位祖師　不學害商民的人　名目是愛國　實是國中賊

大丈夫　大丈夫救人急　一生無作過虧心事　自己吃虧為美　要作到身入廟堂　為真大丈夫

自剛強　求師真訣　百折不回　萬古認受　昔丘祖呂祖等　求道謂之剛強　心自知有道　不

棟樑材　知自苦　古來樑材大將　保護商民為目的　連外國亦是保護商民　為棟樑材萬古流芳

欲强家　强家发财有分的,古人云:我儿比我好,要财作甚么？我儿不如我,要财作甚么？财

学人上　是惹祸根苗,要学吕祖、七真各位祖师,不学害商民的人,名目是爱国,实是国中贼。

大丈夫　大丈夫救人急,一生无作过亏心事,自己吃亏为美。要作到身入庙堂,为真大丈夫。

身刚强　求师真诀,百折不回,万古认受。昔丘祖、吕祖等,求道谓之刚强,心自知有道,不

栋梁材　知自苦。古来梁材大将,保护商民为目的,连外国亦是保护商民,为栋梁材万古流芳。

豈輕傷　既是大丈夫身　不可傷損性命　性命一斷

傷身體　哀哉死矣　死者是斷炁　斷的是送精之炁　非是口鼻吸呼之氣　人能將送精之炁保住　準傷不了身體　能延年益壽　非此炁不可

失人望　你又貪財好色　分文不施　見善不理　假糚不知道　妻妾外邊胡花錢　你糚不知道

每日裏　每日姣妻美妾　逼得你　苦奔忙　虧心錢抓來養他　罪坐你一人身上　死後妻妾不

苦奔忙　能替你受罪　將你虧心錢花完　他自由改嫁去了　現在你活着　打算不死主意　將

岂轻伤　既是大丈夫身，不可伤损性命，性命一断，哀哉死矣。死者是断炁，断的是送精之炁，

伤身体　非是口鼻吸呼之气。人能将送精之炁保住，准伤不了身体。能延年益寿，非此炁不可。

失人望　你又贪财好色，分文不施，见善不理，假装不知道，妻妾外边胡花钱，你装不知道。

每日里　每日姣妻美妾，逼得你苦奔忙，亏心钱抓来养他，罪坐你一人身上，死后妻妾不

苦奔忙　能替你受罪，将你亏心钱花完，他自由改嫁去了。现在你活着，打算不死主意，将

到夜晚　自己家事辦清　投師修道　得着長生法訣　今你還是假怪　夜晚還是貪着婆娘　你不

貪婆娘　想你多大歲數了　雖說你身強壯　歲數大　了也是死的快　非是閻王來叫你　是你自

性命兒　己願意去　性命日夜受傷　豈有不死之理　你死之後　留下銀錢　妻子不和外面世路

日夜傷　將你來的虧心錢　街市上胡花　傍人看見　笑你無德　乘你活着　作點大善德之事

鬧的你　一世英名　不能白來　真大德者是　印書　勸人修正道　刻印真訣法　傳流後代　雖

三字法訣經　卷一　吳

到夜晚　自己家事办清,投师修道,得着长生法诀。今你还是假怪,夜晚还是贪着婆娘,你不

贪婆娘　想你多大岁数了,虽说你身强壮,岁数大了也是死的快。非是阎王来叫你,是你自

性命儿　己愿意去,性命日夜受伤,岂有不死之理？你死之后,留下银钱,妻子不知外面世路,

日夜伤　将你来的亏心钱,街市上胡花。旁人看见,笑你无德。乘你活着,作点大善德之事,

闹的你　一世英名,不能白来。真大德者是:印书劝人修正道,刻印真诀法,传流后代。虽

精神丧　修不成道　也是大卫生　能传万古千秋

無神光
兩目渾
精神丧

皮肉鬆
穢氣樣

（右側竖排原文）

精神丧　修不成道，也是大卫生，能传万古千秋。留下银钱买妾，天天要你命，丧去精炁神，

两目浑　又与正妻不和，连色化气，闹的你两目浑花，面无神光，天天唉声叹气，一时好受

无神光　无有，这是你钱买来的受罪，你怨何人？这就叫花银钱，买你早死，以苦为乐真冤。

皮肉松　闹的你，皮肉松。岁数大了，精炁神无有，饮食少进，津液少生，精炁神长耗，由此

秽气样　秽气样，一日比一日的弱。吃好药心想药能生精，夜晚好下耗，又多吃鸡鸭鱼肉等，

口舌燥　心想能吃多生精。岂不知食多不能化津液，反倒教生火，将精烧枯。由此精受害,津

饮食伤　液少生,口舌燥,饮食伤。明知要死,你又不养,又不求师指点,保守性命,又怕

明知死　人笑话,心想我活五六十岁,死了也够本,又投的是何师,多此一举,莫若我多活一

尔不养　天是一天。劝你回想,你先静养两天看身如何,若比前月好,由此访师求教,修炼

究其礼　性命,究其实理,投师修养身,无人笑话。孔子、老子、释迦佛,全有师父。心一转速求

何心肠　师，先得下手双修法。哈哈，这修道真诀有这样好处，我无有旁的
心，每日参禅打坐，

难割舍　无有何心肠。贪爱美色，难割舍，美容妆，我全不管了，我先固我
的命要紧，家务一

美容妆　切全丢开。由此静养秘修，一天比一天强，炼至百日后，八脉齐
开，前有病疾，一夕

不淫欲　而愈。原来是不淫欲，有妙方，我当是吃斋、念佛、受戒为修道，闹
半天不是，是下

有妙方　手有妙方。性命双修一个人修炼，将精化炁，炁又化养神之法诀，
先将三淫断净。

比交媾　斷淫之法　是下手採鰾也　此交媾強百倍
這淫身淫心好斷　這淫根得下手慢慢斷之
百倍強　斷淫根　是補還虧欠之法　補來補去補到
童身　金光三現　止火採鰾過關　為真種
傳與你　真種得轉法輪火　為舍利子　舍利七返數
足　爲牟尼珠　牟尼珠得九轉　爲道胎
下手方　道胎提升中宮　爲溫養　道胎中炁足　與
性炁合一　由中現出法身　有了法身　不
得着了　要色身　多少位祖師　由此解尸而升　故
世人說死了　不煉將色身化成炁飛升天耳

比交媾　断淫之法，是下手采鰾也，比交媾强百倍，这淫身、淫心好断，这淫根得下手慢慢断之。

百倍强　断淫根，是补还亏欠之法，补来补去补到童身，金光三现，止火采鰾过关，为真种；

传与你　真种得转法轮火，为舍利子；舍利子七返数足，为牟尼珠；牟尼珠得九转，为道胎；

下手方　道胎提升中宫，为温养；道胎中炁足，与性炁合一，由中现出法身。有了法身，不

得着了　要色身，多少位祖师，由此解尸而升，故世人说死了，不炼将色身化成炁，飞升天耳。

両不傷　化色身者　是用三昧真火化之　如同尸在土中　多年尸無　與土一様　此是土中真

真正是　火炁　化歸元體　還是歸土炁　用三昧真火化尸　也是一理　尸是先天炁成的人身

精神強　復又化成先天炁　歸併法身　散則是真炁　聚則能成形　由古至今無有死神仙　神仙

體輕盈　死了　你還與他磕頭燒香念佛　念給死神仙聽　死佛接你上西天　這全是未受過明

面紅光　師傳受法訣　無的可說　教你受戒吃齋念佛　死後上西天　若是明師授你訣法　教

两不伤 化色身者,是用三昧真火化之,如同尸在土中,多年尸无,与土一样,此是土中真

真正是 火炁,化归元体,还是归土炁。用三昧真火化尸,也是一理。尸是先天炁成的人身,

精神强 复又化成先天炁,归并法身,散则是真炁,聚则能成形。由古至今无有死神仙,神仙

体轻盈 死了,你还与他磕头、烧香、念佛,念给死神仙听?死佛接你上西天?这全是未受过明

面红光 师传授法诀,无的可说,教你受戒、吃斋、念佛,死后上西天。若是明师授你诀法,教

三字法訣經　卷一　三五

雄糾糾　你先長精神　身體輕　面紅光　雄糾糾　筋骨壯　是由何壯的　會下手採蠶　纔能

筋骨壯　身體輕　因精炁神足　血脈流通　八脈齊開　竅內炁血足滿　面上生光　腰腿靈便

開智慧　心內諸事不想　自知有道　身體雄壯　見事自明　是智慧開了　問一答十　全知到

身體胖　每日叅禪打坐用功　通身無有一處不合的　如何身體不胖　由此身體壯旺　日日長生

不用逞　利　精炁　病從何來　身上無病　說話作事便　不用逞　自來的英雄樣　若比世界人

雄纠纠　你先长精神,身体轻,面红光,雄纠纠,筋骨壮。是由何壮的?会下手采蠶,才能

筋骨壮　身体轻。因精炁神足,血脉流通,八脉齐开,窍内炁血足满,面上生光,腰腿灵便,

开智慧　心内诸事不想,自知有道。身体雄壮,见事自明,是智慧开了,问一答十,全知道。

身体胖　每日参禅打坐用功,通身无有一处不合的,如何身体不胖?由此身体壮旺,日日长生

不用逞　精炁,病从何来?身上无病,说话作事便利,不用逞,自来的英雄样。若比世界人,

在其上　你身體柔弱　我身強壯　你長有
病　我老無病　你長吃葯　我永不吃葯

現在你身上有病　每日燒香拜佛　又不吃
葯養病　又不用功　這佛的靈光在太空

何須你拜　佛不會看病　也不能教你成佛
經是佛作的一生證據　也不必念著佛聽

若是念著自己聽　以不必念　若念經顯己
之能　以是生魔　金剛經曰　若以音聲求

我　世人行邪道　念經引人為善　上不了
西天　你靜念佛經　成不了佛　是你妄想

气昂昂　在其上。你身体柔弱,我身强壮;你长有病,我老无病;你长吃药,我永不吃药。

自来的　现在你身上有病,每日烧香拜佛,又不吃药养病,又不用功,这佛的灵光在太空,

英雄样　何须你拜?佛不会看病,也不能教你成佛。经是佛作的一生证据,也不必念着佛听。

比众人　若是念着自己听,也不必念,若念经显己之能,以是生魔。《金刚经》曰:"若以音声求

在其上　我,世人行邪道。"念经引人为善,上不了西天。你静念佛经,成不了佛,是你妄想。

七三九

三字悟真經　卷一

從指後　壽命長　往深究　聲洪亮　說話兒

四次　腿脚靈便　真身在世　至今在世　爲法身　自古至今　得眞訣者　非是傳金剛經　字可認否　你學認字

問曰我師順一子　言語奇怪　眉長四五寸　度人　余師爺柳華陽著　達磨寂無二祖師秘受　疑病盡去　世尊在舟點迦葉眞訣　五祖三更間點六祖　不求師指教

著的圖書對不對　余弟子李文龍見過　鬚白童顏齒全　是法身色身余不知　慧命經金仙證論　肉身化　經卷道書無不通達　凡　雙修口訣　淨念孔聖人名字

准有　為法身

说话儿　你学认字，不求师指教，净念孔圣人名字，字可认否？五祖三更暗点六祖双修口诀，

声洪亮　非是传《金刚经》，世尊在舟点迦叶真诀。凡得真诀者，疑病尽去，经卷道书无不通达。

往深究　自古至今，达摩寂无二祖师秘受，肉身化为法身。余师爷柳华阳著《慧命经》、《金仙证论》，

寿命长　至今在世度人，是法身、色身余不知，准有真身在世，眉长四五寸，须白童颜齿全，

从指后　腿脚灵便，言语奇怪。余弟子李文龙见过四次，问曰：我师顺一子所著的图书对不对？

永不亡　華陽曰　爾用功全對　不用功全不對　余由光緒二十一年三月十三日得受了然、了空

你快找　全訣全法　後在平西府經商多年　胞兄在舖內養道　手著三字法訣名曰再生延年錄

海上方　自印千本　後有理善勸戒煙酒總會編輯長富來明印千本至民國二十二年余將三字法

劫數到　訣經証明　你快找　海上方　是眞妙訣也　余年七十三歲　身體如二三十歲　數十年

不能傷　無吃過藥　前鬚白　後至今鬚返黑　齒無生出　是余度人著書之累也　將書著完出

永不亡 华阳曰：尔用功全对，不用功全不对。余由光绪二十一年三月十三日得受了然、了空

你快找 全诀全法，后在平西府经商多年。胞兄在铺内养道，手著《三字法诀》，名曰《再生延年录》，

海上方 自印千本。后有理善劝戒烟酒总会编辑长富来明印千本，至民国二十二年余将《三字法

劫数到 诀经》注明。你快找，海上方，是真妙诀也。余年七十三岁，身体如二三十岁，数十年

不能伤 无吃过药，前须白，后至今须返黑，齿无生出，是余度人著书之累也。将书著完出

三字法訣經　卷二　善

坐静了　版後　余入山静養修煉大功　余將法訣全泄各佛堂弟子　有願學者　各佛堂求真訣

細思量　余註淺易之白話　明指性命真訣　求指後覓書印證　免誤此生之空修也　如訣法不

勾消了　與諸道書同者　是傍門外道　非是余所傳有余法卷根派者　不傳余之道　非是我門

一本　弟子　余胞兄度弟子二千餘位　余度二千餘位　凡是我千峯先天派金丹大道弟子

閻王賬　不準亂傳　我門弟子不會全訣全法者　得着下手口訣　是真衛生勾消了一本閻王賬

坐静了 　版后,余入山静养修炼大功。余将法诀全泄各佛堂弟子,有愿学者,各佛堂求真诀。

细思量 　余注浅易之白话,明指性命真诀,求指后觅书印证,免误此生之空修也。如诀法不

勾消了 　与诸道书同者,是旁门外道,非是余所传。有余法卷根派者,不传余之道,非是我门

一　本 　弟子。余胞兄度弟子二千余位,余度二千余位,凡是我千峰先天派金丹大道弟子,

阎王帐 　不准乱传。我门弟子不会全诀全法者,得着下手口诀,是真卫生,勾消了一本阎王账。

衛生三字法　保命延壽經

人能勤誦念　永不入幽冥

善神常擁護　靜屋細加功

長年俱在此　秘術味無窮

經卷篇篇和　三法字字靈

卫生三字法　保命延寿经
人能勤诵念　永不入幽冥
善神常拥护　静屋细加功
长年俱在此　秘术味无穷
经卷篇篇和　三法字字灵

同志善男女　至心朝雲城

理善勸戒煙酒總會　　編輯長　富來明　　註輯

　　　　　　　　　　編輯員　范芳廷　　編纂

民國十年翻印一千本　評議員　裕保　　評定

　　　　　　　　　　交際員　劉占元　　接洽

中華民國二十二年八月前　胞弟　趙順一　批註

　　　　　　　　　　妙清姑　果葵英　　刻板

　　　　　　　　　　妙筠姑　果文英　　刻板

　　　　　　　　　　妙禪姑　宋雲芳　　叅訂

同志善男女　至心朝云城

理善劝戒烟酒总会 编辑长 富来明 注辑

编辑员 范芳廷 编纂

民国十年翻印一千本 评议员 裕保 评定

交际员 刘占元 接洽

中华民国二十二年八月前 胞弟 赵顺一 批注

妙清姑 果葵英 刻板

妙筠姑 果文英 刻板

妙禅姑 宋云芳 参订

全真千峰先天派大事记

1860 年 9 月 1 日(即清咸丰十年农历七月十六) 　全真千峰先天派开派祖师——赵祖避尘(又名赵金雕、赵顺一,道号一子),诞生于北京昌平县阳坊镇。

1875 年 (清光绪初年) 赵祖避尘在北京天寿山桃源观内拜道教全真南无派第二十代宗师刘名瑞为道师,师赐道号大悟。

1895 年(清光绪二十一年)三月十三日 千峰老人在江苏镇江金山寺内谒拜全真龙门派第十代祖师、佛教禅宗临济派高僧了然、了空为师,师赐道号一子。

1920 年(民国九年)五月 了空祖师来北京。在北京昌平县平西府赵祖避尘盐店寓所,赵祖避尘得受了空师赐与的天命证书,命赵祖师打破陈规改密室单传为普传,救济众生,摆脱病魔苦海,使"人人有份,位位可得,同登寿域",并设戒律十条,嘱曰:不可用两面话传人,以彼明白为目的。后又亲赐法卷。

1928 年(民国十七年)四月十七日 赵祖避尘开始立全真千峰先天派宗谱,成为"法继龙门、脉延千峰"的开山祖师,并以千峰老人为号初渡传法。

1933 年 9 月 16 日 牛金宝祖师正式拜在千峰老人门下,师赐道号玄金子,为千峰一代。1936 年,牛祖师获全诀全法,得师亲赐天命、法卷,师又赐号普恩居士。

1942 年 1 月 29 日(民国三十一年初,农历辛巳年辛丑月壬午日庚子时) 千峰老人赵祖避尘在四生慈善会会长杨佩兰赠送的宅院中用性命双修内丹学中的秘法隐遁,留下遗蜕,遗蜕安放在家乡北京昌平县阳坊镇。2009 年,因面临城乡改造,赵祖后人委托千峰二代掌门席春生老师全权负责重新安葬、立塔事宜,席师多次实地考察,但因历史变迁周边环境面目全非及其他原因至今未能如愿。

1972 年 席春生老师在北京遇牛金宝祖师,随师学道。师赐道号妙春子,为千峰二代。1988 年 2 月 10 日,席师获牛祖师亲赐全诀全法递接证书。鉴于当时千峰一代得全诀全法在世者仅牛祖师一人,恐道脉断绝,经牛祖师提议,并与千峰老人长媳暴俊英、次子赵凤贤、长孙赵镜等共同商定,公推席春生为千峰二代掌门弟子。2007 年 7 月,在暴俊英老人百岁诞辰宴会上,全真千峰先天派众弟子及赵祖全部后裔共同见证,千峰老人后人再次申明了席师作为千峰二代掌门的身份。

1988 年 6 月 牛金宝祖师在北京羽化。羽化前为席春生老师留下重托:一、出版千峰老人著作;二、出版牛祖与席师共同著述《性命双修养生延寿法》,并书写了两份授权书,授予席师全权负责此书的续写及修改权利;三、骨灰回归祖坟,立碑。

1988 年 由牛金宝祖师珍藏的《性命法诀明指》原版,在学术期刊出版社影印出版。席春生老师全程参与选本工作并代牛金宝祖师撰写了该书序言。

1989 年 1 月 席春生老师克服种种困难及阻挠,最终完成牛金宝祖师的遗愿。在席师主持和推动下,由全真千峰先天派第一代衣钵嫡传——牛金宝祖师署名的《性命双修养生延寿法》,正式由中国广播电视出版社公开出版发行。

1989—1991 年 席春生老师作为养生专家受聘于北京中医学院(现北京中医药大学),教授传统养生。

1994—1996 年 席春生老师先后出席由国家体委武术院主办的第一、二、三届世界太极修炼大会,并受聘担任太极静功主讲导师及太极拳导师。

1995—1999 年 席春生老师创立了道家养生文化研究所,并以其名义在河南安阳注册成立了华夏龙门内丹术研修院,公开面向社会进行面、函授教学,并主持编印了《中国道家正宗养生文化经典》。

2000—2013年 席春生老师先后应邀出访日本、法国、瑞士、美国、瑞典、阿联酋等国以及中国港澳地区传道,开创中国丹道远播世界之先河。

2003年 刘名瑞祖师当年住持、修行之地——桃源古观,在中国道教协会副会长黄信阳大德多方努力和亲自主持下,开始得以重修。

2004年 桃源观重建完成后,席春生老师撰写了刘名瑞祖师及千峰老人赵避尘祖师的道行记,并负责筹划塑立两位真人神像,同时制作展柜布置实物,全真千峰先天派因此得以在桃源观确立祖庭。同时,席师贡献了珍藏多年的道门秘传修行秘宝——《修真内外火候全图》。并刻立石碑,立于桃源观,以供海内外道学专业人士及中国传统文化爱好者研究参考。

2004年 由全真千峰先天派第二代衣钵嫡传席春生老师主编、带领几位弟子校点的《中国传统道家养生文化经典》丛书,在宗教文化出版社公开出版发行。

2005年 北京市道教协会成立,席春生老师任北京市道教协会理事,同年,又兼任协会下属道教文化研究会副会长、道家书画院副秘书长及宣传推广部部长。2006年,中央民族学院与北京市道协联合招收研究生,席师任客座教授,主讲研究生班课程《道教与养生》。

2005年5月6日 由席春生老师主持,千峰老人赵祖避尘神像安座仪式在桃源观举行。

2006年4月19日 全真千峰先天派第二代衣钵嫡传席春生老师组织主持,率众弟子在桃源观为全真千峰先天派开山祖师赵避尘神像举行隆重开光仪式,桃源观作为千峰祖庭正式得到了确立。

2007年 由席春生老师带领门内弟子经过多年系统整理、重新彩绘的道家秘传修仙宝图——《火候图》、《内经图》、《修真图》、《心法图》、《关窍图》及《卫生性命法诀全图》等图,最终得以完成,使道家秘传了数千年的瑰宝大放异彩。

2009年9月18日 由席春生老师主持,刘名瑞祖师神像安座仪式在桃源观举行。

2010 年 5 月 16 日 全真千峰先天派第二代衣钵嫡传席春生老师主持,在桃源观为刘名瑞祖师神像举行盛大开光仪式。

2010 年 7 月 由席春生老师演示的《千峰养生法》DVD,由北京中体音像出版社正式出版发行。

2011 年 应吕祖故里——山西芮城县政府邀请,席春生老师数次前往芮城,对当地新发现的元初道教宫观遗址进行详细考察和深入论证,证实了吕祖故里天人合一天然内经图的重大发现,重新修订、绘制了《芮城天人合一内经图》。并为芮城县重建吕祖上宫提供重要建议。

2011 年 7 月 由席春生老师任执行主编的《千峰老人全集》(原版影印本),由宗教文化出版社正式出版发行。

2012 年 2 月 千峰老人长媳暴俊英(1907–2012)在京羽化。作为千峰老人传道过程的重要见证者和亲历者,也是全真千峰先天派开派的见证者和实修者,她侍奉并追随千峰老人,深受千峰老人信任。在千峰老人羽化之前,特地将众师赐授的道家全真龙门派及其他诸派法卷,一并托付给她珍藏。

2012 年 4 月 由席春生老师执行主编的《敲蹻道人全集》(原版影印本),由宗教文化出版社正式出版发行。

2012 年初夏 由黄信阳大德亲笔题写的"千峰祖庭"碑,在千峰祖庭桃源观落成。

2012 年 8 月 31 日—9 月 1 日 由北京市道教协会主办,桃源观承办的系列纪念活动——纪念千峰老人羽化七十周年座谈会、祭祀法会等先后在桃源观举行。这次活动由席春生老师发起并主持,其宗旨是"传承道家养生文化,服务人类健康",活动的成功举行对传播和弘扬正统的道家养生文化,起到了积极的推动作用。

后 记

　　自《千峰老人全集》2011 年出版之后,我们接到不少热心读者的邮件和来信来访,并给我们提出了一些很好建议和意见。他们希望我们能够再整理一个原版与简体对照本,以便不同年龄、不同需求读者阅读研究。现在,经过我们积极准备,这本书终于可以和读者见面了。

　　日月如梭,光阴如箭,自上世纪八十年代末我们出版影印本《性命法诀明指》以来,至今已过去 25 年了。期间,随着千峰老人著作的不断印刷和传播,全真千峰先天派日益为学术界及海内外广大道家文化爱好者所熟知和认可。现在,只要打开互联网搜索一下,千峰老人著作及全真千峰先天派的其他资料,可谓比比皆是。对此,我们感到无比欣慰,同时也更加感到肩上使命和责任之重。我们现在所处的这个时代,科技高度发达,信息极其便捷,这与任何一位先祖所处的时代都完全不同。在这样一个时代里,如何在恪守先祖戒律的前提下,更好地传播和弘扬正宗的道家养生文化,需要我们去不断实践和摸索。

　　作为全真千峰先天派的嗣法后学,多年来我一直在致力于传播和推广先祖留下来的中华传统养生文化绝学。首先,我们先后整理出版了先祖的著作,其中包括:

　　1988 年先师牛金宝(道号玄金子)在羽化前,将其用毕生心血写成的《性命双修养生延寿法》手稿交付给我,并书写委托书全权委托我重新修改续写并出版。我克服了来自各方面的重重困难与阻扰,终使此书得以面世,丰富了中国传统道家养生文化的内容,为今后学术界研究中国传统养生文化留下了宝贵的资料。之后,我于 1994 年在河南安阳创办了华夏龙门内丹术研修院,并于 1995 年主持编印了《中国道家正宗养生文化经典》,其中包括原版影印的千峰老人的著作《性命法诀明指》、《卫生三字法诀经(注)》,千峰老人老师刘名瑞道长的三部道学专著《道源精微歌》、《敲蹻洞章》、《瀊燧易考》,以及蒋救愚的《修道全指》等经典资料,作为教材使用。

2004 年,在中国道教协会副会长黄信阳大德的亲切关心和帮助下,我们经过五年校点的《中国传统道家养生文化经典》丛书,得以在宗教文化出版社出版发行。这套丛书的出版,丰富了自清中叶以后学术界整理中国道家传统养生文化典籍的内容。出版之后,在社会上引起强烈反响。之后,我们又整理完成了千峰养生法的影像录制工作,并由北京中体音像出版社正式出版。

2011 年,我们整理的《千峰老人全集》(原版影印本),由宗教文化出版社影印出版发行。其底本是由我多年珍藏的千峰老人全部印刷著作——《性命法诀明指》、《卫生生理学明指》、《卫生三字法诀经(注)》,此三本书全部是第一版印刷的原版书,也是当年千峰老人的手用书,在三本著作的首页都盖有千峰老人的印章,弥足珍贵。另外,我还将据老师传授的《全真千峰先天派戒律》重新整理公布。此戒律为全真龙门派第十代祖师了空祖师为了规范全真千峰先天派传承,亲自立下的。该戒律记载在了空祖师赐与千峰老人赵避尘的天命证书内,有民国九年师赐千峰老人天命照片为证。千峰老人赵避尘的天命证书及全真龙门派丘处机祖师亲自撰写并代代相传的全真龙门派法卷,均在十年浩劫中焚毁。千峰老人后裔多人当年亲自见证过这些珍贵文物。

2012 年,我们再次整理了《敲蹻道人全集》(原版影印本),由宗教文化出版社出版。这套书收录了刘名瑞祖师的三部道学专著《道源精微歌》、《敲蹻洞章》、《瀊燧易考》,以及道医学专著《元汇医镜》。其中,《元汇医镜》一书自 1929 年后一直没有再版,甚至在千峰老人所著《性命法诀明指》一书刘祖的简介中也没有提及此著作,可见版本之稀缺。而我是从友人处得知，在旅居海外的一位侨胞手中留有祖上当时从国内带至海外的全套原版《元汇医镜》(共四册)，且保存非常完好。经多方帮助，历尽艰辛，几经周折，最终使刘祖这部弥足珍贵的道医学经典《元汇医镜》回归祖国，并得以重新面世。

《千峰老人全集》及《敲蹻道人全集》能够顺利得以出版，还要感谢中国道教协会副会长黄信阳大德以及副秘书长董沛文先生。正是黄副会长的亲切关心和大力支持，才使我们的心愿最终得以实现。而董沛文先生作为本套丛书的主编，多年来一直在为保护和弘扬道家传统文化积极奔走，不遗余力。也正是他的鼎力推荐，千峰老人和其师刘名瑞祖师的著作，才能在短短一年多时间里，相继面世出版。

这些年来，在黄副会长的支持下，我们还确立和恢复了全真千峰先天派的祖庭——桃源观。这座坐落于北京西郊凤凰岭的古观，是刘名瑞祖师当年住持、修行、行医的道场，自 1937 年被日寇毁坏之后，一直未能重修。时至 2002 年，在黄副会长多方努力和亲自主持下，桃源古观开始逐渐恢复和完善。千峰老人和其师刘名瑞祖师的神像，也先后于 2006 年和 2010 年在桃源观安座并举行了隆重的开光仪式，接受各界信众的礼拜。黄副会长还亲自为千峰老人神像书写对联："千峰承继全真旨，万派声归海上霄"，又为刘名瑞神像题词："皈南无演龙门法，道高医精留宝卷"。为此，作为全真千峰先天派二代掌门人，我代表众弟子撰写了《千峰老人道行记》及《刘名瑞真人道行记》，立碑于桃源观中。同时，我们还首次公开了玄门修仙秘宝——《修真内外火候全图》)(简称《火候图》)，一并刻碑藏之仙山古观。此后，又带领徒弟重新系统整理修正并绘制了玄门内部秘传的彩色《修真图》、《内经图》、《火候图》以及《武当山炼性心法图》(简称《心法图》)。此次整理的彩色《内经图》、《修真图》、《火候图》、《心法图》，是对历史上存留下来的修仙秘图作了全面、系统考证后，又对图中的文字错误一一加以更正，对部分原图严重残缺的文字内容重新撰写或作了补充，重新绘制的。图中重要部分，用颜色示其内涵，揭示秘修的妙窍玄机，使其视觉效果更加美观，也更能准确表达其博大精深的文化内涵。四幅图的重新绘制,无疑是对历史文化的巨大贡献,并已经在学术界、国内外产生重大影响。2012年,这四幅图在第九届"北京礼物"旅游商品大赛中,荣获铜奖。

四幅图的重新绘制,还意外证实了另一个重大发现,这就是吕祖故里天然内经图的发现。事情起因是2010年5月,在吕洞宾祖师的故里——山西芮城,当地在修复纯阳上宫修复论证过程中,偶然发现当地地形地貌和几座道教宫观遗址分布,与《内经图》非常相似。同年底,当地政府到北京道教协会交流时,把当地地形地貌图与我们重新绘制的彩色《内经图》相对照,发现两者在形状颜色及名称涵义上竟然完全吻合。2011年,应当地政府邀请,我带领弟子几次前往芮城,进行实地考察,验证了许多猜想,新发现许多实际物证,证实了这些始建于元初一百多年内的道观,都是按照《内经图》来布局的。据此推测,传世《内经图》祖本,应当在元初之前就已成形,而绝非今人所说的明清时期作品。实地考察也进一步证实,传世《内经图》的作者应当与吕祖大有关系,或为其本人或为其嫡传弟子。芮城的自然地形地貌、后天人文地名及道教宫观建筑布局完美地结合在一起,构成了一幅巨大而神秘的天然《内经图》。而我们对《内经图》的一些疑问,在这里都一一找到了答案。现在,我们可以肯定地说,芮城天然《内经图》应为道教全真道传世《内经图》所依之蓝本,或者说,作为吕祖故里的芮城是传世《内经图》的发源地。同时,这一石破天惊的发现也揭示了道家天人合一文化核心中的一个重要内涵——人地合一。因此,我们又重新修订,绘制了《芮城天人合一内经图》,丰富和充实了道家养生文化宝库。

在此,我又想到我的师大妈暴俊英(1907-2012)老人,她是千峰老人的大儿媳,也是千峰老人传道过程的见证者和亲历者。在2011年《千峰老人全集》影印版出版之后,我还去她家看望她,把出版的书送给她,听她讲述千峰老人当年传道的故事,而2012年2月她已驾鹤西游。她上世纪二十年代就过门到赵家,侍服并追随千峰老人,深受千峰老人信任。在千峰老人羽化之前,曾特地将道家全真龙门派及其他诸派法卷,一并托付给她保存。这些年来,她一直在关心和支持着我的工作。她为我们详细了解千峰老人创派、传道、羽化等诸多重大事件,以及日常生活中的点点滴滴,提供了非常翔实的资料。在我们收集、整理资料,为千峰老人及其师刘名瑞祖师塑像、立碑,以及生活中其他事情中,她都一如既往地给予关心、鼓励和支持。2010 年 5 月 16 日,我们在桃源观为刘名瑞祖师神像举行开光仪式时,她不顾年事高迈,不辞劳苦亲临现场祝贺。她对晚辈的关爱和扶持,令我们深受感动。千峰老人的其他后人,也都给予我很大理解和支持。早在 1992 年,千峰老人之子赵凤贤、长孙赵镜,就代表赵家授权我全权代表他们处理千峰老人著作有关版权、著作权之事。正是他们的理解和支持,才使今天的我少了许多缺憾。在《千峰老人全集》对照本出版之际,我要再次感谢他们。

最后,我还要特别感谢一位与我们全真千峰先天派非常有缘的国际友人——法国学者卡特琳娜·戴思博(Catherine Despeux)。是她首先将千峰老人的《卫生生理学明指》翻译成法文,并于 1979 年在法国巴黎公开出版(法文名称:Traite d′alchimie et de physiologic taoiste),才使西方人逐渐认识了中国传统道家养生绝学,也熟知了我们全真千峰先天派。在去年夏天我去法国讲学期间,她特地前往全程听我讲授课程,并亲手将她的老师马克斯·卡当马克(Max Kaltenmark)收藏的 1933 年印刷版《卫生三字法诀经(注)》及《卫生生理学明指》(复制件)无偿转赠给我,令我非常感动。她为传播中国道家传统养生绝学做出的贡献,也令我非常敬重。

我们正处在一个技术日新月异、信息瞬息万变的新时代,在这个时代里,如何才能跟上时代的步伐,更好地传承和传播道家传统养生绝学,以便先祖留下的这个瑰宝,能够更好地造福于人类,造福于子孙后代?作为龙门嫡传后学、千峰先天派嗣法弟子,我一直在思考这个问题,我们也一直在努力进行尝试。在去年(2012 年),为纪念千峰老人羽化七十周年,3月到 5 月,我们完成了由黄会长题写的"千峰祖庭"碑的刻写与立碑工作;9 月 1 日,由我主持又在千峰祖庭桃源观召开了纪念千峰老人羽化七十周年座谈会与法会。这些工作,对于弘扬道家传统文化都产生积极影响。今后,我们将会更加努力适应新的时代,以传播道家传统养生绝学。我们很愿意与学术界及海内外关心道家文化的广大爱好者不断交流,以更好地去面对未来。

我们的工作也难免不当之处，还望读者朋友多提宝贵意见。

全真千峰先天派嗣法弟子、第二代掌门人　席春生

癸巳仲夏于北京尽善堂